国家卫生和计划生育委员会"十三五"规划教材

高等卫生职业教育应用技能型规划教材

供护理专业用

妇产科护理

主　审　高秀艳

主　编　李淑文　王丽君

副主编　李翠玲　郑海燕　李彩辉　毕　璧

编　者（以姓氏笔画为序）

王丽君（沧州医学高等专科学校）

王晋荣（西京学院）

任瑞芳（甘肃医学院）

刘　莉（黑龙江护理高等专科学校）

刘淑荣（临汾职业技术学院）

毕　璧（滁州城市职业学院）

李甲荣（大庆医学高等专科学校）

李园园（淮南职业技术学院）

李彩辉（廊坊卫生职业学院）

李淑文（大庆医学高等专科学校）

李翠玲（大兴安岭职业学院）

辛翠英（乌兰察布医学高等专科学校）

郑海燕（河西学院）

贾娟娟（安徽医学高等专科学校）

程　艳（大庆医学高等专科学校）

人民卫生出版社

图书在版编目（CIP）数据

妇产科护理 / 李淑文，王丽君主编 . —北京：人民卫生
出版社，2016

ISBN 978-7-117-22585-4

I.①妇… II.①李… ②王… III.①妇产科学 – 护理学 –
高等职业教育 – 教材 IV.①R473.71

中国版本图书馆 CIP 数据核字（2016）第 122330 号

| 人卫智网 | www.ipmph.com | 医学教育、学术、考试、健康，购书智慧智能综合服务平台 |
| 人卫官网 | www.pmph.com | 人卫官方资讯发布平台 |

妇产科护理

主　　编：李淑文　　王丽君
出版发行：人民卫生出版社（中继线 010-59780011）
地　　址：北京市朝阳区潘家园南里 19 号
邮　　编：100021
E - mail：pmph @ pmph.com
购书热线：010-59787592　010-59787584　010-65264830
印　　刷：人卫印务（北京）有限公司
经　　销：新华书店
开　　本：850×1168　1/16　印张：17
字　　数：456 千字
版　　次：2016 年 7 月第 1 版　2019 年 11 月第 1 版第 10 次印刷
标准书号：ISBN 978-7-117-22585-4/R・22586
定　　价：46.00 元
打击盗版举报电话：010-59787491　E-mail：WQ @ pmph.com
（凡属印装质量问题请与本社市场营销中心联系退换）

出 版 说 明

　　为全面落实教育规划纲要,贯彻《国务院关于加快发展现代职业教育的决定》精神,体现"以服务为宗旨,以就业为导向,以能力为本位"的人才培养模式,遵循应用技能型人才成长规律,积极落实卫生职业教育改革发展的最新成果,创新编写模式。2015 年 7 月全国卫生职业教育教材建设指导委员会、人民卫生出版社组织全国近 30 余所高等卫生职业院校,成立了高等卫生职业教育应用技能型规划教材评审委员会,规划并组织国内高等卫生职业教育领域教学一线及临床工作一线的优秀专家编写了本套高等卫生职业教育应用技能型规划教材。

　　本套教材特点如下:

　　1. **顺应需求,符合要求**　教材融传授知识、培养能力、提高技能、提升素质为一体,注重职业教育人才德能并重、知行合一和崇高职业精神的培养。重视培养学生的创新、获取信息及终身学习的能力。实现高职教材有机衔接与过渡作用,并将职业道德、人文素养教育贯穿培养全过程,为中高衔接、高本衔接的贯通人才培养通道做好准备。

　　2. **坚持品质,突出"技能"**　教材编写遵循"三基、五性、三特定"的编写原则,坚持人民卫生出版社高质量医药教材的一贯品质。教材规划定位于应用技能型教材,旨在体现专业价值的同时,内容和工作岗位需求紧密衔接,并在各课程教材中加强对学生人文素质的培养。整套教材以"早期接触临床,早期接触岗位,早期接触社会"为引导,编写队伍引入临床一线教师,力争实现教材内容与职业岗位能力要求对接零距离。

　　3. **"纸数融合",特色鲜明**　全套教材采用全新编写模式,以扫描二维码形式,帮助老师及学生在移动终端共享优质配套网络资源,实现纸媒教材与富媒体教材资源的融合;配套习题内容更贴近执业资格考试内容,实现移动终端同步答题与评测;为学生理解、巩固知识提供了全新的途径与独特的体验,全面体现"以学生为中心"的教材开发与建设理念。

　　高等卫生职业教育应用技能型规划教材首批共 44 种,将于 2016 年 9 月前陆续出版,供各卫生职业院校选用。

获取图书配套数字资源的步骤说明

1. 扫描封底圆形图标中的二维码,登录图书增值服务激活平台(jh.ipmph.com);

2. 刮开并输入激活码,激活增值服务;

3. 下载"人卫图书增值"客户端;

4. 使用客户端"扫一扫"功能,扫描图书中二维码即可快速查看数字资源。

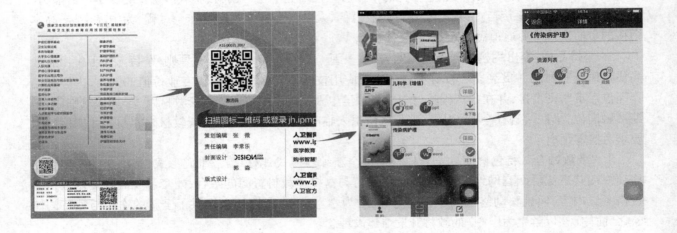

高等卫生职业教育应用技能型规划教材
目 录

序号	名称	主编	适用专业
1	护理伦理学基础	李 玲 杨金奎	护理、助产专业
2	卫生法律法规	苏碧芳 陈兰云	高等卫生职业教育各专业
3	体育与健康	周 非 邢 峰	高等卫生职业教育各专业
4	大学生心理健康	王江红 曹建琴	高等卫生职业教育各专业
5	护理礼仪与美学	袁慧玲 韩同敏	护理、助产专业
6	人际沟通	郑荣日 韩景新	高等卫生职业教育各专业
7	护理心理学基础	孙 萍 邓斌菊	护理、助产专业
8	医学生应用文写作	王劲松 冉隆平	高等卫生职业教育各专业
9	职业生涯规划与就业创业指导	潘传中 施向阳 蒋 伟	高等卫生职业教育各专业
10	计算机应用基础	章炳林 赵 娟	高等卫生职业教育各专业
11	医护英语	秦博文 刘清泉	高等卫生职业教育各专业
12	医用化学	段卫东 段广河	高等卫生职业教育各专业
13	正常人体结构	夏广军 隋月林	护理、助产专业
14	正常人体功能	彭 波 李桐楠	护理、助产专业
15	疾病学基础	夏广军 吴义春	护理、助产等相关专业
16	人体解剖学与组织胚胎学	任 晖 胡捍卫	护理、助产、临床医学等相关专业
17	生理学	杨桂染 周晓隆	护理、助产、临床医学等相关专业
18	生物化学	张又良 郭桂平	护理、助产、临床医学等相关专业
19	病理学与病理生理学	张军荣 李 夏	护理、助产、临床医学等相关专业
20	病原生物与免疫学	曹元应 曹德明	护理、助产、临床医学等相关专业
21	护理药理学	黄 刚 方士英	护理、助产专业
22	药理学	吴 艳 王迎新	临床医学、护理、助产等相关专业
23	健康评估	王新颖 杨 颖	护理、助产专业
24	护理学基础	程玉莲 余安汇	护理、助产专业
25	护理学导论	张琳琳 王慧玲	护理、助产专业
26	基础护理技术	周春美 陈焕芬	护理、助产专业
27	内科护理	马秀芬 王 婧	护理、助产专业
28	外科护理	郭书芹 王叙德	护理、助产专业
29	妇产科护理	李淑文 王丽君	护理专业
30	儿科护理	张玉兰 卢敏芳	护理、助产专业

序号	名称	主编	适用专业
31	营养与膳食	林 杰 闫瑞霞	护理、助产专业
32	急危重症护理	狄树亭 万紫旭	护理、助产专业
33	中医护理	屈玉明 才晓茹	护理、助产专业
34	眼耳鼻喉口腔科护理	桂 平 张爱芳	护理、助产专业
35	传染病护理	吴惠珍 尤雪剑	护理、助产专业
36	精神科护理	王凤荣 马文华	护理、助产专业
37	社区护理	姜新峰 王秀清	护理、助产专业
38	老年护理	李玉明 郝 静	护理、助产专业
39	护理管理	周更苏 白建英	护理、助产专业
40	助产学	郭艳春 王玉蓉	助产专业
41	妇科护理	杨淑臻 郭雅静	助产专业
42	遗传与优生	王洪波 王敬红	护理、助产专业
43	母婴保健	王黎英	助产专业
44	护理技能综合实训	黄弋冰 卢玉彬	护理、助产专业

高等卫生职业教育应用技能型规划教材
评审委员会名单

顾　问

文历阳（华中科技大学同济医学院）　　　杨文秀（天津医学高等专科学校）

主任委员

陈命家（安徽医学高等专科学校）

副主任委员

刘祁杰（忻州职业技术学院）　　　　　杨金奎（安庆医药高等专科学校）

刘更新（廊坊卫生职业学院）　　　　　周建军（重庆三峡医药高等专科学校）

秦国杰（临汾职业技术学院）　　　　　王大成（乌兰察布医学高等专科学校）

执行委员会主任

彭　波（黑龙江护理高等专科学校）　　窦天舒（人民卫生出版社）

黄　刚（甘肃卫生职业学院）

执行委员会副主任

张玉兰（大庆医学高等专科学校）　　　谭　工（重庆三峡医学高等专科学校）

邓　瑞（河西学院医学院）　　　　　　才晓茹（沧州医学高等专科学校）

屈玉明（山西职工医学院）

委　员（按姓氏笔画排序）

于彦章（临汾职业技术学院）　　　　　张又良（安徽人口职业学院）

王长智（潍坊护理职业学院）　　　　　张来平（陇东学院岐伯医学院）

王晓玲（陇东学院岐伯医学院）　　　　周晓隆（合肥职业技术学院）

方士英（皖西卫生职业学院）　　　　　胡雪芬（大兴安岭职业学院）

马　莉（唐山职业技术学院）　　　　　潘玉华（武威职业学院）

李朝鹏（邢台医学高等专科学校）　　　潘传中（达州职业技术学院）

宋印利（哈尔滨医科大学大庆校区）

执行委员会委员（按姓氏笔画排序）

丁言华（大兴安岭职业学院）　　　　　李　菊（临汾职业技术学院）

王万荣（安徽医学高等专科学校）　　　李东禄（甘肃医学院）

朱小平（河西医学院）　　　　　　　　杨　颖（山西职工医学院）

孙　萍（重庆三峡医药高等专科学校）　吴　艳（大庆医学高等专科学校）

周慧春（唐山职业技术学院）　　　　　张开礼（武威职业学院）

李　夏（山西职工医学院）　　　　　　张军荣（甘肃卫生职业学院）

李　峰（皖西卫生职业学院）　　　　　苑建兵（张家口学院护理学院）

林　杰（黑龙江护理高等专科学校）　　谈永进（安庆医药高等专科学校）

金玉忠（沧州医学高等专科学校）　　曹聪云（邢台医学高等专科学校）

郝　静（山西忻州职业技术学院）　　董会龙（菏泽家政职业学院）

段广河（廊坊卫生职业学院）　　　　程　琳（四川中医药高等专科学校）

秦爱军（河北中医学院护理学院）　　焦　烽（通辽职业学院）

桂　平（安徽人口职业学院）　　　　蔡　锋（哈尔滨医科大学大庆校区）

徐国辉（承德护理职业学院）

秘　书

张　峥（人民卫生出版社）

网络增值服务（数字配套教材）
编者名单

主　编　王丽君　李淑文

副主编　冯　晔　程　艳　贾娟娟　高国欣

编　者（以姓氏笔画为序）

王丽君（沧州医学高等专科学校）

王晋荣（西京学院）

冯　晔（沧州医学高等专科学校）

任瑞芳（甘肃医学院）

刘　莉（黑龙江护理高等专科学校）

刘淑荣（临汾职业技术学院）

毕　璧（滁州城市职业学院）

李甲荣（大庆医学高等专科学校）

李园园（淮南职业技术学院）

李彩辉（廊坊卫生职业学院）

李淑文（大庆医学高等专科学校）

李翠玲（大兴安岭职业学院）

辛翠英（乌兰察布医学高等专科学校）

郑海燕（河西学院）

贾娟娟（安徽医学高等专科学校）

高国欣（沧州医学高等专科学校）

程　艳（大庆医学高等专科学校）

前　言

本教材是根据高等卫生职业教育应用技能型规划教材编写启动会议(2015年10月,合肥)精神,以专业培养目标为导向,融传授知识、培养能力、提升素质为一体,满足科学需要、社会需要和教学需要。

教材编写体现了"三基五性三特定"的原则,精心组织教材内容,优化教材结构,教材内容与工作岗位需求、护士执业资格考试紧密接轨,融入专业新知识和新进展,特别强调教材的适用性和先进性,充分体现了高等职业教育的特点。

全书共19章,另配有实训指导、参考文献和NANDA201项护理诊断。每章设有学习目标、正文、知识链接、思考题,对护士执业资格考试重点内容加粗标注,重点疾病增加了导入情景。疾病护理按照护理程序组织内容,以培养学生的临床思维能力和科学护理患者的能力,促进优质护理工作的开展。由于受篇幅限制和避免内容的不必要重复,本书将临床表现与护理评估中的身体状况合二为一,各章节仅列出具有代表性的常见护理诊断/问题;正常新生儿的护理和新生儿窒息的护理放在《儿科护理》中编写。本教材还配置了网络增值服务内容,包括"扫一扫,知重点"、"扫一扫,'会'多一点"、"扫一扫,测一测"等创新模块,学生通过扫教材相应位置的二维码,可查看相关章节的课件、图片、音频、视频、知识链接等数字化学习素材,帮助学生更好地理解所学内容,提高学习效果。主要供高职高专护理、助产专业学生使用,也可供在职护士及各层次护理专业教学人员使用。

本教材由大庆医学高等专科学校、沧州医学高等专科学校、大兴安岭职业学院、河西学院、廊坊卫生职业学院、滁州城市职业学院、西京学院、甘肃医学院、黑龙江护理高等专科学校、临汾职业技术学院、淮南职业技术学院、乌兰察布医学高等专科学校、安徽医学高等专科学校的优秀护理教师和临床护理专家共同参与编写。得到了编委所在单位的大力支持,在此一并表示感谢。

由于编写人员水平有限,教材中难免存在不妥之处,敬请使用本教材的师生和同行批评和指正。

李淑文　王丽君

2016年5月

目　录

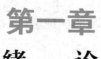

第一章
绪　论

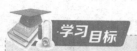

1. 掌握妇产科护理的学习方法。
2. 熟悉妇产科护士应具备的素质。
3. 了解妇产科护理的学习目的与学习内容。
4. 学会运用所学知识指导临床妇产科护理实施。
5. 具有良好的职业道德,热爱本职工作。

妇产科护理是临床医学与现代护理的重要组成部分,涉及范围广,整体性强,实践性强,是护理及相关专业的主干课程。

一、妇产科护理的主要内容及任务

妇产科护理是通过诊断并处理女性对现存和潜在健康问题的反应,为妇女健康提供服务的学科。它以妇产科学为理论基础,是现代护理学的重要组成部分。

1. **研究对象**　生命中各阶段不同健康状况的女性,以及相关的家庭成员和社会成员。

2. **主要内容**　研究女性在生命周期的妊娠、分娩、产褥期及非妊娠阶段和计划生育中的生理、病理、心理及社会等方面的问题,并对其进行护理评估,做出护理诊断,制订护理措施,最终达到护理目标。因此,妇产科护理包括孕产妇的护理、妇科疾病患者的护理、计划生育指导及妇女保健等内容。

3. **主要任务**　保障妇女在整个生命周期的不同生理阶段健康、安全、幸福,保证胎儿、新生儿健康成长。

二、妇产科护理的发展趋势与学习目的

1. **发展趋势**　随着辅助生殖技术、基因学等在胎儿发育及妇科疾病诊断、预防方面的广泛应用,使得妇产科护理进入快速发展时期。随着医学模式转变和社会发展过程中人们对生育、健康及医疗保健需求的变化,妇产科护理模式也做出相应调整。护理理念由原来的"护理疾病"转变为"保障人类健康"的护理;护士的工作场所由医院扩大到家庭、社区和社会;工作内容从被动执行医嘱、完成分工的常规技术操作和对患者的躯体护理,扩大到提供生理、心理、社会等方面的整体化护理。"以家庭为中心的产科护理"是当代护理学中最具典型意义的整体化护理,代表了妇产科护理的发展趋势。

2. **学习目的**　学习妇产科护理的目的在于掌握妇产科基础理论、基本技术、母婴护理、妇产科常见疾病的护理、妇产科常见手术的护理、计划生育指导、妇女保健等知识,并运用所学知识和技能,为护理对象提供缓解痛苦、促进康复的护理活动,帮助其尽快获得生活自理能力;为健康女性提供保健知识,助其预防疾病并维持健康状态。

三、妇产科护理的学习方法

妇产科护理是一门实践性很强的临床护理学科,对护士的专业实践能力、责任心及职业道德等方面有着较高的要求。

1. 具备前导课程基础　学习妇产科护理必须具备社会人文学科、医学基础学科、基础护理学、内科护理学、外科护理学等的知识。

2. 坚持理论联系实际　在实施整体护理过程中,能灵活运用所学知识针对个体差异提供个性化护理,最大满足护理对象的需求。

3. 熟悉和运用相关理论　妇产科护理具有独立的护理及相关理论体系,如家庭理论、奥瑞姆(Orem)自我护理模式、罗伊(Roy)适应模式及马斯洛(Maslow)人类基本需要层次论等,都是妇产科护理活动的指导理论。同学们应该精通、熟悉这些理论,并在实践中运用并发展这些理论。

四、妇产科护理对护士的素质要求

妇产科护理作为一门独特的整体护理专业,要求妇产科护士在不断加强自身护理技能的同时,更应注重综合素质的提升。

1. 要有高尚的职业道德及进取精神　要求护士有高度的事业心和责任感,热爱本职工作,尊重生命;富有同情心和爱心,能热忱、周到地为患者服务;要有终身学习的理念,刻苦学习,不断进取。

2. 要有良好的专业素质和职业技能　广博的知识,精湛的技术,较强的理论水平和业务操作能力是保障母婴安全的基础。

3. 要有独立的护理思维与判断能力　对待工作心中有数,忙而不乱,井井有条,具有较强的应变能力和处理能力。

4. 要有健康的身体和乐观的心态　能应对繁忙、紧张的工作;善于与人合作共事,情绪稳定。妇产科工作特点既需要合作者的支持、协助,又需要护理对象的理解、配合,医护合作、护患协作尤为重要,工作中应该注意态度,控制情绪,营造和谐气氛。

妇产科护理要求护士必须具备较强的综合素质,加之飞速发展的医学科学,要求护士树立终身学习的意识,持之以恒地钻研业务,熟练掌握实践技能。

妇产科护理质量关乎人口与社会的可持续发展,妇产科护士任重而道远。

(王丽君)

ER-1-1
课件：绪论

第二章
女性生殖系统的解剖与生理

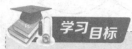

学习目标

1. 掌握内生殖器的解剖结构及功能；雌激素、孕激素的生理功能。
2. 熟悉骨盆的组成、分界及各平面径线值；卵巢的周期性变化；子宫内膜的周期性变化；月经的生理知识。
3. 了解外生殖器的特点；邻近器官；血管、淋巴及神经；骨盆底结构；妇女一生各时期的生理特点；月经周期的调节机制。
4. 学会对妇女进行月经期健康教育的方法。
5. 具有尊重、关心、体贴女性的意识。

第一节 女性生殖系统解剖

导入情景

患者，女，18岁，学生。放学后骑自行车回家途中被一辆三轮车撞倒。自觉外阴疼痛、行走困难，门诊就诊。妇科检查发现右侧大阴唇肿胀，可触及鹌鹑蛋大小的包块，比较软，触时患者喊疼。

工作任务
1. 告诉该患者发生的情况。
2. 指导患者进行正确的处理。

ER-2-1
扫一扫，知
重点

女性生殖系统包括内、外生殖器官及相关组织与邻近器官。骨盆与分娩关系密切。

一、外生殖器

女性外生殖器又称外阴（vulva），是生殖器官的外露部分，包括耻骨联合至会阴及两股内侧之间的组织（图2-1）。

（一）阴阜（mons pubis）

为耻骨联合前面隆起的脂肪垫。青春期该部皮肤开始生长阴毛。女性阴毛分布呈倒三角形。阴毛的疏密、粗细、色泽可因个体或种族而异。

（二）大阴唇（labium majus）

为靠近两股内侧的一对隆起的皮肤皱襞，起于阴阜，止于会阴。大阴唇外侧面与皮肤相同，内有皮脂腺和汗腺，青春期长出阴毛；内侧面皮肤湿润似黏膜。大阴唇有很厚的皮下脂肪层和疏松结缔组织，内含丰富的血管、淋巴管和神经，**受伤易形成血肿**。未产妇两侧大阴唇自然合拢，经产妇向两侧分开，绝经后大阴唇萎缩，阴毛也稀少。

（三）小阴唇（labium minus）

是位于大阴唇内侧的一对薄的皮肤皱襞。表面湿润,色褐,无阴毛,富有神经末梢,故极为敏感。两侧小阴唇前端融合,分为两叶包绕阴蒂,前叶形成阴蒂包皮,后端与大阴唇的后端会合,在正中线形成阴唇系带。经产妇受分娩影响此系带已不明显。

（四）阴蒂（clitoris）

位于小阴唇顶端的联合处,类似男性的阴茎海绵体组织,有勃起性。分三部分:前端为阴蒂头,中为阴蒂体,后为两个阴蒂脚。阴蒂富含神经末梢,**极为敏感**。

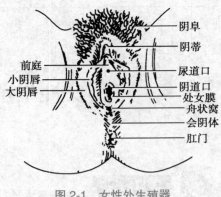

图 2-1 女性外生殖器

（五）阴道前庭（vaginal vestibule）

为两侧小阴唇之间的菱形区。其前为阴蒂,后为阴唇系带,两侧为小阴唇。在此区域有以下结构:

1. 前庭球（vestibular bulb） 也称球海绵体,位于前庭两侧,由具有勃起性的静脉丛构成。前部与阴蒂相接,后部与前庭大腺相邻,表面被球海绵体肌覆盖。

2. 前庭大腺（major vestibular gland） 又称巴氏腺,位于大阴唇后部,大小如黄豆,左右各一。**腺管细长**（1~2cm）,向内侧**开口于小阴唇与处女膜之间的沟内**。性兴奋时分泌黏液起润滑作用。正常情况下不能触及此腺,若前庭大腺感染,使腺管口闭塞,可形成前庭大腺脓肿或囊肿。

3. 尿道口（urethral orifice） 位于阴蒂头后下方及前庭的前部,略呈圆形,边缘折叠而合拢。其后壁有一对尿道旁腺,其分泌物有润滑尿道口的作用,但此腺常为细菌潜伏之处。

4. 阴道口（vaginal orifice）及处女膜（hymen） 阴道口位于前庭后部,其形状、大小常不规则,其周缘覆盖一层较薄的黏膜,称处女膜。膜中央有一小孔,孔的形状、大小及膜的厚薄因人而异。处女膜多在初次性交或剧烈运动时破裂,阴道分娩时进一步破损,仅留有处女膜痕。

二、内生殖器

女性内生殖器位于真骨盆内,包括阴道、子宫、输卵管及卵巢(图 2-2),后两者常称子宫附件。

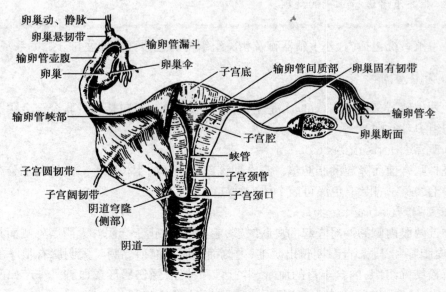

图 2-2 女性内生殖器（后面观）

(一) 阴道(vagina)

1. **功能**　是性交器官,也是月经血排出和胎儿娩出的通道。

2. **大体结构**　位于真骨盆下部中央,呈上宽下窄的管道,**前壁长约 7~9cm,后壁长约 10~12cm**。其上端包绕宫颈,下端开口于阴道前庭后部,前壁与膀胱和尿道相邻,后壁与直肠贴近。上端环绕子宫颈周围的部分称阴道穹隆,分前、后、左、右四部分,其中**后穹隆最深**,与盆腔最低的直肠子宫陷凹相邻,临床上可经此进行穿刺或引流,是诊断某些疾病或实施手术的途径。

3. **组织结构**　阴道壁由黏膜层、肌层和纤维层构成。**黏膜层由复层鳞状上皮覆盖,无腺体**,有许多横纹皱襞,具有**较大伸展性**,受性激素作用发生周期性变化。阴道壁富有静脉丛,损伤后易出血或形成血肿。幼女或绝经后妇女的阴道黏膜上皮较薄,皱襞少,伸展性小,容易受创伤和感染。

(二) 子宫(uterus)

1. **功能**　产生月经;精子到达输卵管的通道;孕育胚胎和胎儿的场所;分娩时是产力的主要组成部分。

2. **大体结构**

(1) 位置与形态:子宫位于骨盆腔中央,膀胱和直肠之间,下端接阴道,两侧是输卵管和卵巢。正常子宫呈**前倾前屈位**。呈前面扁平,后面稍凸出的倒置梨形。

(2) 大小:子宫大小与年龄和生育有关。成人未孕子宫**重约 50~70g,长约 7~8cm,宽约 4~5cm,厚约 2~3cm,容量约 5ml**。

(3) 分部:子宫上部较宽,称子宫体,其顶部为子宫底。子宫底两侧为子宫角,与输卵管相通。子宫的下部较窄,呈圆柱状,称子宫颈。子宫体与子宫颈的比例因年龄而异,**育龄期妇女为 2:1,婴儿期为 1:2,绝经后为 1:1**。子宫腔为上宽下窄的三角形,两侧通输卵管,尖端朝下通宫颈管。子宫体与子宫颈之间形成的最狭窄部分,称子宫峡部,**在非孕期约长 1cm**,妊娠晚期可达 7~10cm,形成子宫下段,正常为剖宫产的入口。其**上端因解剖上较狭窄,称解剖学内口;下端因黏膜组织在此处由宫腔内膜转变为宫颈黏膜,称组织学内口**。子宫颈内腔呈梭形,称子宫颈管,在成年妇女长约 3cm,其下端称子宫颈外口,开口于阴道。宫颈下段 1/3 伸入阴道内的部分称宫颈阴道部,在阴道以上的 2/3 部分称宫颈阴道上部(图 2-3)。未产妇的子宫颈外口呈**圆形**;已产妇的子宫颈外口因受分娩的影响,呈**横裂状**,将子宫颈分为前后两唇。

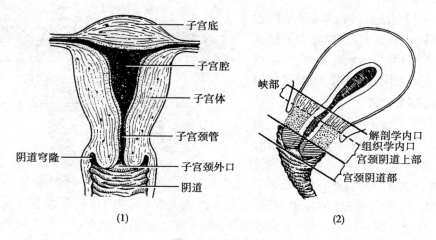

图 2-3　子宫各部
(1)子宫冠状面观;(2)子宫矢状面观

3. 组织结构

(1) 子宫体:子宫体壁由三层组织构成:内层为黏膜层即子宫内膜;中间层为肌层;外层为浆膜层即脏腹膜。

1) 子宫内膜层:分为致密层、海绵层和基底层。其中表面 2/3 为致密层和海绵层,称功能层,受卵巢激素影响,发生周期性变化,剥脱出血形成月经。靠近肌层的 1/3 为基底层,不受卵巢激素的影响,不发生周期性变化。

2) 子宫肌层:是子宫体壁最厚的一层,非孕期 0.8cm,由平滑肌束和弹力纤维组成,大致分为 3 层,外层纵形,内层环形,中层交叉排列(图 2-4)。肌层中含有血管,子宫收缩时可以压迫贯穿其间的血管,起到止血作用。

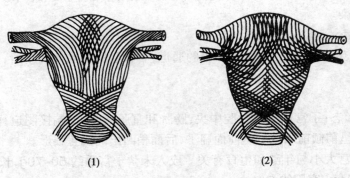

(1)　　　　　　　　　(2)

图 2-4　子宫肌层肌束排列

(1)浅层;(2)深层

3) 子宫浆膜层:是覆盖在子宫底及子宫前、后面的脏腹膜。在子宫前面近子宫峡部处,腹膜向前反折覆盖膀胱,形成膀胱子宫陷凹;在子宫后面,腹膜沿子宫壁向下,至子宫颈后方及阴道后穹隆再折向直肠,形成直肠子宫陷凹。

(2) 子宫颈:主要由结缔组织构成,含少量平滑肌纤维、血管及弹力纤维。宫颈管黏膜为单层高柱状上皮,黏膜内腺体能分泌碱性黏液,形成黏液栓,堵塞宫颈管。黏液栓的成分和性状受性激素影响发生周期性变化。子宫颈阴道部由复层鳞状上皮覆盖。**子宫颈外口鳞-柱上皮交界处是子宫颈癌的好发部位。**

4. 子宫韧带　子宫借助于 4 对韧带以及骨盆底肌肉和筋膜的支托作用,来维持正常的位置(图 2-5)。

(1) 圆韧带(round ligament):呈圆索状,起于两侧子宫角前面、输卵管近端下方,向前下方伸展达两侧骨盆壁,再穿过腹股沟管止于大阴唇前端。**圆韧带作用是维持子宫前倾位置。**

(2) 阔韧带(broad ligament):为一对翼形的腹膜皱襞。覆盖在子宫前后壁的腹膜从子宫两侧开始,向外伸展达到骨盆侧壁,将骨盆分为前、后两部。阔韧带

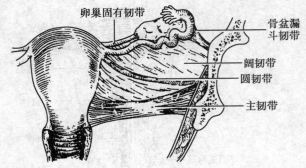

图 2-5　子宫各韧带

上缘呈游离状,其内侧 2/3 包绕输卵管(伞端无腹膜遮盖),外侧 1/3 由伞端下方向外侧延伸达骨盆壁,称骨盆漏斗韧带,又称卵巢悬韧带,卵巢的动、静脉由此穿过。卵巢内侧与子宫角之间的阔韧带稍有增厚,称卵巢固有韧带。在子宫体两侧的阔韧带中有丰富的血管、神经、淋巴管及大量疏松结缔组织。子宫动静脉和输尿管均从阔韧带基底穿过。**阔韧带的作用是**

维持子宫在盆腔中央。

(3) 主韧带 (cardinal ligament)：又称子宫颈横韧带，横行于子宫颈两侧和骨盆侧壁之间，为一对坚韧的平滑肌与结缔组织纤维束。**主韧带的作用是固定宫颈位置**，防止子宫下垂。

(4) 宫骶韧带 (uterosacral ligament)：起自子宫颈后面的上侧方，向两侧绕过直肠达第 2、3 骶椎前面的筋膜。韧带含平滑肌和结缔组织，外有腹膜覆盖，短厚有力，向后向上牵引子宫颈。**宫骶韧带的作用是间接维持子宫前倾位置。**

(三) 输卵管 (fallopian tube)

1. **功能** 输卵管为卵子与精子相遇受精的场所，并将受精卵运送至宫腔。

2. **大体结构** 输卵管为一对细长而弯曲的肌性管道，内侧与子宫角相连，外端游离呈伞状，与卵巢接近，全长 8~14cm。根据输卵管的形态由内向外可分为 4 部分：①间质部：为通入子宫壁内的部分，狭窄而短，长约 1cm；②峡部：在间质部外侧一段，管腔较狭窄，长 2~3cm；③壶腹部：在峡部外侧，管腔较宽大，长 5~8cm，是正常受精的部位；④伞部：形似漏斗，是输卵管的末端，长 1~1.5cm，开口于腹腔，有"拾卵"作用。

3. **组织结构** 输卵管由 3 层构成：外为浆膜层，是腹膜的一部分，即阔韧带上缘；中为平滑肌层，由外纵、内环两层肌纤维组成，当肌肉收缩时，有助于受精卵向宫腔运行；内为黏膜层，由单层高柱状上皮组成，上皮细胞分纤毛细胞、无纤毛细胞、楔状细胞及未分化细胞四种。纤毛细胞能向宫腔方向摆动，协助运输孕卵；无纤毛细胞有分泌作用；楔状细胞可能为无纤毛细胞的前身；未分化细胞为上皮的储备细胞。输卵管肌肉的收缩和黏膜上皮细胞的形态、分泌及纤毛摆动均受性激素影响，有周期性变化。

(四) 卵巢 (ovary)

1. **功能** 为一对扁椭圆形的性腺，具有生殖和内分泌功能，可以**产生和排出卵子及分泌性激素**。

2. **大体结构** 青春期前，卵巢表面光滑。青春期开始排卵后，表面逐渐凹凸不平。成年妇女的卵巢大小约 4cm×3cm×1cm，重 5~6g，灰白色，绝经后卵巢逐渐萎缩变小、变硬。卵巢位于输卵管的后下方，外侧以骨盆漏斗韧带连于骨盆壁，内侧以卵巢固有韧带与子宫相连。由卵巢系膜连于阔韧带后叶的部位，为卵巢门，卵巢血管与神经由此出入卵巢。

3. **组织结构** **卵巢表面无腹膜覆盖**，最外层为生发上皮，其内为纤维组织，称卵巢白膜。再往内为卵巢皮质，是卵巢的功能层，内有数以万计的卵泡和致密结缔组织。最内层为髓质，其中含有疏松结缔组织及丰富的血管、淋巴管及神经 (图 2-6)。

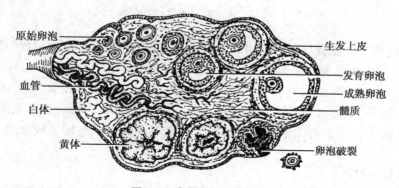

图 2-6 卵巢的构造 (切面)

三、血管、淋巴和神经

(一) 血管

女性生殖器的血液供应，主要来自卵巢动脉、子宫动脉、阴道动脉及阴部内动脉。各部

笔记

位的静脉均与同名动脉伴行,静脉数量较多,并在相应器官及其周围形成静脉丛,且互相吻合,所以盆腔感染易于蔓延。

(二)淋巴

女性生殖器官和盆腔有丰富的淋巴系统,均伴随相应的血管而行,分为外生殖器淋巴与盆腔淋巴2组。当内、外生殖器发生感染或肿瘤时,可沿各部回流的淋巴管扩散或转移,引起相应的淋巴结肿大。

(三)神经

女性外生殖器官由阴部神经支配。阴部神经由第Ⅱ、Ⅲ、Ⅳ骶神经分支所组成,含感觉神经纤维和运动神经纤维,与阴部内动脉并行。女性内生殖器官由交感神经和副交感神经支配,交感神经纤维由腹主动脉前神经丛分出,进入盆腔后分为卵巢神经丛和骶前神经丛,分布于卵巢、子宫、输卵管、膀胱上部等。子宫平滑肌有自律活动,完全切除其神经后仍有节律性收缩,并能完成分娩活动。临床上可见下半身截瘫的产妇仍能顺利自然分娩。

四、骨盆

女性骨盆(pelvis)是躯干与下肢之间的骨性连接,也是胎儿娩出的通道。具有支持上部躯体和保护骨盆内器官的作用。其大小、形状对分娩有直接影响。

(一)骨盆的组成

1. 骨盆的骨骼　由骶骨、尾骨和左右髋骨组成。每侧髋骨又由髂骨、坐骨及耻骨融合而成。骶骨由5~6块骶椎融合成,尾骨由4~5块尾椎融合成(图2-7)。

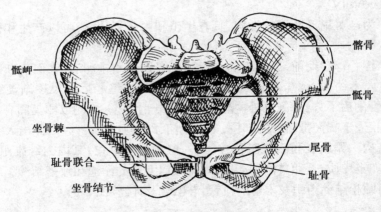

图 2-7　正常女性骨盆(前上观)

2. 骨盆的关节　骶骨与尾骨之间以骶尾关节相连,有一定活动度,分娩时尾骨可后移;骶骨与髂骨之间以骶髂关节相连;两耻骨之间由纤维软骨连接,称耻骨联合。

3. 骨盆的韧带　骨盆的关节和耻骨联合周围均有韧带附着。骶骨、尾骨与坐骨棘之间为骶棘韧带,骶骨、尾骨与坐骨结节之间为骶结节韧带(图2-8)。骶棘韧带宽度即为坐骨切迹宽度,是判断中骨盆是否狭窄的重要指标。妊娠期受激素影响韧带较松弛,有利于胎儿娩出。

(二)骨盆的分界

以耻骨联合上缘、髂耻缘及骶岬上缘的连线为界,将骨盆分为上部的假骨盆(大骨盆)和下部的真骨盆(小骨盆)两部分(图2-9)。假骨盆与分娩无关,但其某些径线的长短关系到真骨盆的大小,测量假骨盆的径线可作为了解真骨盆情况的参考。真骨盆是胎儿娩出的通道,故其大小及形状与分娩的关系甚为密切。真骨盆有上、下两口,即骨盆入口与骨盆出口,两口之间为骨盆腔。骨盆腔的前壁是耻骨联合,后壁是骶骨、尾骨,两侧为坐骨、坐骨棘、骶棘韧带。耻骨两降支的前部相连构成耻骨弓,女性骨盆耻骨弓角度约90°。

(三)骨盆的平面及径线

为便于理解分娩时胎儿通过骨产道的过程,一般人为地将骨盆分为3个假想平面。

1. **骨盆入口平面**　为真假平面的交界面,呈**横椭圆形**,其前方为耻骨联合上缘,两侧为髂耻缘,后方为骶岬上缘。有4条径线(图2-10)。

(1)骨盆入口前后径:也称**真结合径**。耻骨联合上缘中点至骶岬上缘正中的距离,**正常值平均11cm**。该径线是胎先露

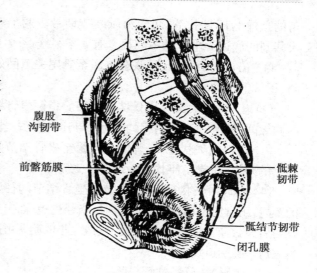

图 2-8　骨盆的韧带

腹股沟韧带　前髂筋膜　骶棘韧带　骶结节韧带　闭孔膜

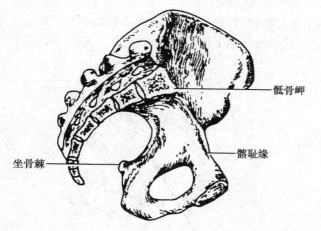

图 2-9　骨盆的分界(侧面观)

骶骨岬　髂耻缘　坐骨棘

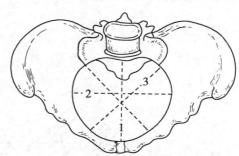

图 2-10　骨盆入口平面各径线
1. 骨盆入口前后径 11cm;2. 骨盆入口横径
13cm;3. 骨盆入口斜径 12.75cm

部进入骨盆入口的重要径线,其长短与分娩关系密切。

(2)骨盆入口横径:两髂耻缘间的最大距离,**正常值平均13cm**。

(3)骨盆入口斜径:左右各一。左骶髂关节至右髂耻隆突间的距离为左斜径;右骶髂关节至左髂耻隆突间的距离为右斜径,**正常值平均12.75cm**。

2. **中骨盆平面**　为**骨盆最小平面**,呈前后径长的**纵椭圆形**。其前方为耻骨联合下缘,两侧为坐骨棘,后方为骶骨下端。该平面在产科临床有重要意义。有2条径线(图2-11)。

(1)中骨盆前后径:耻骨联合下缘中点通过两侧坐骨棘连线中点至骶骨下端连线间的距离,正常值平均11.5cm。

(2)中骨盆横径:也称**坐骨棘间径**。指两坐骨棘之间的距离,**正常值平均10cm**,其长短与分娩有重要关系。

3. **骨盆出口平面**　为骨盆腔下口,由两个不在同一平面的三角形组成。前三角的顶端为耻骨联合下缘,两侧为耻骨的降支,后三

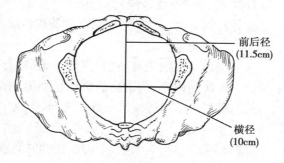

前后径
(11.5cm)

横径
(10cm)

图 2-11　中骨盆平面各径线

笔记

角的顶端为尾骨关节,两侧为骶结节韧带。两个三角形共同的底边为坐骨结节间径。有 4 条径线(图 2-12)。

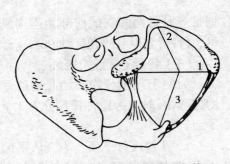

(1)出口前后径:耻骨联合下缘至骶尾关节间的距离,正常值平均 11.5cm。

(2)出口横径:又称**坐骨结节间径**。指两坐骨结节内侧缘间的距离,**正常值平均 9cm**,与分娩关系密切。

(3)出口前矢状径:耻骨联合下缘至坐骨结节间径中点的距离,**正常值平均 6cm**。

图 2-12 骨盆出口平面主要径线

1.出口横径约 9cm;2.出口前矢状径 6cm;3.出口后矢状径 8.5cm

(4)出口后矢状径:骶尾关节至坐骨结节间径中点的距离,**正常值平均 8.5cm**。若出口横径稍短,而出口横径与后矢状径之和大于 15cm 时,一般大小的胎儿可通过后三角区经阴道娩出。

(四)骨盆轴及骨盆倾斜度

1. 骨盆轴 骨盆轴是指连接骨盆三个平面中点的假想曲线。直立时,此轴上段向下向后,中段向下,下段向下向前。分娩时,胎儿沿此轴娩出,故又称产轴(图 2-13)。

2. 骨盆倾斜度 指妇女直立时,骨盆入口平面与地平面所形成的角度,一般为 60°(图 2-14)。角度过大会影响胎头衔接。

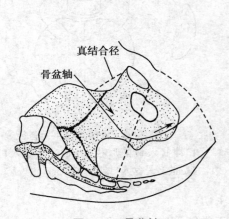

图 2-13 骨盆轴

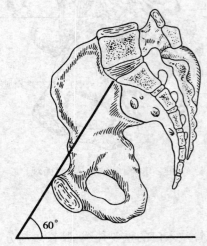

图 2-14 骨盆倾斜度

五、骨盆底

骨盆底,封闭骨盆出口,承托盆腔脏器,有尿道、阴道和肛管通过。分娩可以不同程度地损伤骨盆底组织或影响其功能。骨盆底的前面为耻骨联合和耻骨弓,后面为尾骨尖,两侧为耻骨降支、坐骨升支及坐骨结节。

骨盆底由内、中、外三层肌肉和筋膜组成。

(一)外层

外层即浅层筋膜与肌肉,在外生殖器、会阴皮肤及皮下组织的下面,由会阴浅筋膜及其深面的球海绵体肌(阴道括约肌)、坐骨海绵体肌、会阴浅横肌和肛门外括约肌组成。此层肌肉的肌腱汇合于阴道外口与肛门之间,形成中心腱(图 2-15)。

(二)中层

即泌尿生殖膈。由上、下两层坚韧的筋膜和位于其间的一对会阴深横肌、尿道括约肌组成。覆盖在骨盆出口前部的三角形平面上,又称三角韧带。其上有尿道与阴道穿过(图 2-16)。

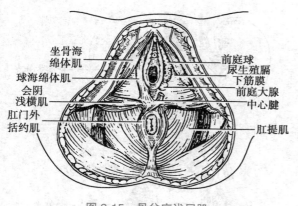

图 2-15 骨盆底浅层肌

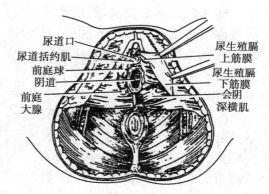

图 2-16 骨盆底中层肌肉及筋膜

（三）内层

内层即盆膈，为骨盆底最坚韧的一层，由肛提肌及其内、外面各覆一层筋膜组成，由前向后有尿道、阴道及直肠穿过。每侧肛提肌由耻尾肌、髂尾肌和坐尾肌 3 部分组成，两侧肌肉相互对称，合成漏斗形（图 2-17）。肛提肌的主要作用是加强盆底的托力，其中一部分纤维与阴道及直肠周围密切交织，加强肛门与阴道括约肌的作用。

会阴（perineum）是骨盆底的一部分。广义的会阴是指封闭骨盆出口的所有软组织，前为耻骨联合下缘，后为尾骨尖，两侧为耻骨降支、坐骨升支、坐骨结节和骶结节韧带。狭义的会阴指阴道口和肛门之间的楔形软组织，厚 3~4cm，又称会阴体。会阴体由外向内为皮肤、皮下脂肪、

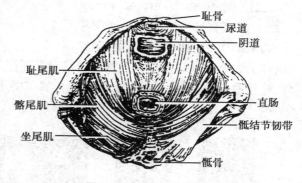

图 2-17 骨盆底内层肌肉

筋膜、部分肛提肌和会阴中心腱。**会阴中心腱由部分肛提肌及其筋膜和会阴浅横肌、会阴深横肌、球海绵体肌及肛门外括约肌的肌腱联合组成**。会阴的伸展性很大，妊娠后组织变松软，有利于分娩，但分娩时会阴体变薄，极易被撕裂，应加以保护，以免造成会阴裂伤。

六、邻近器官

女性生殖器官与骨盆腔其他器官不仅在位置上互相邻接，而且血管、淋巴及神经也相互联系。当某一器官有病变时，易累及邻近器官，手术时也应注意避免损伤邻近器官。

（一）尿道（urethra）

尿道位于耻骨联合和阴道前壁之间。从膀胱三角尖端开始，穿过泌尿生殖膈，止于阴道前庭的尿道外口。长约 4~5cm，由于**女性尿道短而直**，又接近阴道，易发生泌尿系统感染。

（二）膀胱（urinary bladder）

膀胱为一空腔器官，位于耻骨联合之后子宫之前，其大小、形状可因其盈虚及邻近器官的情况而变化。充盈的膀胱在手术中易损伤，并影响妇科检查，故**妇科检查及手术前必须排空膀胱**。

（三）输尿管（ureter）

为一对肌性圆索状长管，长约 30cm，粗细不一，最细部分的直径仅 3~4mm，最粗可达 7~8mm。输尿管在腹膜后，从肾盂开始沿腰大肌前面偏中线侧下降，在骶髂关节处，经过髂外动脉起点的前方进入骨盆腔继续下行，至阔韧带底部向前内方行，于宫颈旁约 2cm 处，在

笔记

ER-2-2
女性生殖系统解剖与生理

ER-2-3
女性外生殖器

ER-2-4
女性内生殖器

ER-2-5
输卵管

ER-2-6
阴道前庭

ER-2-19
扫一扫，知重点

子宫动脉后方与之交叉，然后再经阴道侧穹隆绕向前方进入膀胱（图2-18）。在施行妇科手术时，应避免损伤输尿管。

（四）直肠（rectum）

位于盆腔后部，上接乙状结肠，下接肛管，全长15~20cm，前为子宫及阴道，后为骶骨。直肠中段腹膜折向前上方，覆于宫颈及子宫后壁，形成直肠子宫陷凹。肛管长2~3cm，在其周围有肛门内、外括约肌及肛提肌，而肛门外括约肌为骨盆底浅层肌的一部分。因此，妇科手术及分娩时均应避免损伤肛管、直肠。

（五）阑尾（vermiform appendix）

上连接盲肠，长7~9cm，通常位于右髂窝内。但其位置、长短、粗细变化颇大，有的下端可达右侧输卵管及卵巢部位。因此，妇女患阑尾炎时有可能累及子宫附件，应注意鉴别诊断。妊娠期，阑尾的位置可随子宫的增大而逐渐向外上方移位，容易延误诊断。

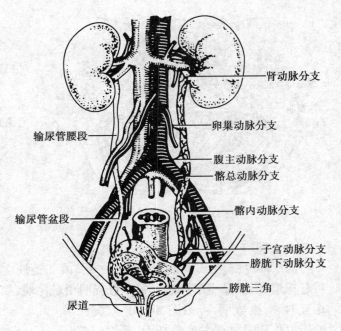

图2-18　输尿管及其血液供应

| ER-2-7 成人与婴儿子宫比较 | ER-2-8 未产妇与经产妇宫颈口比较 | ER-2-9 宫颈鳞-柱交界部 | ER-2-10 女性生殖器淋巴 | ER-2-11 女性生殖器神经 | ER-2-12 骨盆类型 |
| ER-2-13 骨盆的组成 | ER-2-14 骨盆的关节 | ER-2-15 骨盆底 | ER-2-16 骨盆入口平面 | ER-2-17 中骨盆平面 | ER-2-18 骨盆出口平面 |

第二节　女性生殖系统生理

导入情景

王某，初中生，今年14岁，第一次来月经，月经已持续7天尚未干净，比较紧张，由其母亲陪伴来医院咨询。

工作任务

1. 向小王介绍有关月经的生理知识。

2. 对小王进行月经期健康知识宣教。

笔记

一、妇女一生各阶段的生理特点

女性从胎儿到衰老是一个渐进的生理过程,也反映了下丘脑-垂体-卵巢轴功能发育、成熟和衰退的过程。妇女一生根据其生理特点可分为7个阶段,但各阶段无截然界限,可因遗传、环境、营养等因素影响而存在个体差异。

(一)胎儿期(fatal period)

从受精卵形成到胎儿娩出,称胎儿期。受精卵是由来源于父系和母系的23对(46条)染色体组成的新个体,其中XX合子发育为女性,XY合子发育为男性。胚胎6周后原始性腺开始分化,至胚胎8~10周性腺组织出现卵巢结构。卵巢形成后,中肾管退化,两条副中肾管发育成为女性生殖道。

(二)新生儿期(neonatal period)

出生后4周内,称新生儿期。女性胎儿因受胎盘及母体卵巢产生的女性激素影响,出生的新生儿**外阴较丰满,乳房略隆起或有少许泌乳**。出生后因脱离母体环境,血中性激素水平迅速下降,可以出现**少量阴道流血**。这些均属**生理现象**,短期内可自然消退。

(三)儿童期(childhood)

从出生后4周~12岁左右为儿童期。8岁前,身体生长发育很快,但生殖器为幼稚型。8岁后,女童卵巢内有少量卵泡发育并分泌性激素,但尚未发育成熟;乳房开始发育,皮下脂肪开始堆积,出现女性特征。

(四)青春期(adolescence or puberty)

自月经初潮至生殖器官逐渐发育成熟的时期称青春期。**世界卫生组织(WHO)规定青春期为10~19岁**。这一时期是个体生长发育的重要时期,是从儿童向成年阶段的转变期。此期身体生长发育迅速,随着激素的释放,女性的第一性征进一步发育并出现第二性征,如声调较高、乳房丰满、阴毛和腋毛出现、骨盆宽大、皮下脂肪增多并出现女性分布等。**月经初潮是青春期开始的重要标志**。由于卵巢功能尚不完善,初潮后月经周期多不规律,需5~7年建立规律的周期性排卵后才逐渐正常。女性青春期生理、心理变化很大,既认为自己已成熟,能独立处世,不喜欢别人的约束,又胆怯、依赖,应给予护理关照和心理疏导。

(五)性成熟期(sexual maturity)

性成熟期是卵巢生殖功能与内分泌功能最旺盛的时期,又称生育期。一般自18岁左右开始,历时约30年。此期妇女卵巢功能成熟,有规律地周期性排卵和性激素分泌,月经周期规律,生殖器官及乳房在卵巢分泌的性激素作用下发生周期性变化。

(六)绝经过渡期(menopausal transition period)

绝经过渡期是指从开始出现绝经趋势至最后一次月经的时期。一般始于40岁,历时短则1~2年,长至10~20年。此期卵巢功能逐渐减退,月经不规则,直至绝经,生殖器官开始逐步萎缩,丧失生育能力,可出现潮热、出汗、情绪不稳定、头痛、失眠等症状。

(七)绝经后期(postmenopausal period)

绝经后期指绝经后的生命时期。绝经后期的初期卵巢分泌雌激素功能停止,但卵巢间质可分泌雄激素,雄激素在外周组织转化为雌酮,成为绝经后期血液循环中的主要雌激素。一般60岁以后妇女机体逐渐老化进入老年期。此期卵巢功能完全衰竭,雌激素水平低落,不足以维持女性第二性征,生殖器官进一步萎缩,骨代谢失常引起骨质疏松,易发生骨折。

二、卵巢的周期性变化及内分泌功能

(一)卵巢的功能

卵巢具有产生卵子并排卵的生殖功能和产生激素的内分泌功能。

笔记

（二）卵巢的周期性变化

1. **卵泡的发育与成熟** 从青春期开始到绝经前,卵巢在形态和功能上发生周期性变化。新生儿出生时,卵巢内约有 200 万个以上始基卵泡,每个始基卵泡含有一个初级卵母细胞,周围有一层梭形细胞环绕。儿童期多数卵泡退化,至青春期只剩下约 30 万个。妇女一生中仅 400~500 个卵泡发育成熟,其余的卵泡发育到一定程度即自行退化,称卵泡闭锁。临近青春期,在腺垂体分泌的**促卵泡素(FSH)**作用下,始基卵泡开始发育。一般每一个月经周期只有一个优势卵泡发育成熟并排卵,称成熟卵泡,其直径可达 18~23mm,其结构自外向内依次为卵泡外膜、卵泡内膜、颗粒细胞、卵泡腔、卵丘、放射冠、透明带、卵细胞。卵泡发育的过程中分泌雌激素(E)。

2. **排卵** 随着卵泡的发育成熟,逐渐向卵巢表面移动并向外突出,卵泡膜和卵巢包膜发生溶解和破裂,卵细胞及其周围的颗粒细胞一起被排出,此过程称排卵。排卵与**黄体生成素(LH)**峰状分泌有关。**排卵一般发生在下次月经来潮前 14 日左右**,卵子可由两侧卵巢轮流排出,也可由一侧卵巢连续排出。

3. **黄体的形成与退化** 排卵后,卵泡壁塌陷,卵泡膜血管破裂,血液流入腔内形成血体。卵泡壁的破口很快由纤维蛋白封闭,在 LH 刺激下,残留的颗粒细胞变大,胞质内出现黄色颗粒状的类脂质,称黄体。黄体不断发育,在**排卵后 7~8 日发育成熟**,直径 1~2cm,分泌大量雌激素和孕激素。若卵子受精,黄体继续发育成妊娠黄体;若未受精,**黄体在排卵后 9~10 日开始退化**,逐渐被结缔组织代替,组织纤维化,外观白色,称白体。正常**黄体寿命平均 14 天**,8~10 周后形成白体,黄体衰退后月经来潮,卵巢中又有新的卵泡发育,开始新的周期。

（三）卵巢分泌的性激素

卵巢主要分泌雌激素、孕激素及少量雄激素,均为甾体激素,属于类固醇激素。此外,卵巢还分泌一些多肽激素、细胞因子和生长因子等。

1. **雌激素**

(1) 分泌情况:雌激素(E)由卵泡的颗粒细胞、卵泡内膜细胞和黄体细胞产生,在月经周期中有两个高峰,分别是排卵前 24 小时和排卵后 7~8 天。卵巢主要合成雌二醇(E_2)和雌酮(E_1),经肝脏代谢,产生雌三醇(E_3),经肾脏排出。

(2) 生理功能:①促进卵细胞发育;②促进子宫的发育;使子宫内膜呈**增生期**改变;使**宫颈黏液增多、变稀薄**而易拉成丝状,干燥镜检呈**羊齿植物叶状结晶**;增加子宫平滑肌对缩宫素的敏感性;③促进输卵管发育,增强输卵管蠕动;④促进阴道上皮的增生、角化,使细胞内**糖原增加**,使阴道维持**弱酸性环境**;⑤使**乳腺腺管增生**,乳头、乳晕着色,大量雌激素**抑制乳汁分泌**;⑥促进水钠潴留;促进钙在骨中的沉积,加速骨骺闭合;促进高密度脂蛋白合成,抑制低密度脂蛋白含量,降低循环中胆固醇水平;⑦**对下丘脑和垂体有正、负两种反馈调节**。

2. **孕激素**

(1) 分泌情况:孕激素(P)主要由黄体细胞分泌,在月经周期中只有一个高峰,是排卵的主要依据。孕酮是卵巢分泌的具有生物活性的主要孕激素,经肝脏代谢,产生孕二醇,经肾脏排出。

(2) 生理功能:①降低子宫平滑肌对缩宫素的敏感性,有利于孕卵的着床和发育;使子宫内膜呈**分泌期**改变;使**宫颈黏液减少、变黏稠**,干燥镜检呈**椭圆体状结晶**。②抑制输卵管节律性蠕动。③使阴道上皮细胞脱落加快。④促进**乳腺腺泡发育**。⑤兴奋下丘脑体温调节中枢,**使体温升高**。正常女性排卵后基础体温可升高 0.3~0.5℃,这种基础体温的改变可作为排卵的重要指标。⑥促进水钠排泄。⑦**对下丘脑和垂体有负反馈作用**。

3. **雄激素**

(1) 分泌情况:主要由肾上腺皮质和卵巢髓质分泌。青春期肾上腺功能初现,肾上腺分泌雄激素,卵巢也分泌少量雄激素。

（2）功能:**对抗雌激素**,减轻盆腔充血,增加血管张力,而减少经量;促进阴毛和腋毛生长;促进骨骼和肌肉的发育;促进红细胞的生成。

三、子宫内膜的周期性变化及月经

（一）子宫内膜的周期性变化

卵巢的周期性变化使女性生殖器官发生一系列周期性变化,尤以子宫内膜的周期性变化最为明显(图 2-19)。子宫内膜在组织结构上分为基底层和功能层。受卵巢性激素的影响,功能层发生增生、分泌和脱落的周期性变化。基底层不脱落,月经后增生修复功能层。以一个正常月经周期 28 天为例,子宫内膜的周期性变化可分为 3 期:

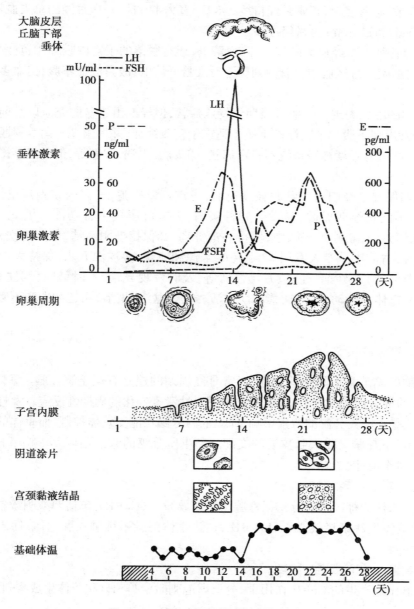

图 2-19 性激素及靶器官的周期性变化

1. 增生期 月经周期的第 5~14 天,与卵泡期对应。在**雌激素**作用下,子宫内膜增厚,腺体增多,间质致密,间质内小动脉增生管腔增大呈螺旋状卷曲。

15

2. 分泌期 月经周期的第 15~28 天,与黄体期对应。在**雌、孕激素**共同作用下,内膜继续增厚,腺体增大并出现分泌现象,血管迅速增加,更加弯曲,间质疏松、水肿,**适合孕卵的着床**。

3. 月经期 月经周期的 1~4 天,雌、孕激素水平骤然下降引起内膜螺旋小动脉开始阵发性、节段性收缩,血管远端管壁及组织缺血、缺氧,继而坏死、脱落,形成月经。

（二）月经

1. 概念 月经(menstruation)是指伴随卵巢周期性变化而出现的子宫内膜周期性脱落及出血。规律的月经是生殖功能成熟的标志之一。月经第一次来潮为月经初潮(menarche),初潮年龄 11~15 岁,多在 13~14 岁,初潮早晚受遗传、气候、体质、营养等因素影响。相邻两次月经第 1 日的间隔时间,称月经周期(menstrual cycle),一般为 21~35 日,**平均 28 日**。每次月经持续的天数,称月经期,正常月经持续 2~8 日,多为 4~6 日。一次月经的总失血量为经量,正常为 20~60ml,**超过 80ml 为月经过多**。

2. 月经血特征 月经血为暗红色,除血液外,还有脱落的子宫内膜碎片、宫颈黏液和脱落的阴道上皮细胞。月经血中含有前列腺素及大量纤溶酶,故**月经血不凝**,出血多时可出现血凝块。

3. 月经期的临床表现 一般月经期无特殊症状,但经期由于盆腔充血以及前列腺素的作用,有些妇女出现下腹部及腰骶部下坠不适或子宫收缩痛,并可出现腹泻等胃肠功能紊乱症状。少数妇女可有轻度神经系统不稳定症状,如头痛、失眠、抑郁等,但一般不影响女性的工作和学习。

4. 月经期保健 经期由于盆腔轻度充血,子宫颈口松弛,子宫内膜剥落出血,机体抵抗力下降,若不注意经期保健,易发生妇科疾病,影响健康及生育功能。因此,**经期要注意**:①正确认识月经,解除思想顾虑,保持心情舒畅;②保持外阴清洁,每天清洗外阴,勤换月经垫和内裤,清洁用品专人专用;③避免吃辛辣和凉食,多饮温开水,保持大、小便通畅;④密切观察月经周期、经期、经量、月经性状等,及时发现异常,及时就医;⑤注意休息,避免剧烈运动和重体力劳动;⑥经期禁止性生活、游泳、盆浴、坐浴、阴道冲洗和不必要的妇科检查等。

四、月经周期的调节

月经周期的调节是个复杂的过程,正常月经周期的建立有赖于**下丘脑 - 垂体 - 卵巢轴**(HPOA)之间的神经内分泌调节,以及子宫内膜对性激素变化的周期性反应。女性子宫内膜的周期性变化是受卵巢分泌的激素影响,卵巢的内分泌功能受垂体控制,而垂体的活动又受下丘脑的调节,下丘脑又受大脑皮质的支配。卵巢所分泌的激素还可以影响下丘脑 - 垂体的功能,即反馈作用(图 2-20)。

（一）下丘脑的调节激素与功能

下丘脑弓状核的神经细胞分泌促性腺激素释放激素(GnRH),包括卵泡刺激素释放激素(FSH-RH)和黄体生成素释放激素(LH-RH),通过垂体门脉系统进入腺垂体,促进垂体合成和释放促性腺激素。

（二）腺垂体的调节激素与功能

垂体在下丘脑产生的 GnRH 作用下,分泌卵泡刺激素(FSH)和黄体生成素(LH)对卵巢进行调节。

1. 卵泡刺激素(FSH) 在整个月经周期中都分泌,在排卵前 1~2 天形成高峰,促进卵泡生长发育,使颗粒细胞增生,分泌卵泡液,产生雌激素。

2. 黄体生成素(LH) 在一定量的卵泡刺激素作用下,**使成熟卵泡排卵**,从而促使黄体

笔记

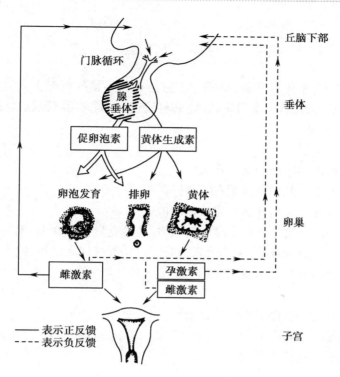

图 2-20　下丘脑 - 垂体 - 卵巢轴之间的相互关系示意图

形成并分泌孕激素和雌激素。

（三）卵巢的激素与反馈作用

卵巢在 FSH 和 LH 的作用下，卵泡、黄体依次生长发育同时分泌雌激素和孕激素，两者作用于子宫内膜及其他生殖器官使其发生周期性变化。雌、孕激素在体内达到一定水平后，对下丘脑 - 垂体产生正、负反馈作用。使下丘脑分泌性激素增多者称正反馈，分泌性激素减少者称负反馈。大量雌激素抑制下丘脑分泌 FSH-RH（负反馈），同时又兴奋下丘脑分泌 LH-RH（正反馈）。大量孕激素抑制 LH-RH 的分泌（负反馈）。

（四）月经周期的调节机制

1. 卵泡期　在上一次月经周期末，黄体萎缩，雌、孕激素降至最低，解除了对下丘脑和垂体的抑制，下丘脑开始分泌 GnRH，使垂体分泌促性腺激素，使卵巢内卵泡逐渐发育并分泌雌激素。在雌激素的作用下，子宫内膜发生增生期变化，随着雌激素逐渐增多，对下丘脑的负反馈作用增强，抑制下丘脑分泌 FSH-RH（负反馈），使垂体分泌 FSH 减少。随着卵泡发育成熟，雌激素分泌出现第一次高峰，对下丘脑和垂体产生正反馈作用，形成 LH 高峰，FSH 同时也形成一个较低高峰，两者协同作用，使成熟卵泡排卵。

2. 黄体期　排卵后，LH 和 FSH 急速下降，在少量 FSH、LH 作用下，卵巢黄体形成并逐渐发育。黄体主要分泌孕激素和雌激素，使子宫内膜由增生期转变为分泌期。排卵后第 7~8 天，黄体发育成熟，孕激素达到高峰，雌激素也达到又一高峰。在大量雌激素、孕激素共同作用下，通过负反馈作用，垂体分泌的 FSH 和 LH 减少，黄体开始萎缩退化，分泌的雌、孕激素也下降。

3. 月经期　黄体萎缩，雌、孕激素逐渐下降到最低水平，子宫内膜失去性激素的支持作用，发生萎缩、坏死、脱落、出血，月经来潮。此时，雌、孕激素的减少解除了对下丘脑和垂体的负反馈抑制，下丘脑又开始分泌 GnRH，垂体分泌 FSH、LH，卵泡又开始发育，下一个月经周期重新开始。月经来潮既是一个月经周期的结束，又是一个新周期的开始，如此周而复始。

笔记

ER-2-20
卵巢剖面图

ER-2-21
成熟卵泡

ER-2-22
雌激素高峰

ER-2-23
孕激素高峰

ER-2-24
扫一扫，测
一测

思 考 题

1. 张女士，35 岁，个体售货员，已婚。因搬运东西不慎摔倒撞击到外阴部，1 小时后外阴部出现疼痛肿物，行走困难，来门诊就诊。妇科检查：右侧大阴唇肿胀，可触及直径约 3.5cm 的肿物，囊性，压痛明显。

请问：

（1）该患者最可能的医疗诊断是什么？

（2）该患者目前主要的护理诊断有哪些？

（3）该患者的治疗方法是什么？应该如何护理？

2. 李女士，27 岁，已婚。平素月经周期规律，月经史为 4-5/30 天，无痛经，血量中等。近半年有生育计划，但一直未怀孕，为诊治来医院就诊。通过询问得知，她上次月经为 2015 年 12 月 1 日，就诊时间为 2015 年 12 月 17 日。

请问：

（1）该妇女现在处于月经周期的什么期？

（2）该妇女的排卵期是在何时？

（3）如何为该妇女进行生育指导？

（郑海燕）

笔记

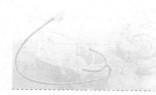

第三章
妊娠期妇女的护理

ER-3-1
扫一扫，知
重点

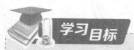 **学习目标**

1. 掌握妊娠期母体的生理变化;各期妊娠诊断;妊娠期妇女的护理。

2. 熟悉胎儿附属物的功能;胎儿的发育;胎产式、胎先露、胎方位的概念;产前检查的时间及内容。

3. 了解妊娠生理过程及围生医学概念。

4. 熟练掌握妊娠的诊断方法;学会推算预产期和进行腹部四步触诊、骨盆外测量、胎心听诊等检查;学会孕期宣教的方法。

5. 具有良好的沟通能力、关爱母婴的意识和孕期健康教育的能力。

第一节 妊娠生理

一、受精与着床

(一)受精、受精卵的输送与发育

获能的精子与次级卵母细胞在输卵管结合形成受精卵的过程称受精(fertilization)。受精通常发生在排卵后 12 小时内,整个受精过程大约需要 24 小时。受精后 30 小时,受精卵借助输卵管肌肉的蠕动和输卵管上皮纤毛的摆动向宫腔方向移动,同时开始进行有丝分裂。受精后 50 小时为 8 细胞阶段,72 小时后分裂成 16 个细胞的实心细胞团,称桑椹胚(morula),继而早期囊胚(early blastocyst)形成。受精后第 4 日早期囊胚进入宫腔,受精后第 5~6 日早期囊胚的透明带消失,继续分裂发育,晚期囊胚(late blastocyst)形成。

(二)受精卵着床

晚期囊胚侵入子宫内膜的过程称受精卵着床(implantation)。**着床约从受精后第 6~7 日开始,第 11~12 日完成。**着床经过定位、黏附和侵入 3 个过程。子宫有一个极短的窗口期允许受精卵着床(图 3-1)。

(三)蜕膜

受精卵着床后,子宫内膜在孕激素、雌激素作用下转化为蜕膜

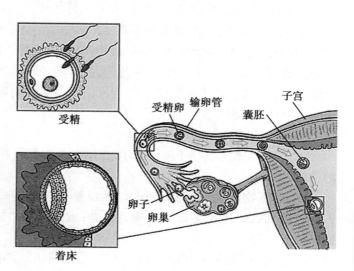

图 3-1 受精及受精卵发育、输送与着床

笔记

19

(decidua)。按蜕膜与囊胚的关系,分为 3 部分:①底蜕膜(basal decidua):囊胚着床部位的子宫内膜,以后发育成为胎盘的母体部分;②包蜕膜(capsular decidua):覆盖在囊胚表面的蜕膜,随着囊胚的发育突向宫腔,妊娠第 14~16 周羊膜腔明显增大,包蜕膜和真蜕膜相贴近,宫腔消失;③真蜕膜(true decidua):底蜕膜及包蜕膜以外覆盖子宫腔其他部分的蜕膜(图 3-2)。

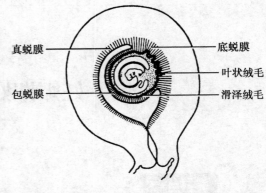

图 3-2　早期妊娠子宫蜕膜与绒毛的关系

二、胎儿附属物的形成与功能

胎儿附属物包括胎盘、胎膜、脐带、羊水。

(一) 胎盘

1. 胎盘的组成　胎盘由羊膜、叶状绒毛膜和底蜕膜构成。

(1) 羊膜:为附着在胎盘胎儿面的半透明薄膜。羊膜光滑,无血管、神经及淋巴,具有一定的弹性。

(2) 叶状绒毛膜:为胎盘的主要结构。晚期囊胚着床后,滋养层细胞迅速增殖,表面形成毛状突起称绒毛,此时的滋养层称绒毛膜。与底蜕膜相接触的绒毛因血供丰富发育良好,称叶状绒毛膜;与包蜕膜接触的绒毛膜因血液供应不足而萎缩退化,称平滑绒毛膜。游离于充满母血的绒毛间隙中的绒毛称游离绒毛。母儿间物质交换在悬浮于母血的绒毛处进行(图 3-3)。

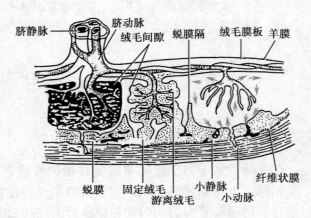

图 3-3　胎盘结构与胎儿 - 胎盘循环模式图

(3) 底蜕膜:来自胎盘附着部位的子宫内膜,占胎盘很小部分。底蜕膜表面覆盖一层来自固定绒毛的滋养层细胞与底蜕膜共同形成绒毛间隙的底,称蜕膜板。从此板向绒毛膜方向伸出一些蜕膜间隔,将胎盘母体面分成肉眼可见的 20 个左右的母体叶。

2. 胎盘的结构　胎盘于妊娠第 12 周左右完全形成。足月胎盘呈圆形或椭圆形,**重 450~650g,直径 16~20cm**,厚 1~3cm,中间厚,边缘薄。胎盘分为胎儿面和母体面。胎儿面的表面被覆羊膜呈灰蓝色,光滑半透明,脐带动、静脉从附着处分支向四周呈放射状分布直达胎盘边缘。母体面表面呈暗红色,表面不平,蜕膜间隔形成若干浅沟分成母体叶。脐带位于胎盘中央或略偏一侧。

3. 胎盘的功能

(1) 气体交换:母儿间 O_2 和 CO_2,在胎盘中以简单扩散方式交换,相当于胎儿呼吸系统的功能。

(2) 营养物质供应:葡萄糖由母体以易化扩散方式通过胎盘到达胎儿体内;氨基酸、钙、磷、碘和铁以主动运输方式通过胎盘;脂肪酸、钾、钠、镁、维生素以简单扩散方式通过胎盘。

(3) 排泄废物:胎儿代谢产物如尿素、尿酸、肌酐、肌酸等,经胎盘渗入母血而排出。

(4) 防御功能:胎盘的屏障作用是有限的。**大部分药物及各种病毒(如巨细胞病毒、风疹**

笔记

病毒等)均可通过胎盘,影响胎儿。细菌、弓形虫、衣原体、螺旋体虽然不能通过胎盘屏障,但可在胎盘部位形成病灶,破坏绒毛结构后进入胎体而感染胚胎及胎儿。母血中的免疫抗体如 IgG 能通过胎盘,使胎儿在出生后短时间内获得被动免疫力。

(5)合成功能:胎盘主要合成激素和酶。如人绒毛膜促性腺激素、人胎盘生乳素、雌激素、孕激素、缩宫素酶、耐热性碱性磷酸酶等。

1)人绒毛膜促性腺激素(human chorionic gonadotropin,HCG):受精后第 6 日合体滋养细胞开始分泌微量 HCG,**在受精后 10 日可自母血血清中测出**,是诊断早孕的最敏感方法。**妊娠 8~10 周分泌达高峰**,持续 1~2 周迅速下降,至妊娠中晚期仅为峰值的 10%,产后 2 周内消失。HCG 的主要功能是使月经黄体增大成为妊娠黄体,增加甾体激素的分泌以维持妊娠。

HCG 的临床意义

HCG 临床意义包括:①诊断早孕:正常妊娠 7~10 日,血清 HCG>5.0U/L;6~8 周时,其值应以 66% 的速度增长;8~10 周,达高峰,为 50~100kU/L,维持 1~2 周开始下降;②估计先兆流产预后:妊娠 6~8 周时,若 48 小时 HCG 增长速度 <66%,提示妊娠预后不良;③异位妊娠的诊断:异位妊娠时,患者体内 HCG 水平较宫内妊娠的低,若倍增时间大于 7 日,则异位妊娠可能性极大;④妊娠滋养细胞疾病的诊断和病情监测:葡萄胎患者,血清 HCG 明显高于正常妊娠周的相应值,而且在停经 8~10 周后仍持续上升,治疗后必须定期随访血清 HCG,判断葡萄胎的预后。

2)人胎盘生乳素(human placental lactogen,HPL):由合体滋养细胞分泌,妊娠 5~6 周用放射免疫法可在母体血浆中测出,妊娠 34~36 周达高峰并维持至分娩,产后迅速下降。主要功能是促进乳腺腺泡发育。

3)雌激素:妊娠早期由卵巢妊娠黄体产生,妊娠 10 周后主要由胎盘合成。

4)孕激素:妊娠早期由卵巢妊娠黄体产生,8~10 周后主要由胎盘合体滋养细胞分泌。雌、孕激素协同对妊娠期子宫、乳腺等的变化起重要作用。

(二)胎膜

胎膜(fetal membranes)由平滑绒毛膜和羊膜组成。胎膜有防止细菌进入宫腔、避免感染的作用,并且在分娩发动上有一定作用。

(三)脐带

脐带(umbilical cord)是连接胎儿与胎盘的条索状组织。**妊娠足月的脐带长 30~100cm,平均约 55cm**,直径 0.8~2.0cm,表面被羊膜覆盖呈灰白色。脐带内有 **2 条脐动脉,1 条脐静脉**,具有保护作用的华通胶包绕在血管周围。脐带是母体与胎儿气体交换、营养物质供应和代谢产物排出的重要通道。**脐带受压胎儿血流受阻可致胎儿缺氧**,甚至危及胎儿生命。

(四)羊水

羊水(amniotic fluid)是充满在羊膜腔内的液体。

1. 羊水的来源与吸收　**妊娠早期的羊水主要来自母体血清**经胎膜进入羊膜腔的**透析液;妊娠中期以后,胎儿尿液成为羊水的主要来源**。羊水约 50% 由胎膜完成,胎儿通过吞咽羊水使羊水量趋于平衡。

2. 羊水量、性状及成分　羊水在**妊娠 38 周时约 1000ml,妊娠 40 周时约 800ml**,妊娠任何时期羊水超过 2000ml 为羊水过多;少于 300ml 为羊水过少。羊水 pH 值约为 7.2。妊娠早期羊水为无色澄清液体;妊娠后期,羊水略混浊,其中含有胎脂、毳毛、胎儿脱落上皮细

笔记

ER-3-2
妊娠期妇女
的护理

ER-3-3
排卵

ER-3-4
受精

ER-3-5
卵子

胞等。

3. 羊水的功能

（1）保护胎儿：保持羊膜腔内恒温；使胎儿有一定活动度，防止胎体粘连；羊水具有缓冲作用，保护胎儿不受外来损伤；避免子宫壁或胎儿对脐带直接压迫所致的胎儿窘迫；临产宫缩时，羊水能使宫缩压力均匀分布，避免胎儿局部受压。

（2）保护母体：减少胎动所致的不适感；临产后，前羊水囊扩张宫颈及阴道；破膜后羊水冲洗阴道，减少感染机会。

ER-3-6
精子

ER-3-7
着床

ER-3-8
足月胎盘母
体面

ER-3-9
足月胎盘胎
儿面

ER-3-10
羊膜腔内的
胚胎

三、胎儿发育及生理特点

（一）胚胎、胎儿的发育

受精后 8 周内的人胚称胚胎，是主要器官分化、形成的时期。受精第 9 周起称胎儿，是各器官进一步发育、成熟的时期。以 4 周为一孕龄单位描述胚胎及胎儿发育的特征（表 3-1）。

表 3-1 胎儿发育特征

胎龄（孕周）	发育特征	顶臀长（cm）	身长（cm）	体重（g）
4 周末	可辨认出胚盘与体蒂			
8 周末	胚胎初具人形，心脏已形成			
12 周末	外生殖器已可初辨性别，胎儿四肢可活动	6~7	9	
16 周末	外生殖器可确认胎儿性别，出现呼吸运动	12	16	110
20 周末	腹部检查可听到胎心音	16	25	320
24 周末	各脏器均已发育，皮下脂肪开始沉积	21	30	630
28 周末	有呼吸运动，出生后可能存活	25	35	1000
32 周末	皮肤深红多皱，出生后可以存活	28	40	1700
36 周末	皮下脂肪较多，出生后基本能存活	32	45	2500
40 周末	胎儿发育成熟，能很好存活	36	50	3400

胎儿身长和体重是逐渐增长的，临床常用身长作为判断胎儿妊娠月数的依据。妊娠前 5 个月的胎儿身长（cm）＝妊娠月数的平方。妊娠后 5 个月的胎儿身长（cm）＝妊娠月数 ×5。

（二）胎儿生理特点

1. 循环系统 脐静脉 1 条，将来自胎盘的氧含量高、营养较丰富的血液运送给胎儿；脐动脉 2 条，将来自胎儿的含有废物的混合血运送至胎盘。胎儿出生后动脉导管闭锁为动脉韧带。卵圆孔出生后数分钟开始关闭，6~8 周完全关闭。胎儿体内无纯动脉血，而是动静脉混合血。进入头部、心、肝及上肢的血液含氧量较高及营养较丰富以适应需要。注入肺及身体下半部的血液含氧量及营养相对较少。

2. 血液系统

（1）红细胞：妊娠早期红细胞主要来自卵黄囊，妊娠 10 周肝是红细胞的主要生成器官，

笔记

以后骨髓、脾逐渐有造血功能。妊娠足月时,骨髓产生 90% 的红细胞。

(2) 血红蛋白:在妊娠前半期为胎儿血红蛋白,至妊娠最后 4~6 周,成人血红蛋白增多。

(3) 白细胞:妊娠 8 周以后,胎儿血液循环出现粒细胞。于妊娠 12 周,胸腺、脾脏产生淋巴细胞,成为体内抗体的主要来源。

3. 呼吸系统　胎儿在母体内无呼吸,但可见呼吸样运动。母儿血液在胎盘进行气体交换完成呼吸功能。

4. 神经系统　妊娠 24~26 周胎儿在子宫内已能听见一些声音。妊娠 28 周胎儿的眼睛对光开始出现反应,而对形象及色彩的视觉是出生后才逐渐形成。

5. 消化系统　妊娠 16 周胃肠功能基本建立,胎儿可吞咽羊水,吸收水分、葡萄糖、氨基酸及其他可溶性营养物质。胎儿肝脏功能不健全,缺乏许多种酶,不能结合因红细胞破坏产生的大量游离胆红素。胆红素主要经胎盘由母体肝脏代谢后排出体外,小部分在胎儿肝内结合,经胆道排入小肠氧化成胆绿素。胆绿素的降解产物致胎粪呈黑绿色。

6. 泌尿系统　妊娠 11~14 周时胎儿肾脏具有排尿功能,妊娠 14 周时,胎儿膀胱内已有尿液。

7. 内分泌系统　胎儿甲状腺于妊娠第 6 周开始发育,是胎儿发育最早的内分泌腺,妊娠 12 周时已能合成甲状腺激素。胎儿肾上腺发育良好,与胎儿肝脏、胎盘、母体共同完成雌三醇的合成。妊娠 12 周时胎儿胰腺开始分泌胰岛素。

第二节　妊娠期母体变化

一、生理变化

妊娠期在胎盘产生的激素和神经内分泌的影响下,孕妇各系统发生一系列生理变化以适应胎儿生长发育和分娩的需要,同时为产后哺乳做好准备。

(一) 生殖系统的变化

1. 子宫

(1) 子宫体:**变化最为明显,逐渐增大变软**,至妊娠足月时子宫体积达 35cm×25cm×22cm,容量约 5000ml,重量约 1100g。自妊娠 12~14 周起,子宫可出现不规律无痛性收缩,称 Braxton Hicks 收缩。妊娠 12 周后,增大的子宫逐渐超出盆腔,在耻骨联合上方可触及。**妊娠晚期子宫右旋。**

(2) 子宫峡部:非孕时长 1cm,妊娠后子宫峡部变软,逐渐伸展拉长,扩展成宫腔的一部分,临产后伸展至 7~10cm,成为产道一部分,称子宫下段。

(3) 子宫颈:在激素的作用下,宫颈充血、水肿,呈紫蓝色。妊娠期宫颈黏液增多,形成黏液栓,可防止病原体侵入宫腔。

2. 卵巢　**妊娠期间卵巢停止排卵**,妊娠黄体于妊娠 6~7 周前产生大量雌激素及孕激素,以维持妊娠继续。妊娠 10 周后胎盘形成取代黄体功能,黄体开始萎缩。

3. 输卵管　妊娠期输卵管伸长,有时黏膜呈蜕膜样改变。

4. 阴道　阴道黏膜充血水肿呈紫蓝色,伸展性增加。阴道上皮细胞糖原增多,乳酸含量增多,使阴道酸性增强,有利于防止感染。

5. 外阴　外阴部皮肤增厚,大、小阴唇色素沉着,大阴唇内结缔组织变松软,伸展性增加。

(二) 乳房的变化

妊娠期在雌激素、孕激素、胎盘生乳素、垂体催乳素、胰岛素、皮质醇等协同作用下,乳

ER-3-11
扫一扫,知重点

笔记

房增大、充血,乳头增大着色,易勃起,乳晕皮脂腺肥大,形成散在的结节状小隆起,称蒙氏结节。孕妇自觉乳房有胀痛感。妊娠期间乳腺充分发育,为泌乳准备。妊娠末期,尤其在接近分娩期挤压乳房时,可有少量淡黄色稀薄液体溢出,称初乳(colostrum)。产后新生儿吸吮乳头,乳汁开始分泌。

(三)循环系统的变化

1. 心脏 妊娠期增大的子宫使膈肌升高,心脏向左、前、上方移位,心尖左移,心浊音界稍扩大。心脏容量从妊娠早期至妊娠末期约增加10%,**心率每分钟约增加10~15次**。心脏移位使大血管轻度扭曲,加之血流量增加及血流速度加快,多数孕妇心尖部可闻及Ⅰ~Ⅱ级柔和的吹风样收缩期杂音,产后逐渐消失。

2. 心排出量 心排出量自妊娠10周开始增加,至妊娠32~34周达高峰,临产后,特别是在第二产程,心排出量显著增加。

3. 血压 妊娠早、中期血压偏低,妊娠晚期血压轻度升高。一般收缩压无变化,舒张压因外周血管扩张、血液稀释及胎盘形成动静脉短路而轻度降低,脉压稍增大。盆腔血液回流至下腔静脉的血量增加,增大的子宫压迫下腔静脉使血液回流受阻,下肢、外阴及直肠静脉压增高,孕妇容易发生下肢、外阴静脉曲张和痔。**孕妇若长时间处于仰卧位,能引起回心血量减少,心排出量随之减少使血压下降**,称仰卧位低血压综合征(supine hypotensive syndrome)。

(四)血液的改变

1. 血容量 血容量于妊娠第6~8周开始增加,**32~34周时达高峰**,约增加40%~45%,平均增加1450ml,并维持此水平至分娩。其中血浆平均增加1000ml,红细胞平均增加450ml,出现**生理性血液稀释**。

2. 血液成分

(1)红细胞:由于血液稀释,红细胞计数从未孕时4.2×10^{12}/L降至3.6×10^{12}/L;血红蛋白由未孕时130g/L降至110g/L,出现**生理性贫血**;血细胞比容由未孕时0.38~0.47降至0.31~0.34。

(2)白细胞:妊娠期白细胞计数轻度增加,一般达$(5\sim12) \times 10^{9}$/L,临产及产褥期白细胞计数显著增加,一般为$(14\sim16) \times 10^{9}$/L,主要为中性粒细胞增多。

(3)凝血因子:血浆纤维蛋白原比非孕妇女约增加50%,于妊娠末期可达4~5g/L;凝血因子仅Ⅺ、Ⅻ降低,故孕妇血液黏稠度增加,处于**高凝状态**,有利于防止产后出血,但也容易发生弥散性血管内凝血(DIC)。血沉加快,可达100mm/h。

(4)血浆蛋白:由于血液稀释,血浆蛋白降低,主要是白蛋白减少。

(五)泌尿系统的变化

妊娠期肾脏略增大。肾血浆流量及肾小球滤过率于妊娠早期均增加,约15%的孕妇饭后出现**妊娠期生理性糖尿**,应注意与糖尿病鉴别。妊娠期受孕激素影响,肾盂及输尿管自妊娠中期轻度扩张,尿流缓慢,可致肾盂积水,**孕妇易患急性肾盂肾炎,以右侧居多**。增大的子宫或胎头压迫膀胱可有尿频。

(六)呼吸系统的变化

妊娠期耗氧量增加,气体交换量增加,呼吸稍增快。因妊娠子宫增大,膈肌上升,肋骨外展,**胸廓横径加宽**周径加大,肺活量无明显改变,**以胸式呼吸为主**。上呼吸道黏膜充血、水肿,局部抵抗力降低,**容易发生上呼吸道感染**。

(七)消化系统的变化

妊娠期受雌激素影响,齿龈肥厚,容易充血、水肿、出血。受孕激素影响,胃的贲门括约肌松弛,胃肠平滑肌张力降低,蠕动减弱,胃排空时间延长,易有胃肠胀气或便秘。直肠静脉压增高,孕妇易发生痔疮或使原有痔疮加重。

(八)内分泌系统的变化

由于大量雌、孕激素,对下丘脑、垂体的负反馈作用使促性腺激素分泌减少,故妊娠期间卵巢不再排卵;催乳素可促进乳腺发育,为产后泌乳做准备;促甲状腺激素和促肾上腺皮质激素分泌增加,但无功能亢进的表现,促黑素细胞刺激激素的分泌增多,使孕妇皮肤色素沉着。

(九)皮肤的变化

妊娠期垂体分泌促黑素细胞激素增加,加之雌激素大量增多,使黑色素增加,导致孕妇乳头、乳晕、腹白线、外阴等处出现色素沉着,面颊呈蝶状褐色斑,习称妊娠斑,产后逐渐消退。孕妇腹壁皮肤弹力纤维因膨胀伸展而断裂,呈多量紫色或淡红色条纹,称妊娠纹,见于初产妇。旧妊娠纹呈银白色,见于经产妇。

(十)新陈代谢的变化

1. **基础代谢率** 妊娠早期稍下降,于妊娠中期渐增高。

2. **体重** 孕中期起平均每周增加不超过 350g,直至妊娠足月时体重约增加 12.5kg,包括胎儿、胎盘、羊水、子宫、乳房、血液、组织间液及脂肪沉积等,**妊娠晚期每周体重增加不超过 500g**。

3. **碳水化合物代谢** 妊娠期胰腺分泌胰岛素增多,孕妇空腹血糖值略低,孕妇对胰岛素的敏感性降低,可出现**生理性糖尿**,产后则恢复正常。

4. **脂肪代谢** 妊娠期能量消耗多,母体脂肪积存多,血脂较孕前增加约 50%。遇能量消耗过多时,动用体内大量脂肪,使血中酮体增加,易发生酮血症。

5. **蛋白质代谢** 孕妇对蛋白质的需要量明显增加,呈正氮平衡。妊娠期储备足够的蛋白质,供给胎儿生长发育及子宫、乳房增大的需要,并为分娩期消耗作准备。

6. **矿物质代谢** 胎儿生长发育需要大量钙、磷、铁。胎儿骨骼及胎盘的形成需要较多的钙,孕期应补充维生素 D 及钙,以提高血钙值。造血及酶合成需要较多的铁,孕妇需补充铁剂,否则会因血清铁值下降发生缺铁性贫血。

(十一)骨骼、关节及韧带的变化

妊娠期骨质通常无改变,仅在多产又不注意补钙及维生素 D 时,能引起骨质疏松。部分孕妇自觉腰骶及肢体关节不适。妊娠晚期由于腹部增大明显,孕妇重心前移,为保持身体平衡,孕妇头部与肩部向后倾,腰部向前挺,形成典型孕妇姿势。

二、心理变化

妊娠期孕妇及其家庭成员的心理会逐渐发生变化。虽然是一种自然的生理现象,但是每位女性的心理变化却不相同。对妇女而言妊娠是一生中一件独特的事件,是一种挑战,因此,孕妇会出现不同程度的压力和焦虑。孕妇应调整心态,正确认识怀孕,平和面对未来的一切。孕妇常见以下心理反应:

1. **惊讶和震惊** 在怀孕的初期,几乎所有的孕妇都会对妊娠产生惊讶和震惊的反应。

2. **矛盾心理** 在惊讶和震惊的同时,孕妇会出现矛盾的心理,尤其是计划外怀孕的妇女。

3. **接受** 随着妊娠的进展,胎动的出现,使孕妇真正感觉到“孩子”的存在,产生了幸福感。孕妇逐渐接受怀孕的事实,并且计划着为孩子买衣服、起名字等。

4. **情绪波动** 在妊娠期由于体内激素的作用和妊娠期出现的不适,孕妇情绪波动较大,表现为激动或抑郁,常因一些小事生气、哭泣,影响夫妻关系和家庭和睦。

5. **内省** 在妊娠期,孕妇经常以自我为中心,表现为注重饮食、穿着、休息、喜欢独处等。这种行为有助于孕妇逐渐调节、适应，以便迎接新生命的到来，但是也会使其他家庭成员受到冷落，有可能影响家庭和谐。

美国心理学家鲁宾（Rubin，1984）提出妊娠期妇女为了接受新生儿的诞生，维持个人及家庭的功能完整，必须完成4项妊娠期母性的心理任务：①确保自己及胎儿能安全顺利地度过妊娠期、分娩期；②促使家庭重要成员接受新生儿；③学会为孩子贡献自己；④情绪上与胎儿连成一体。

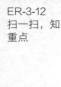

ER-3-12
扫一扫，知
重点

第三节 妊娠诊断

导入情景

小张，27岁，已婚。同居未避孕，月经30天来一次，比较规律。现已有45天未来月经，于5天前开始出现恶心、厌油腻、浑身没劲、爱睡觉等情况，为查明原因来医院就诊。

工作任务
1. 通过评估，告诉小张最可能发生的情况。
2. 为了明确诊断，指导小张进行相关的辅助检查。
3. 确诊后为小张进行健康指导。

妊娠期全过程从末次月经的第1日开始计算，40周，即280日。临床上分为3个时期：第13周末之前称早期妊娠（first trimester）；第14~27周末称中期妊娠（second trimester）；第28周及其后称晚期妊娠（third trimester）。

一、早期妊娠的诊断

（一）病史

询问月经史、停经的时间和有无早孕反应等。

（二）症状与体征

1. 停经　是**妊娠最早出现与最重要的症状**，育龄期有性生活的健康妇女，平时月经周期规律，若月经过期，应考虑妊娠。停经10日以上，应高度怀疑妊娠。但停经不一定就是妊娠，应予以鉴别。哺乳期妇女月经虽未恢复，仍可能再次妊娠。

2. 早孕反应　约半数妇女在停经6周左右出现畏寒、乏力、头晕、流涎、嗜睡、缺乏食欲、厌恶油腻、喜食酸物、恶心、晨起呕吐等症状，称早孕反应（morning sickness），**主要与体内HCG增多有关**，多在停经12周左右自行消失。

3. 尿频　前倾增大的子宫压迫膀胱所致。妊娠12周后子宫超出盆腔，尿频症状自然消失。

4. 乳房变化　孕妇自觉乳房胀痛，检查发现乳房体积逐渐增大，乳头、乳晕着色加深。乳晕周围皮脂腺增生出现深褐色结节，称蒙氏结节。

5. 妇科检查　阴道黏膜和宫颈阴道部充血呈紫蓝色。停经6~8周时，双合诊检查子宫峡部极软，感觉**宫颈与宫体之间似不相连**，称黑加征（Hegar sign）。子宫逐渐增大变软，停经8周时，子宫为非孕时的2倍，停经12周时为非孕时的3倍，在耻骨联合上方可触及。

（三）辅助检查

1. 妊娠试验（pregnancy test）　受精后10日，即可用放射免疫法测出受检者血液中HCG升高。临床上多用早早孕试纸法检测受检者尿液，若为阳性，在白色显示区上下呈现两条红色线,表明受检者尿中含 HCG,结合临床表现可诊断为妊娠。

2. 超声检查　B 型超声检查是诊断早期妊娠快速而准确的方法,妊娠早期超声检查可以确定宫内妊娠,排除异位妊娠和滋养细胞疾病。停经 5 周,宫腔内可见到妊娠囊;停经 6 周时,可见胚芽和原始心管搏动(图 3-4)。

3. 宫颈黏液检查　宫颈黏液量少、黏稠,涂片镜下见椭圆体而无羊齿植物叶状结晶,结合临床表现,可诊断为妊娠。

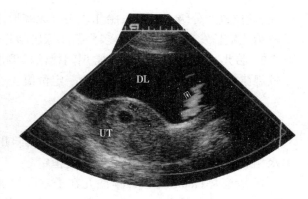

图 3-4　孕早期 B 型超声图像

4. 基础体温(BBT)测定　已婚妇女若基础体温呈双相型,高温相持续 18 日不下降,早孕可能性大。若高温相持续超过 3 周,早期妊娠的可能性更大。

二、中、晚期妊娠的诊断

(一)病史

有早期妊娠经过,腹部逐渐增大,感受到胎动。检查可触及胎体,听诊有胎心音,容易确诊。

(二)症状与体征

1. 子宫增大　腹部检查时见子宫增大,手测子宫底高度或尺测耻上子宫长度,可以估计胎儿大小与孕周是否相符(表 3-2)。增长过速或过于缓慢均可能为异常。

表 3-2　不同妊娠周数的子宫底高度及子宫长度

妊娠周数	手测子宫底高度	尺测耻上子宫长度(cm)
12 周末	耻骨联合上 2~3 横指	
16 周末	脐耻之间	
20 周末	脐下 1 横指	18(15.3~21.4)
24 周末	脐上 1 横指	24(22.0~25.1)
28 周末	脐上 3 横指	26(22.4~29.0)
32 周末	脐与剑突之间	29(25.3~32.0)
36 周末	剑突下 2 横指	32(29.8~34.5)
40 周末	脐与剑突之间或略高	33(30.0~35.3)

2. 胎动(fetal movement,FM)　孕妇一般在**妊娠 18~20 周感觉到胎动**。有时在腹部检查可以看到或触到胎动,**正常胎动每小时 3~5 次,12 小时不少于 10 次**。

3. 胎体　妊娠 20 周后,经孕妇腹壁能触到子宫内的胎体。妊娠 24 周后触诊能区分胎头、胎背、胎臀和胎儿肢体。随妊娠进展,通过腹部四步触诊法能够查清胎儿在子宫内的位置。

4. 胎心音　听到胎心音能确诊为妊娠且为活胎。妊娠 12 周用多普勒胎心听诊仪能够探测到胎心音;**妊娠 18~20 周用听诊器经孕妇腹壁能够听到胎心音**。胎心音呈双音,似钟表的"滴答"声,**正常时每分钟 110~160 次**。胎心音应与脐带杂音、子宫杂音、腹主动脉杂音相鉴别。

(三)辅助检查

1. 超声检查　B 型超声检查不仅能显示胎儿数目、有无胎心搏动、胎产式、胎先露、胎方位、胎盘位置及分级、羊水量、胎儿体表有无畸形,还能测量胎头双顶径、股骨长等多条径线,了解胎儿生长发育情况。超声多普勒能探出胎心音、胎动音、脐带血流音及胎盘血流音。

2. 胎儿心电图 目前国内常用间接法检测胎儿心电图,通常于妊娠12周以后即能显示较规律的图形,对诊断胎心异常有一定价值。

三、胎产式、胎先露、胎方位

妊娠28周以前胎儿较小,羊水相对较多,胎儿位置不固定。妊娠32周后,胎儿生长迅速,羊水相对减少,胎儿的姿势和位置相对恒定。

1. 胎姿势(fetal attitude) 胎儿在子宫内的姿势称胎姿势。正常胎姿势为胎头俯屈,颏部贴近胸壁,脊柱略前弯,四肢屈曲交叉于胸腹前。

2. 胎产式(fetal lie) 胎体纵轴与母体纵轴的关系称胎产式(图3-5)。胎体纵轴与母体纵轴平行者,称纵产式,占足月妊娠分娩总数的99.75%;胎体纵轴与母体纵轴垂直者,称横产式,仅占足月妊娠分娩总数的0.25%;胎体纵轴与母体纵轴交叉呈角度者,称斜产式。斜产式属暂时的,在分娩过程中多数转为纵产式,偶尔转成横产式。

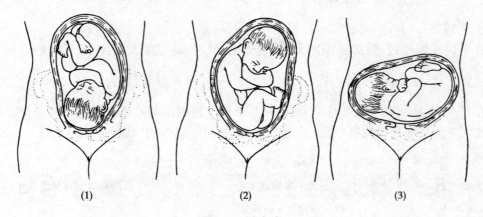

(1) (2) (3)

图3-5 胎产式
(1)纵产式-头先露;(2)纵产式-臀先露;(3)横产式-肩先露

3. 胎先露(fetal presentation) 最先进入骨盆入口的胎儿部分称胎先露。纵产式有头先露和臀先露,横产式为肩先露。头先露分为枕先露、前囟先露、额先露和面先露(图3-6)。臀先露分为单臀先露、混合臀先露、双足先露、单足先露(图3-7)。胎儿头先露或臀先露与胎手或胎足同时入盆,称复合先露(图3-8),极少见。

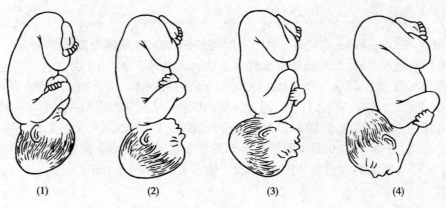

(1) (2) (3) (4)

图3-6 头先露的种类
(1)枕先露;(2)前囟先露;(3)额先露;(4)面先露

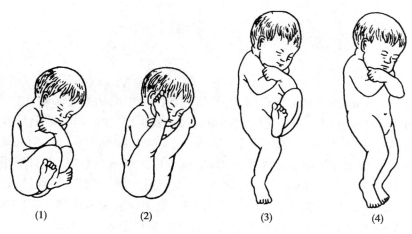

图 3-7 臀先露的种类

(1)混合臀先露;(2)单臀先露;(3)单足先露;(4)双足先露

4. 胎方位(fetal postition) 胎儿先露部的指示点与母体骨盆的关系称胎方位。**枕先露以枕骨为指示点,面先露以颏骨为指示点,臀先露以骶骨为指示点,肩先露以肩胛骨为指示点**。根据指示点与母体骨盆入口前、后、左、右、横的关系而有不同的胎位(表 3-3)。头先露、臀先露各有 6 种胎方位,肩先露有 4 种胎方位。

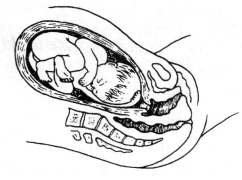

图 3-8 复合先露

表 3-3 胎产式、胎先露和胎方位的关系及种类

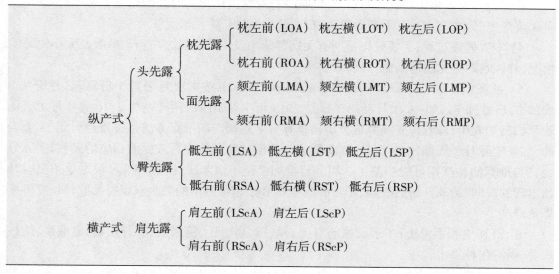

纵产式	头先露	枕先露	枕左前(LOA)	枕左横(LOT)	枕左后(LOP)
			枕右前(ROA)	枕右横(ROT)	枕右后(ROP)
		面先露	颏左前(LMA)	颏左横(LMT)	颏左后(LMP)
			颏右前(RMA)	颏右横(RMT)	颏右后(RMP)
	臀先露		骶左前(LSA)	骶左横(LST)	骶左后(LSP)
			骶右前(RSA)	骶右横(RST)	骶右后(RSP)
横产式	肩先露		肩左前(LScA)	肩左后(LScP)	
			肩右前(RScA)	肩右后(RScP)	

第四节 妊娠期管理

一、围生医学概念

围生医学（perinatology）又称围产医学，是研究在围生期内加强对围生儿及孕产妇卫生保健的一门学科，对降低围生期母儿死亡率和病残儿发生率、保障母儿健康具有重要意义。围生期（perinatal period）是指产前、产时和产后的一段时期，国际上对围生期的规定有4种：①围生期Ⅰ：从妊娠满28周（即胎儿体重≥1000g或身长≥35cm）至产后1周；②围生期Ⅱ：从妊娠满20周（即胎儿体重≥500g或身长≥25cm）至产后4周；③围生期Ⅲ：从妊娠满28周至产后4周；④围生期Ⅳ：从胚胎形成至产后1周。**我国现阶段采用围生期Ⅰ来计算围生期死亡率**。围生期死亡率是衡量产科和新生儿科质量的重要指标。

二、产前检查

产前检查是监护孕妇各系统变化，监测胎儿发育和宫内生长环境，提高妊娠质量，减少出生缺陷的重要措施。规范和系统的产前检查是保障母儿健康与安全的关键环节。

（一）产前检查的时间

首次产前检查的时间应从确诊妊娠早期开始，一般应在6~8周为宜，妊娠20~36周为每4周检查一次，妊娠37周以后每周检查一次，共行产前检查9~11次。高危孕妇应增加产前检查次数。

（二）首次产前检查

1. 病史

（1）年龄：年龄过小容易发生难产；35岁以上高龄初孕妇容易并发妊娠期高血压疾病、产力异常和产道异常等。

（2）职业：接触过有毒、有害或放射性物质的孕妇，应注意检查血常规及肝功能。高温作业的孕妇在孕后期应调换工作。

（3）月经史和孕产史：询问初潮年龄、月经周期、月经期、经量及有无痛经等。月经周期延长者的预产期需相应推迟。对初产妇应了解孕次、流产史。对经产妇应了解死胎死产史、有无难产史、分娩方式及有无产后出血史，了解出生时新生儿情况。

（4）本次妊娠过程：了解妊娠早期有无病毒感染及用药史，饮食营养、睡眠及大小便等的情况，妊娠晚期有无阴道流血、头痛等症状。

（5）推算预产期（expected date of confinement，EDC）：**按末次月经第1日算起，月份减3或加9，日数加7**。如：末次月经第1日是2015年7月10日，预产期为2016年4月17日。若孕妇只知农历日期，应先换算成公历再推算。上述预产期推算方法是按月经周期28天为准，如果实际月经周期比28天长或短，那么预产期就要相应推后或提前相应的天数，实际分娩日与推算的预产期可能相差1~2周。若孕妇已记不清末次月经日期，可根据早孕反应开始出现的时间、胎动开始的时间、子宫底高度和B型超声测得的胎头双顶径及股骨长度等推算预产期。

（6）既往史和手术史：了解妊娠前有无心脏病、高血压、糖尿病、肝肾疾病、血液病、结核病等，做过何种手术。

（7）家族史：询问家族中有无妊娠合并症、双胎妊娠及其他遗传性疾病等。

（8）配偶情况：着重询问配偶健康状况和有无遗传性疾病等。

2. 全身检查 观察孕妇体格发育、营养及精神状态；注意身高，身材矮小（<145cm）常伴

有骨盆狭窄;注意脊柱及下肢有无畸形;检查心肺有无病变;检查乳房发育情况、乳头大小及有无乳头凹陷;测量血压,**孕妇正常血压不应超过 140/90mmHg**;测量体重,妊娠晚期每周体重增加不应超过 0.5kg,超过者多有水肿或隐性水肿;常规妇科检查了解生殖道发育及是否畸形。

3. 产科检查　包括腹部检查、产道检查、阴道检查、肛门指诊检查及绘制妊娠图。

(1) 腹部检查:检查者站在孕妇的右侧,嘱孕妇排尿后仰卧在检查床上,头部稍垫高,暴露腹部,双腿略屈曲稍分开,使腹肌放松。

1) 视诊:注意腹形及大小,腹部有无妊娠纹、手术瘢痕和水肿等。若腹部过大,可能为多胎妊娠、巨大儿、羊水过多;若腹部过小,可能为孕周推算错误、胎儿生长受限等;腹部横径较宽,子宫底位置较低,横位可能性大;尖腹(初产妇多见)或悬垂腹(经产妇多见)者有骨盆狭窄可能。

2) 触诊:首先用软尺测子宫长度及腹围,子宫长度是从耻骨联合上缘到宫底的距离,腹围是平脐绕腹一周的数值。然后运用腹部四步触诊法(four maneuvers of Leopold)检查子宫大小、胎产式、胎先露、胎方位及胎先露是否衔接(图 3-9),具体操作方法见实训一腹部四步触诊。

3) 听诊:**胎心在靠近胎背上方的孕妇腹壁上听得最清楚**,枕先露时胎心在脐下方左(右);臀先露时,胎心在脐上方左(右);肩先露时,胎心在靠近脐部下方听得最清楚(图 3-10),具体操作见实训二胎心听诊。

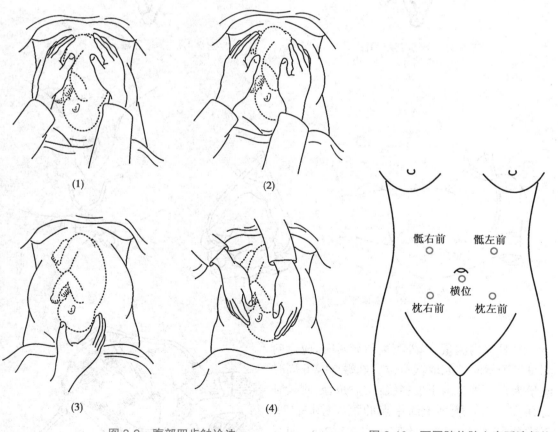

(1)　　　　　　(2)

(3)　　　　　　(4)

骶右前　骶左前

横位

枕右前　枕左前

图 3-9　腹部四步触诊法　　　　图 3-10　不同胎位胎心音听诊部位

(2) 骨盆测量:骨盆大小及形状是决定胎儿能否顺利经阴道分娩的重要因素。产前检查时应做骨盆测量。骨盆测量分外测量和内测量两种。

1）骨盆外测量：能间接判断骨盆大小及形状，主要测量：①髂棘间径：测量两侧髂前上棘外缘的距离（图3-11），正常值是23~26cm。②髂嵴间径：测量两侧髂嵴外缘最宽的距离（图3-12），正常值是25~28cm。③骶耻外径：测量第5腰椎棘突下至耻骨联合上缘中点的距离，正常值是18~20cm（图3-13）。④坐骨结节间径：或称骨盆出口横径，测量两侧坐骨结节内缘间的距离（图3-14），正常值是8.5~9.5cm，平均9cm（图3-14）。如果骨盆出口横径小于8cm，应测量骨盆出口后矢状径。⑤骨盆出口后矢状径：为坐骨结节间径中点至骶骨尖端的长度（图3-15），正常值为8~9cm。⑥耻骨弓角度：正常值是90°，小于80°为异常（图3-16）。具体操作方法见实训三骨盆外测量。

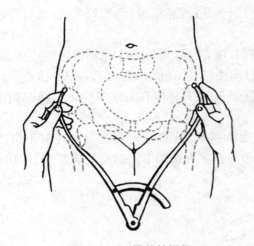

图3-11 测量髂棘间径

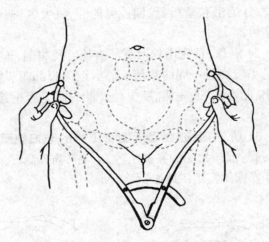

图3-12 测量髂嵴间径

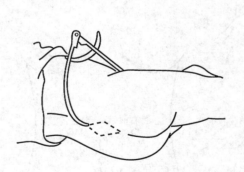

图3-13 测量骶耻外径

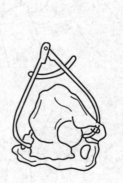

图3-14 测量坐骨结节间径

2）骨盆内测量：当外测量值异常时，应行内测量。测量时孕妇取截石位。妊娠24~36周时测量为宜。骨盆内主要径线：①对角径：测量耻骨联合下缘到骶岬上缘中点的距离（图3-17）。正常值是12.5~13cm，此值减去1.5~2cm，即为真结合径。检查者一手示、中指伸入阴道，用中指尖触骶岬上缘中点，示指上缘紧贴耻骨联合下缘，另一手示指标记此接触点，抽出阴道内

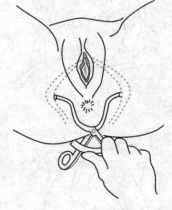

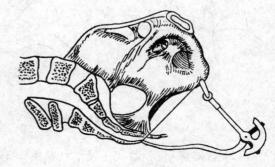

图3-15 测量骨盆出口后矢状径

笔记

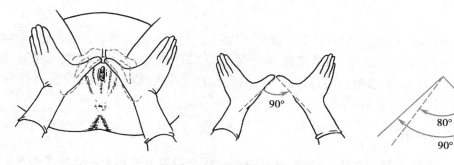

图 3-16　测量耻骨弓角度

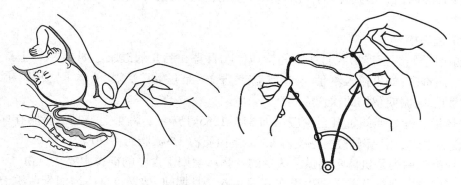

图 3-17　测量对角径

ER-3-14
测量宫高

ER-3-15
测量腹围

ER-3-16
腹部四步触诊

ER-3-17
胎心听诊

ER-3-18
骨盆外测量

ER-3-19
骨盆内测量

手指,测量其中指尖到此接触点的距离,即对角径。②坐骨棘间径:测量两侧坐骨棘间的距离。检查者一手的示指、中指伸入阴道内,分别触及两侧坐骨棘,估计其间的距离,正常值是10cm(图 3-18)。③坐骨切迹宽度:为坐骨棘与骶骨下部间的距离,即骶棘韧带宽度。将阴道内的示指置于韧带上移动(图 3-19),能容纳 3 横指(5.5~6cm)为正常,否则为中骨盆狭窄。

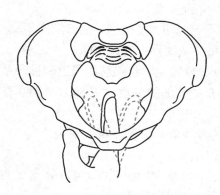

图 3-18　测量坐骨棘间径

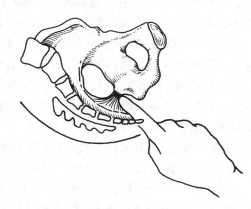

图 3-19　测量坐骨切迹宽度

（3）阴道检查:妊娠早期初诊时,可做盆腔双合诊检查。若妊娠 24 周左右首次产前检查时需测量对角径,妊娠最后 1 个月内,不宜阴道检查,以免感染。

（4）肛门指诊检查:可以了解胎先露、坐骨棘间径、坐骨切迹宽度、骶骨前面弯曲度以及骶尾关节活动度,并测量骨盆出口后矢状径。

（5）绘制妊娠图:将血压、体重、宫底高度、腹围、胎位、胎心率等检查结果填于妊娠图中,绘成曲线图,观察动态变化,有利于早期发现及处理孕妇或胎儿的异常情况。

4. 辅助检查　血常规、尿常规、肝功能、肾功能、糖耐量、宫颈细胞学检查、阴道分泌物、梅毒螺旋体、HIV 筛查、B 型超声检查等。

笔记

(三) 复诊

复诊可了解前次产前检查后有无异常情况,以便及时处理。复诊检查内容包括:①询问孕妇有无异常情况出现,如头痛、阴道流血、胎动情况等;②测体重、血压,检查有无消肿及其他异常,复查有无尿蛋白;③复查胎位、先露衔接情况、宫底高度、腹围,听胎心等;④进行孕期卫生宣教,并预约下次复诊时间。

三、孕期卫生指导

妊娠期是一个极为特殊的生理阶段,在此阶段母体全身各系统均为适应妊娠而发生变化。故在妊娠期指导孕妇合理补充营养、安全用药、区分妊娠期正常症状和异常情况就显得极为重要。

(一) 营养指导

妊娠期孕妇的营养摄入直接或间接地影响自身和胎儿的健康。如果摄入过多,易导致胎儿过大而难产;如果摄入不足,会造成流产、早产、胎儿生长受限、低体重,会影响胎儿智力发育。因此,妊娠期孕妇的饮食应均衡。

1. **热量**　妊娠期间每日至少应增加 418~1255kJ 热量。糖类、蛋白质、脂肪在体内均可产生热能,应按适当比例进食,糖类占 65%,蛋白质占 15%,脂肪占 20%。

2. **糖类**　糖类是机体主要供给热量的食物。孕妇主食中的糖类主要是淀粉。

3. **蛋白质**　我国营养学会提出在妊娠 4~6 个月期间,孕妇每日应增加蛋白质 15g,在妊娠第 7~9 个月期间,每日应增加 25g。优质蛋白质主要来源于动物,如牛奶、鸡蛋、奶酪、肉类、鱼等。

4. **微量元素**　除了铁,其他微量元素均可在平时的食物中得到补充。

(1) 铁:我国营养学会建议,妊娠 4 个月后孕妇每日膳食中铁的供应量为 28mg,因铁很难从膳食中得到补充,故主张从妊娠 4 个月开始口服硫酸亚铁 0.3g,每日 1 次。

(2) 钙:妊娠期增加钙的摄入,以满足胎儿对钙的需要。我国营养学会建议**自妊娠 16 周起每日摄入钙 1g**,于妊娠晚期增至 1.5g,同时注意补充维生素 D。

(3) 锌:孕妇若于妊娠后 3 个月锌摄入不足,可导致胎儿生长受限、性腺发育不良、皮肤疾病等。我国营养学会推荐孕妇于妊娠 3 个月后,每日从饮食中补锌 20mg。

(4) 碘:妊娠期碘的需要量增加,孕妇碘缺乏,可导致胎儿甲状腺功能减退和神经系统发育不良。我国营养学会建议在整个妊娠期,每日膳食中碘的摄取量为 175μg,提倡在整个妊娠期服用含碘食盐。

(5) 硒:孕妇膳食中硒缺乏,会引起胎儿原发性心肌炎和孕妇围生期心肌炎。

(6) 钾:若血钾过低,可引起乏力、恶心、呕吐、碱中毒。

5. **维生素**　主要从食物中获取,是生命活动中不可缺少的物质,参与机体重要的生理过程,分为水溶性(维生素 B 族、C)和脂溶性(维生素 A、D、E、K)两类。

(1) 维生素 A:主要存在于动物性食物中,如牛奶、肝等。若孕妇体内缺乏维生素 A,易发生夜盲、贫血、早产,胎儿可能畸形(唇裂、腭裂、小头畸形等)。我国推荐每日膳食中维生素 A 供给标准为 1000μg。

(2) 维生素 B 族:特别是叶酸供给量应增加。妊娠早期叶酸缺乏,容易发生胎儿神经管缺陷畸形。我国推荐孕妇每日膳食中叶酸供给量为 0.8mg,特别是在妊娠前 3 个月。叶酸的重要来源是谷类食品,在妊娠前 3 个月最好口服叶酸 5mg,每日 1 次。

(3) 维生素 C:为形成骨骼、牙齿、结缔组织所必需。我国推荐孕妇每日膳食中维生素 C 供给量为 80mg,应**多吃新鲜水果和蔬菜**。

(4) 维生素 D:主要是维生素 D_2 和 D_3,鱼肝油含量最多,其次为肝、蛋黄、鱼。孕妇缺乏维生素 D,可影响胎儿骨骼发育。我国推荐孕妇每日膳食中维生素 D 的供给量为 10μg。

（二）产科合理用药

1. 药物对妊娠期的影响　妊娠期间,药物可影响母体内分泌、代谢等,间接影响胚胎、胎儿,也可通过胎盘屏障直接影响胎儿。最严重的影响是导致胎儿畸形,与用药时的胎龄关系密切。着床前期用药对其影响不大;**受精卵着床后至 12 周左右是药物的致畸期**;妊娠 12 周后,胎儿各器官已形成,药物致畸作用明显降低,但对生殖系统和神经系统仍然有影响。

知识链接

药物对胎儿的危害性等级

美国食品药品监督管理局(FDA)根据药物对胎儿的致畸情况,将药物的危害性等级分为 A、B、C、D、X 五个级别。

A 级:妊娠期间用药安全,无不良影响,如适量的维生素。

B 级:妊娠期间用药对人类无危害证据,对孕妇比较安全,对胎儿基本无危害,如青霉素、红霉素、地高辛、胰岛素等。

C 级:动物实验表明,对胎儿有不良影响。应权衡利弊用药,如庆大霉素、异丙嗪、异烟肼等。

D 级:对胎儿的危害有确切证据。本类药品必须在权衡对胎儿的益处大于危害时方可使用,如硫酸链霉素、盐酸四环素等。

X 级:可使胎儿异常,在妊娠期禁止使用。如甲氨蝶呤、己烯雌酚等。

妊娠 12 周以前,不宜使用 C、D、X 级药物。

---

2. 孕产妇用药原则

（1）必须在医生指导下用药。

（2）必须有明确指征,避免不必要的用药。

（3）尽量用一种药物,避免联合用药。

（4）能用疗效较肯定的药物,就避免应用尚未明确对胎儿有无不良影响的新药。

（5）能用小剂量药物,就避免用大剂量药物。

（6）严格掌握药物剂量和用药持续时间。

（7）妊娠早期若病情允许,尽量推迟到妊娠中晚期再用药。

（8）若病情所需,在妊娠早期需应用对胚胎、胎儿有害的致畸药物,应先终止妊娠,随后再用药。

（三）孕期常见症状及其护理

1. 恶心、呕吐　是妊娠早期较常见症状。应少食多餐,忌油腻的食物。严重者可给予维生素 B$_6$ 10~20mg,每日 3 次口服。

2. 便秘　孕期活动少,肠蠕动减弱,加之增大的妊娠子宫及胎先露部对肠道下段压迫,常会引起便秘。养成按时排便的良好习惯,多吃易消化、富含纤维素的新鲜蔬菜和水果,并且每日进行适当的运动。必要时口服缓泻剂,未经医生允许不可随意应用大便软化剂或轻泻剂,禁用峻泻剂,也不应灌肠,以免引起流产或早产。

3. 痔疮　妊娠期增大的子宫或妊娠期便秘使直肠肛管静脉回流受阻,引起痔或使原有的痔加重。多吃蔬菜、少吃辛辣食物,保持大便通畅,可通过温水坐浴缓解痔疮引起的疼痛和肿胀感。

35

4. **腰背痛**　妊娠期间关节韧带松弛,子宫向前突使躯体重心后移,腰椎前突,背肌处于紧张状态,孕妇常出现轻微腰背痛。嘱孕妇注意休息,穿平跟鞋,保持上身直立。休息时,腰背部垫枕头可缓解疼痛,必要时应卧床休息、局部热敷及服止痛药物。

5. **贫血**　妊娠中晚期孕妇对铁的需求量增多,单靠饮食补充明显不足,应自妊娠4~5个月开始补充铁剂。铁剂应在餐后20分钟服用,减少对胃肠道的刺激,可用温开水或水果汁送服,以促进铁的吸收。

6. **下肢肌肉痉挛**　是孕妇缺钙的表现,于妊娠晚期多见,常在夜间发作,多发生在小腿腓肠肌。痉挛发作时,伸直痉挛的下肢,局部热敷、按摩,直至痉挛消失。避免腿部疲劳、受凉,伸腿时避免脚趾尖伸向前,走路时脚跟先着地。必要时遵医嘱口服钙剂。

7. **下肢水肿**　妊娠晚期孕妇常有踝部、小腿下半部轻度水肿,休息后消退,属生理现象。嘱孕妇左侧卧位休息,下肢垫高15°,避免长时间站立或坐。适当限制盐的摄入。若下肢水肿明显,休息后不缓解,应考虑到妊娠期高血压疾病、低蛋白血症等。

8. **仰卧位低血压**　妊娠晚期孕妇较长时间仰卧位时,增大的子宫压迫下腔静脉,使回心血量减少,心排出量突然减少,出现低血压。嘱孕妇改为左侧卧位,血压即恢复正常。

9. **下肢及外阴静脉曲张**　因增大的子宫压迫下腔静脉所致。妊娠晚期,应尽量避免长时间站立,经常抬高下肢,可穿着弹力裤或弹力袜。外阴静脉曲张者,可于臀下垫枕,抬高髋部休息。

10. **白带增多**　属于正常情况。嘱孕妇保持外阴部清洁,每日清洗外阴,严禁阴道灌洗,穿透气性好的棉质内裤,经常更换。

11. **外阴阴道假丝酵母菌病**　30%孕妇阴道分泌物中可培养出假丝酵母菌。部分孕妇有阴道分泌物增多、外阴瘙痒伴疼痛,遵医嘱给予阴道内放置克霉唑栓剂等。

(四) 健康指导

1. **衣着与卫生**　孕妇衣服应宽松、柔软、保暖、舒适,穿棉质、透气、吸水性好的内衣,不宜穿紧身衣,**选用合身的胸罩,穿着轻便舒适的平跟鞋**。妊娠期分泌旺盛,应勤沐浴、更衣,沐浴以淋浴为主,**妊娠晚期避免盆浴**,防止感染。保持外阴部清洁,每日用温开水清洗外阴;注意口腔卫生,饭后及睡前用软毛牙刷刷牙。

2. **活动与休息**　一般孕妇可工作到妊娠28周,28周后应该适当减轻工作量。每日睡眠不少于8小时,午休1~2小时。避免长期仰卧位,**应左侧卧位休息**,以增加胎盘血供。散步是孕妇最适宜的运动,但要注意避免去人多、空气不流通的公共场所。

3. **孕期自我监护**　**胎动计数是孕妇了解胎儿宫内安危的最简单方法**。嘱孕妇每日早、中、晚各数1小时胎动,3次相加乘以4,即为12小时胎动数。正常12小时胎动数不得少于10次,否则提示胎盘功能低下。

4. **性生活指导**　**妊娠12周前及28周后不宜性生活**,避免引起流产、早产或感染。

5. **识别先兆临产**　接近预产期的孕妇,如出现阴道血性分泌物或规律宫缩(收缩30秒,间歇5~6分钟)则为临产,应尽快到医院就诊。

6. **异常症状的判断**　孕妇在孕期出现下列症状应立即到医院就诊,如阴道流血、寒战发热、腹痛、头痛、眼花、抽搐、胸闷、心悸、气短、突然有液体自阴道流出、胎动突然减少等。

7. **胎教**　胎教是有目的、有计划地为胎儿的生长发育实施最佳措施。孕中期是胎教的最佳时期,通过胎教,给胎儿提供优良的刺激,可促进胎儿发育。目前胎教的方法主要有:①音响胎教:包括音乐胎教和语言胎教;②运动胎教:主要是触觉和动作协调训练。

思 考 题

1. 李女士,27 岁,已婚,未避孕。平素月经规律,28~30 天一次,每次持续 4~5 天,经量正常。现停经 50 天,近 1 周感觉疲乏,晨起恶心、呕吐,喜食酸味的食物,乳房胀痛明显。

请问:

(1) 李女士最可能的医疗诊断是什么?

(2) 为确诊应进行哪些检查?

(3) 确诊后应如何开展健康教育?

2. 吴女士,初孕妇,28 岁,末次月经为 2015 年 5 月 12 日。现妊娠 20 周,一直未进行过产前检查,最近自感胎动,为了解胎儿发育情况来医院检查。

请问:

(1) 吴女士的预产期是哪天?

(2) 吴女士应该进行哪些辅助检查?

(3) 吴女士产前检查的时间应该怎样安排?

3. 张女士,初孕妇,孕 36 周,四步触诊检查于子宫底部触到宽而软且不规则的胎臀,在耻骨联合上方触到圆而硬的胎头,胎背位于母体腹部右前方。

请问:

(1) 根据检查结果,张女士胎儿是何种胎位?

(2) 张女士最佳的胎心听诊位置应在哪里?

(刘　莉)

ER-3-20
扫一扫,测
一测

笔 记

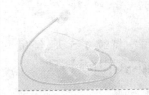

第四章
分娩期妇女的护理

学习目标

1. 掌握影响分娩的因素;临产的诊断标准及产程的分期;各个产程的护理评估及护理措施。

2. 熟悉枕先露的分娩机制。

3. 了解无痛分娩及水中分娩。

4. 学会判断产程各期;能够协助助产士运用护理程序对正常分娩的产妇进行整体护理;学会新生儿的护理。

5. 具有高度的责任心和关爱母婴的意识;具有良好的沟通能力和分娩期健康教育的能力。

妊娠满 28 周及以后,胎儿及附属物自临产开始到全部从母体娩出的过程,称分娩(delivery)。妊娠满 28 周至不满 37 足周间分娩称早产(premature delivery);妊娠满 37 周至不满 42 足周间分娩称足月产(term delivery);妊娠满 42 周及以后分娩称过期产(postterm delivery)。

第一节　影响分娩的因素

影响分娩的因素包括产力、产道、胎儿及产妇的精神心理因素,各因素均正常并能相互适应,胎儿能顺利经阴道娩出,为正常分娩。

一、产力

产力是将胎儿及其附属物从子宫内逼出的力量,包括子宫收缩力、腹壁肌及膈肌收缩力和肛提肌收缩力。

(一) 子宫收缩力

子宫收缩力简称宫缩,是临产后的**主要产力**,**贯穿于分娩全过程**。临产后的规律性宫缩可使宫颈管消失,宫颈口扩张,胎儿先露部下降和胎儿、胎盘娩出。正常子宫收缩力具有以下特点:

1. 节律性　是**临产的重要标志**。正常宫缩为宫体肌不随意、有节律地阵发性收缩并伴有疼痛,也称阵痛。每次宫缩由弱渐强,维持一定时间,随后由强渐弱,直至消失进入间歇期。如此反复直至分娩结束。临产初期,宫缩持续 30 秒,间歇期约 5~6 分钟。随着产程进展,宫缩持续时间逐渐延长,间歇期逐渐缩短,宫腔压力逐渐增加。当宫口开全后,宫缩持续时间可达 60 秒,间歇期缩短至 1~2 分钟。

2. 对称性和极性　正常宫缩自两侧子宫角部同时发动,以微波形式迅速向宫底中线集中,左右对称,以 2cm/s 的速度向子宫下段扩散,约 15 秒均匀协调地遍及整个子宫,此为子

ER-4-1
扫一扫,知
重点

笔记

38

宫收缩的对称性。**宫缩以宫底部最强、最持久**,向下逐渐减弱,宫底部收缩力的强度几乎是子宫下段的 2 倍,此为子宫收缩的极性。

3. **缩复作用**　宫缩时肌纤维缩短变宽,间歇时肌纤维松弛但不能完全恢复到原来的长度,经过反复收缩,肌纤维越来越短,使宫腔容积逐渐缩小,迫使胎先露下降及宫颈管缩短,称缩复作用。

（二）腹壁肌及膈肌收缩力

腹壁肌及膈肌收缩力(简称腹压)是第二产程胎儿娩出时的重要辅助力量。当宫口开全后,胎先露压迫盆底组织及直肠,反射性地引起排便动作。此时产妇主动屏气,腹壁肌及膈肌收缩使腹内压增高,促使胎儿娩出。腹压在第二产程末配合宫缩时运用最有效,过早运用容易造成产妇疲劳和宫颈水肿,导致产程延长。第三产程运用腹压可协助已剥离的胎盘娩出。

（三）肛提肌收缩力

肛提肌收缩力有助于胎先露在骨盆腔内进行内旋转,协助胎头仰伸及胎儿娩出。第三产程有助于胎盘娩出。

二、产道

产道是胎儿娩出的通道,由骨产道与软产道两部分构成。

（一）骨产道

指真骨盆,其形状、大小与分娩关系密切,分为三个假想平面。骨盆各平面及径线内容见第二章女性生殖系统解剖与生理。

（二）软产道

软产道是由子宫下段、宫颈、阴道及骨盆底软组织构成的弯曲管道。

1. **子宫下段形成**　**由非孕期长约 1cm 的子宫峡部伸展形成。**妊娠 12 周后子宫峡部逐渐扩展成宫腔的一部分,至妊娠晚期被拉长形成子宫下段,临产后规律宫缩使其进一步被拉长至 7~10cm,成为软产道的一部分。由于子宫肌纤维的缩复作用,子宫上段肌壁越来越厚,子宫下段肌壁被牵拉扩张越来越薄,在两者交界处的子宫内面形成一环状隆起,称**生理缩复环**(physiologic retraction ring)(图 4-1)。此环在正常情况下不易从腹部见到。

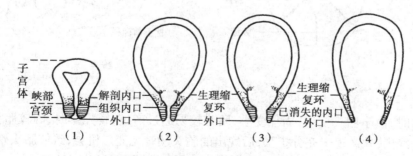

图 4-1　子宫下段形成及宫口扩张
(1)非妊娠子宫;(2)足月妊娠子宫;(3)分娩第一产程妊娠子宫;(4)分娩第二产程妊娠子宫

2. **宫颈**

(1)宫颈管消失:临产前宫颈管长约 2~3cm。临产后的规律宫缩牵拉宫颈内口的子宫肌纤维及周围韧带,加之胎先露部下降挤压前羊水囊使之呈楔状,宫颈内口水平的肌纤维向上牵拉,使宫颈管呈漏斗状,随后宫颈管逐渐短缩、展平直至消失。**初产妇多是宫颈管先缩短**

消失,宫口后扩张;经产妇则多是宫颈管缩短消失与宫口扩张同时进行。

(2) 宫口扩张:临产前,初产妇的宫颈外口仅容 1 指尖,经产妇可容纳 1 指。临产后,由于子宫肌收缩及缩复、胎先露衔接及前羊水囊的扩张作用,促使宫口逐渐扩张。破膜后,胎先露部直接压迫宫颈,扩张宫口的作用更明显。**宫口开全(10cm)时足月胎头方能通过。**

3. 阴道、骨盆底及会阴的变化 临产后,前羊水囊及胎先露部下降扩张阴道及骨盆底,使软产道形成一前壁短、后壁长向前弯曲的肌性通道,阴道外口开向前上方,阴道黏膜皱襞展平使腔道增宽。肛提肌向下及向两侧扩展,肌纤维拉长,使 5cm 厚的会阴体变成 2~4mm,以利胎儿通过。分娩时若保护会阴不当,容易造成裂伤。

三、胎儿

胎儿能否顺利通过产道,与胎儿大小、胎位、有无发育异常等因素有关。

(一) 胎儿大小

胎儿的大小是决定分娩难易的重要因素,尤其胎头径线大时,尽管骨盆大小正常,也可因相对性头盆不称造成难产。

1. 胎头颅骨 由顶骨、额骨、颞骨各两块及一块枕骨构成。胎儿各颅骨间膜状缝隙称颅缝。两颅缝交界空隙较大处为囟门。胎头**前部呈菱形的为前囟**(大囟门)**,后部呈三角形的为后囟**(小囟门)(图 4-2)。分娩时颅骨可轻度重叠使头颅变形,缩小体积,有利于胎头娩出。

2. 胎头径线 主要有 4 条:①双顶径:两侧顶骨隆突间的距离,为胎头最大横径,足月胎儿平均值约为 9.3cm,临床上常用 B 型超声测量此值以判断胎儿大小;②枕额径:鼻根上方至枕骨隆突的距离,足月胎儿平均值约为 11.3cm,胎头以此径衔接;③枕下前囟径:前囟中点至枕骨隆突下方的距离,足月胎儿平均值约为 9.5cm,胎头俯屈后以此径线通过产道;④枕颏径:颏骨下方中央至后囟顶部的距离,足月胎儿平均值约为 13.3cm(图 4-2)。

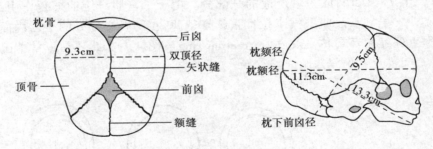

图 4-2 胎头颅骨、颅缝、囟门及胎头径线

(二) 胎位

头先露时,由于胎头变形,周径变小,胎儿较易通过产道;臀先露时,因较胎头周径小而软的胎臀先娩出,软产道未充分扩张,后娩出的胎头颅骨无变形机会,致使胎头娩出困难;肩先露时,胎体纵轴与骨盆轴垂直,足月的活胎不能通过产道,对母儿威胁极大。

(三) 胎儿畸形

若胎儿的某一部分发育异常,如脑积水、联体儿等,可使胎头或胎体过大,造成分娩困难。

四、精神心理因素

分娩虽然是一个生理过程,但对于产妇尤其是初产妇来说是一种持久而强烈的应激过程。由于没有分娩经验,对于分娩知识缺乏了解,害怕疼痛及担心自身及胎儿的安危,产妇常常出现紧张、焦虑甚至恐惧。产妇的不良情绪可以产生一系列生理病理变化,如心率加快、呼吸急促、肺内气体交换不足,造成子宫收缩乏力、宫口扩张缓慢、胎先露下降受阻、产程延长、产妇疲劳;同时交感神经兴奋,儿茶酚胺浓度增高,血压升高,导致胎儿缺血缺氧,出现胎儿窘迫。护理人员应加强分娩期教育,了解产妇的心理需求,在整个分娩过程中给予产妇情感和行为上的支持。尊重产妇的判断,鼓励其参与决策的制订。通过导乐陪伴分娩、家庭式产房等多种方式,帮助产妇缓解不良情绪,树立自然分娩的信心。

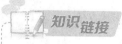

导乐陪伴分娩

　　"导乐"是希腊语"Doula"的音译,原意为"女性照顾女性",即在产妇分娩的全过程中,请一名有过生产经历、富有奉献精神和接生经验的女性始终陪伴在产妇身边,这位陪伴女性即为"导乐"。"导乐"在整个产程中给予产妇持续的生理、心理及情感上的支持,并采用适宜技术,帮助产妇顺利完成分娩。导乐陪伴分娩可以有效地减轻产妇的疼痛,缓解焦虑、恐惧等不良情绪,增进产妇舒适度,同时可以缩短产程,降低非医疗指征的剖宫产率。目前在国内导乐师都是由助产士担任,也可根据产妇需求选择丈夫或亲属陪伴。

第二节　枕先露的分娩机制

　　分娩机制(mechanism of labor)是指胎儿先露部为了**适应骨盆各平面的不同形状与大小,被动**地进行一系列**适应性转动**,以其**最小径线**通过产道的全过程。临床上以枕左前位最多见,故以枕左前位的分娩机制为例说明(图4-3)。

　　1. 衔接　又称入盆,指胎头**双顶径**进入骨盆入口平面,胎头颅骨最低点接近或到达坐骨棘水平。胎头取半俯屈状态以**枕额径**衔接。胎头矢状缝落在骨盆入口平面右斜径上,枕骨位于骨盆的左前方。初产妇多在**预产期前1~2周**,经产妇多在分娩开始后衔接。若初产妇临产后胎头仍未衔接,应警惕可能存在头盆不称或其他异常情况。

　　2. 下降　指胎头沿着骨盆轴前进的动作。**下降贯穿于分娩的全过程**,与其他动作相伴随。下降动作呈**间歇性**,即宫缩时胎头下降,间歇时胎头稍回缩。促使胎儿下降的主要因素是宫缩时压力通过羊水传导经胎轴传到胎头。**临床上以胎头下降的程度作为判断产程进展的重要标志之一**。

　　3. 俯屈　当胎头降至骨盆底时,呈半俯屈状态的胎头枕部遇肛提肌的阻力,借杠杆作用进一步俯屈,使下颌紧贴胸部,将胎头由衔接时的**枕额径变为枕下前囟径**,以最小径线适应产道。

　　4. 内旋转　胎头绕骨盆轴旋转,使矢状缝与中骨盆及骨盆出口前后径相一致称内旋转。枕左前位时,**盆底观胎头逆时针转45°**,一般在第一产程末完成。内旋转仅是胎头转动,胎肩并未转动,呈头肩扭曲状态。

　　5. 仰伸　发生在**第二产程宫口开全**时。此时宫缩和腹压继续迫使胎头下降,而肛提肌收缩力则将胎头向前推进,两者的合力使胎头沿骨盆轴方向向上向前。当胎头枕骨达耻骨弓下缘时,即以此为支点,逐渐仰伸,胎头的顶、额、鼻、口、颏依次由会阴前缘娩出。当胎头仰伸时,胎儿双肩已进入骨盆,并落在骨盆入口左斜径上。

ER-4-2 分娩期妇女的护理

ER-4-3 子宫收缩的节律性

ER-4-4 子宫收缩的对称性和极性

ER-4-5 生理性缩复环

ER-4-6 宫颈管消失与宫口扩张步骤

ER-4-7 扫一扫,知重点

笔记

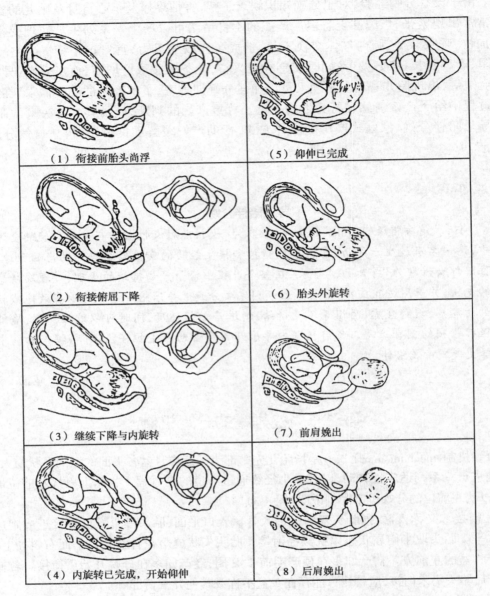

（1）衔接前胎头尚浮　　　　　　（5）仰伸已完成

（2）衔接俯屈下降　　　　　　　（6）胎头外旋转

（3）继续下降与内旋转　　　　　（7）前肩娩出

（4）内旋转已完成，开始仰伸　　（8）后肩娩出

图 4-3　枕左前位的分娩机制示意图

6. 复位及外旋转　胎头娩出后，为使胎头与胎肩恢复正常关系，胎头枕部向左旋转 45°称复位。胎肩在下降过程中为适应中骨盆及出口平面的形状，前（右）肩向前向中线旋转 45°，使双肩径转成与出口前后径一致。胎头随之在外向左旋转 45°（**盆底观顺时针转 45°**），以保持胎头与胎肩的垂直关系，称外旋转。

7. 胎肩及胎儿娩出　完成外旋转后，胎儿前（右）肩在耻骨弓下先娩出，后（左）肩从会阴前缘娩出。胎儿躯干、臀部及下肢随之顺利娩出。

ER-4-12
胎头外旋转

ER-4-13
胎肩娩出

ER-4-14
分娩机制动画

ER-4-8
胎头衔接

ER-4-9
胎头俯屈

ER-4-10
胎头内旋转

ER-4-11
胎头仰伸

笔 记

第三节 先兆临产、临产诊断及产程分期

一、先兆临产

在分娩发动前出现一些预示不久将临产的症状,称先兆临产(threatened labor)。

1. **假临产** 多在分娩前1~2周出现不规则宫缩,其特点是:①宫缩持续时间短(<30秒)且不恒定,间歇时间长且不规律,宫缩强度不增加;②宫缩时宫颈管不缩短,宫口不扩张;③常于夜间出现,清晨消失;④用强镇静药物可抑制宫缩。

2. **轻松感** 初产妇多在分娩前1~2周,因胎先露入盆,宫底下降,感到上腹部较前舒适,呼吸较前轻快,进食量较前增多,同时由于膀胱受压可伴有尿频症状。

3. **见红** 因宫颈内口附近的胎膜与子宫壁分离,毛细血管破裂导致少量出血,与宫颈管内的黏液栓混合经阴道排出,称见红。多在临产前24~48小时出现,是分娩即将开始的**一个比较可靠征象**。若阴道流血量超出平时月经量,考虑妊娠晚期出血,如前置胎盘、胎盘早剥等。

二、临产诊断

临产(in labor)开始的**标志**是有规律且逐渐增强的子宫收缩,持续30秒或以上,间歇5~6分钟,同时伴有进行性宫颈管消失、宫口扩张及胎先露下降。

三、产程分期

总产程(total stage of labor)从有规律宫缩开始至胎儿及附属物娩出的过程。分为3个产程:

1. **第一产程(宫颈扩张期)** 从规律宫缩开始到宫口开全。**初产妇约需11~12小时**,经产妇约需6~8小时。

2. **第二产程(胎儿娩出期)** **从宫口开全到胎儿娩出**。初产妇约需1~2小时,经产妇数分钟即完成,一般不超过1小时。

3. **第三产程(胎盘娩出期)** 从胎儿娩出到胎盘娩出。**约需5~15分钟,不超过30分钟**。

第四节 正常分娩妇女的护理

一、第一产程妇女的护理

导入情景

牛女士,32岁,第一次怀孕,现在还差2天到39周。昨日发现内裤上有少量血液,未在意。今天早上出现小腹阵阵疼痛,由家人陪伴来医院就诊。产科检查发现宫口开大1指。产妇因害怕疼痛,情绪非常紧张。

工作任务

1. 根据上述表现告诉牛女士目前处于的产程。
2. 请对牛女士进行正确的护理。

ER-4-15
扫一扫,知
重点

ER-4-16
扫一扫,知
重点

【护理评估】

(一) 健康史

了解产妇是否有不良孕产史。重点询问产妇本次妊娠经过,包括末次月经、预产期、有无阴道流血、腹痛、高血压等异常情况。询问并记录规律宫缩开始的时间、频率、强度及有无见红、阴道流液等。

(二) 身体状况

1. 规律宫缩 随着产程进展,宫缩持续时间逐渐延长且强度不断增加,间歇期逐渐缩短。当宫口近开全时,宫缩持续时间长达 1 分钟或以上,间歇期仅 1~2 分钟。

2. 宫口扩张 随着宫缩不断增强,宫颈管逐渐缩短直至消失,宫口展平并逐渐扩张。根据宫口扩张变化将第一产程分为潜伏期和活跃期。**潜伏期是指从规律宫缩到宫口扩张 3cm。此期宫口扩张速度较慢,约需 8 小时,最大时限 16 小时。活跃期是指宫口扩张 3cm 到宫口开全。此期宫口扩张速度明显加快,约需 4 小时,最大时限 8 小时**。活跃期又可分 3 期:宫口扩张 3~4cm 为加速期,约需 1.5 小时;宫口扩张 4~9cm 为最大加速期,约需 2 小时;宫口扩张 9~10cm 为减速期,约需 30 分钟。目前国际上倾向于将宫口扩张 4cm 作为活跃期的起点,且不主张在 6cm 前过多干预产程。

3. 胎头下降 胎头下降程度是判断胎儿能否经阴道分娩的重要观察指标。**临床上以胎头颅骨最低点与坐骨棘平面的关系判断胎头下降的程度**。胎头颅骨最低点平坐骨棘时,以"0"表示;在坐骨棘平面上方 1cm 时,以"-1"表示;在坐骨棘平面下方 1cm 时,以"+1"表示,余以此类推(图 4-4)。**胎头在潜伏期下降不显著,活跃期下降加速**。通过肛门检查或阴道检查可判断宫口扩张和胎头下降情况。

4. 胎膜破裂 简称破膜。当胎先露衔接后将羊水阻断为前、后两部,在胎先露部前面的羊水约为 100ml,形成前羊水囊。宫缩时,前羊水囊嵌入宫颈有助于扩张宫口。当羊膜腔内压力增加到一定程度时胎膜自然破裂,流出前羊水,**自然破膜多发生在宫口近开全时**。

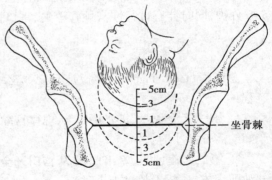

图 4-4 胎头高低的判断

5. 疼痛 产程中宫缩给产妇带来不同程度的疼痛,随着宫缩增强,疼痛会更加明显。疼痛部位主要是下腹部和腰骶部。

(三) 心理 - 社会支持状况

产妇由于环境陌生、产程长、缺乏分娩知识、阵发性疼痛,担心分娩能否顺利、胎儿有无畸形、婴儿性别能否为家人接受等,而出现紧张、焦虑等情绪。注意评估产妇对分娩的认知、对疼痛的耐受程度、对自然分娩的信心、与医务人员配合的程度等,给予正确的护理。

(四) 辅助检查

用 B 型超声、胎儿监护仪、多普勒仪等监测胎儿在宫内安危。

(五) 治疗原则及主要措施

第一产程应严密观察产程进展,监测胎心;加强心理护理与疼痛护理,促进产妇舒适,确保产程进展顺利。

【常见护理诊断 / 问题】

1. 急性疼痛 与临产后逐渐增强的子宫收缩和宫口扩张有关。
2. 焦虑 与缺乏分娩相关知识、担心自身及胎儿安危有关。
3. 舒适度减弱 与子宫收缩、膀胱充盈、环境陌生等因素有关。

4. 知识缺乏 缺乏分娩相关知识。

【护理目标】

1. 产妇主诉疼痛程度减轻。

2. 产妇情绪稳定,有信心完成分娩。

3. 产妇主诉不适程度减轻。

4. 产妇能描述正常分娩的过程,并能主动配合医护人员。

【护理措施】

1. 心理护理 向产妇及家属介绍分娩的基本知识,帮助产妇消除宫缩疼痛引起的恐惧,缓解其紧张情绪。耐心倾听产妇诉说,给予产妇支持和鼓励,及时提供产程进展的情况,增加产妇对自然分娩的信心。发挥产妇家庭支持系统的作用,鼓励家属在产程中多陪伴并支持产妇。

2. 一般护理

(1) 入院护理:协助产妇办理住院手续,介绍待产室及产房的环境和医护人员,缓解产妇的陌生感;告知产妇入院后各项检查的目的及配合要求;结合产前检查记录,采集病史并完成护理病历书写。

(2) 观察生命体征:测体温、脉搏、呼吸每日 2 次;产程中应每隔 **4~6 小时**在**宫缩间歇期**测量血压一次。若发现产妇血压升高或有妊娠期高血压疾病,应增加测量次数,并予以相应的处理。

(3) 补充液体和热量:鼓励产妇在宫缩间歇期**少量多次进食**高热量、易消化的流质或半流质食物,如面条、糕点、米粥、藕粉等,也可进食水果、巧克力等,注意摄取足够的水分。

(4) 活动和休息:保持待产室安静,减少噪声。若产妇宫缩不强且胎膜未破,鼓励其在室内走动或改变体位来增加舒适度,加快产程进展;若胎膜已破且胎头尚未衔接者,嘱产妇取左侧卧位并抬高臀部以防止脐带脱垂。

知识链接

第一产程中的自由体位

1. 站立位 指导产妇以导乐球架为扶手,双腿稍微分开,臀部左右摇摆,利用重力作用加速产程进展(图 4-5)。

2. 站立前倾位 指导产妇站立时趴在分娩球或导乐车上,可缓解背部疼痛,促进枕后位的胎儿旋转,也可以利用此体位进行背部按摩(图 4-6)。

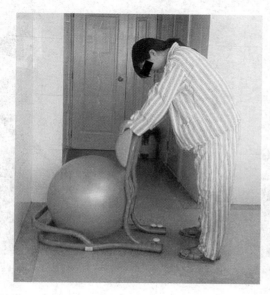
图 4-5 站立位

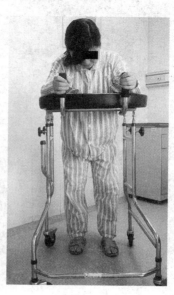
图 4-6 站立前倾位

笔记

3. 直坐体位 指导产妇取上半身直立坐于分娩球上。此体位能够帮助产妇很好的休息,同时利用重力作用加速产程进展(图 4-7)。

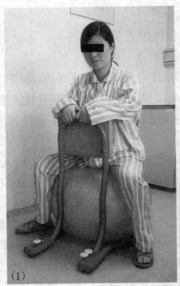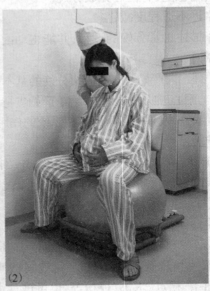

(1) (2)

图 4-7 直坐体位

4. 前倾位 指导产妇取坐位,将身体前倾趴在床或座椅上。此体位将胎儿重心前移,有利于胎头衔接,也是背部按摩的好体位(图 4-8)。

5. 侧卧位 指导产妇侧卧于床上,双髋及膝关节屈曲,双小腿之间放枕头。此体位有助于消除对痔疮的压迫;纠正枕横位、枕后位;减慢进展太快的第二产程(图 4-9)。

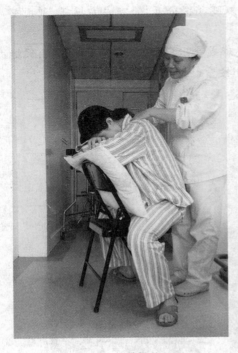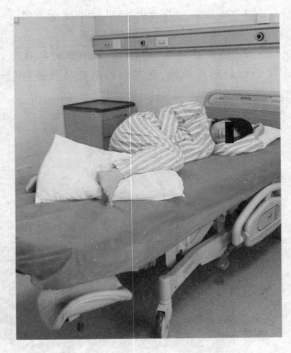

图 4-8 前倾位 图 4-9 侧卧位

6. 手膝位　指导产妇双手及双膝着地或床,同时摇摆臀部,使骨盆前倾。此体位有助于消除对痔疮的压迫;缓解背部疼痛;帮助枕后位的胎儿旋转;减慢过快的第二产程(图4-10)。

7. 上马位　指导产妇一条腿站立,另一腿抬高放在凳子上。此体位有助于增宽一侧盆腔(上马腿一侧),促使枕后位的胎儿旋转(图4-11)。

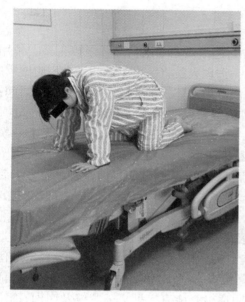
图4-10　手膝位

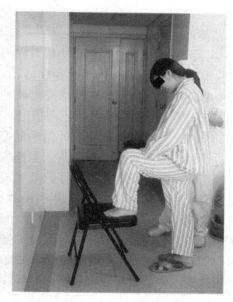
图4-11　上马位

8. 蹲式　双手扶产妇蹲下,此体位利用重力作用,增加骨盆出口宽度(图4-12)。

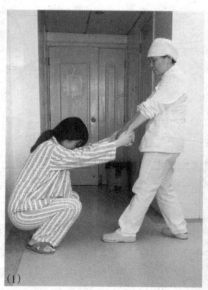
(1)

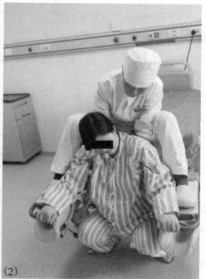
(2)

图4-12　蹲位

笔记

(5) 清洁与舒适：保持会阴部的清洁和干燥，大小便后予以会阴冲洗，增进舒适感，预防感染。

(6) 排尿和排便：临产后鼓励产妇**每 2~4 小时排尿一次**，以免膀胱充盈影响宫缩及胎先露下降。若**初产妇宫口扩张 <4cm，经产妇 <2cm** 时，可用温肥皂水灌肠。灌肠能清除粪便，避免分娩时粪便污染，同时又能刺激宫缩，加速产程进展。有胎膜已破、阴道流血、胎头未衔接、胎位异常、有剖宫产史、宫缩强估计 1 小时内即将分娩或患严重心脏病等情况时，不宜灌肠。灌肠后产妇排便，必须有护理人员搀扶陪护。目前临床上不主张灌肠。

3. 监测产程进展

(1) 观察子宫收缩：每隔 1~2 小时观察一次，连续观察 3 次宫缩并予以记录。常用的观察子宫收缩的方法有两种，即手感和仪器监测。护理人员将一手手掌放于产妇腹壁宫底处，感觉宫缩时宫体隆起变硬的强度及持续时间，间歇期宫体松弛变软的状况及持续时间；或用胎儿监护仪的宫缩压力探头进行连续描记。如有异常及时报告医生给予处理。

(2) 听胎心：潜伏期每隔 1~2 小时听胎心一次，活跃期每隔 15~30 分钟听胎心一次。常用胎心听诊器或多普勒胎心听诊仪在**宫缩间歇期**听胎心音，**每次听 1 分钟**。也可用胎儿监护仪连续监测胎心。正常情况下子宫收缩时胎心率变慢，间歇期迅速恢复。若宫缩后胎心率不能恢复或胎心率 >160 次 / 分或 <110 次 / 分，均提示胎儿宫内窘迫，应立即给产妇吸氧，并报告医生及时处理。

(3) 观察宫口扩张及胎头下降：**宫口扩张及胎头下降是产程进展的重要标志**。通过肛门检查可以了解骨盆腔形状与大小；宫颈软硬度、厚薄和扩张程度；是否破膜及确定胎位及胎先露下降程度。临产后应适时在**宫缩时行肛门检查**，一般潜伏期每 2~4 小时查一次，活跃期每 1 小时查一次，总产程一般不超过 10 次。阴道检查能直接摸清矢状缝及囟门，确定胎位及宫口扩张程度，减少肛门检查感染几率，因此，**阴道检查有取代肛门检查的趋势**。但阴道检查必须在严格消毒后进行。

(4) 绘制产程图：目前常用产程图（partogram）记录检查结果。产程图以临产时间（小时）为横坐标，以宫口扩张程度（cm）和先露下降程度（cm）为纵坐标，分别绘制宫口扩张曲线和胎头下降曲线（图 4-13），可一目了然地了解产程进展情况，及时发现异常并处理。

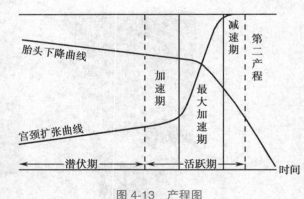

图 4-13　产程图

(5) 胎膜破裂护理：一旦破膜应让产妇仰卧，**立即听胎心，观察羊水性状、颜色、量**，有无脐带脱垂，**记录破膜时间**。若胎头尚未入盆，应卧床休息，抬高臀部，防止脐带脱垂，同时保持产妇外阴清洁。**破膜超过 12 小时尚未结束分娩者，应遵医嘱给予抗生素预防感染**。

4. 疼痛护理　向产妇介绍分娩疼痛产生的原因，教会产妇减轻分娩疼痛的方法。采用谈话、音乐、图片等方法分散产妇对阵痛的注意力；根据宫缩的强度、频率和持续时间，指导产妇主动调整呼吸的频率和节律以缓解疼痛；轻抚腹部和骶骨加压法，减轻不适感；提供减痛分娩支持工具，如分娩球、导乐车等；产妇保持自由体位活动；提倡助产士导乐陪伴分娩，有条件的医院可进行家属陪伴分娩、水中分娩；必要时遵医嘱应用药物缓解疼痛。

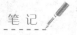
笔记

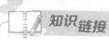

知识链接

分　娩　镇　痛

目前通常使用的分娩镇痛方法有两种:一种是非药物性的分娩镇痛,如连续的分娩陪伴、拉玛泽减痛分娩法、产程中的自由体位、音乐止痛法、穴位镇痛、水疗、催眠疗法、芳香疗法等;另一种是药物性分娩镇痛,即应用麻醉药或镇痛药来达到镇痛效果,常用的有连续硬膜外镇痛、产妇自控硬膜外镇痛、腰麻-硬膜外联合阻滞、微导管连续腰麻镇痛、产妇自控静脉瑞芬太尼镇痛、氧化亚氮吸入镇痛等。目前认为没有分娩镇痛禁忌证的产妇,当出现规律宫缩,疼痛 VAS 评分 >3 分至第二产程均可用药物性分娩镇痛。注意观察药物的不良反应,如恶心、呕吐、呼吸抑制等,一旦发现立即停止镇痛,遵医嘱对症治疗。

【护理评价】

1. 产妇分娩疼痛是否减轻。
2. 产妇情绪是否稳定。
3. 产妇的不适感是否减轻。
4. 产妇是否能正确描述分娩过程,是否能主动参与和配合医护人员。

二、第二产程妇女的护理

导 入 情 景

牛女士住院待产过程中产程进展顺利,胎心正常,入院 10 个小时后宫口开全,将牛女士送入产房准备接产。

工作任务

1. 指导牛女士正确使用腹压。
2. 做好接产前的准备工作。
3. 配合助产士正确接产并注意保护会阴。

【护理评估】

(一) 健康史

了解产妇第一产程经过及处理情况,评估产妇生命体征、产程进展情况、胎儿宫内情况等。

(二) 身体状况

1. 规律宫缩加强　宫口开全后,宫缩频率及强度进一步增强,宫缩持续时间达 1 分钟或以上,间歇期仅为 1~2 分钟。随着宫缩加强,疼痛加重。

2. 排便感　当胎头下降至骨盆出口压迫骨盆底组织时,产妇有排便感并不自主地向下屏气,**会阴体逐渐膨隆、变薄,肛门括约肌松弛且张开**。

3. 胎头拨露　指宫缩时胎头露出阴道口,**间歇期胎头又缩回阴道内**。

4. 胎头着冠　指当胎头双顶径越过骨盆出口,**宫缩间歇时胎头不再回缩**。

5. 胎儿娩出　当胎头枕骨露出于耻骨弓下,出现仰伸,胎儿额、鼻、口、颏部相继娩出。随后胎头复位及外旋转,前肩和后肩相继娩出,胎体娩出,后羊水涌出,子宫迅速缩小,宫底平脐。

(三) 心理 - 社会支持状况

进入第二产程,此时宫缩持续时间长,间歇时间短,产妇常因阵痛和急于结束分娩而焦虑不安。评估产妇的心理状态、对自然分娩有无信心、产妇家属对产妇的支持情况。

（四）辅助检查

胎儿监护仪严密监测宫缩和胎心的变化，及时发现异常情况。

（五）治疗原则及主要措施

第二产程应密切观察产程，指导产妇正确使用腹压，做好接产前的准备，正确保护会阴并娩出胎儿。

【常见护理诊断/问题】

1. 急性疼痛 与子宫收缩及会阴部伤口有关。

2. 有受伤害的危险 与可能发生会阴撕裂、胎儿窘迫、新生儿产伤有关。

3. 焦虑 与担心分娩是否顺利和胎儿是否健康有关。

【护理目标】

1. 产妇能正确使用腹压并能积极配合医护人员。

2. 产妇没有发生严重的会阴裂伤，胎儿窘迫没有发生或及时发现有效处理，新生儿无产伤。

3. 产妇情绪稳定，有信心完成分娩。

【护理措施】

1. 心理护理 护理人员应陪伴在产妇身边，保持镇静，态度温和，及时告知产程进展的信息，给予产妇更多的鼓励和安慰。

2. 密切观察产程 严密观察子宫收缩的持续时间、间歇时间和强度，判断胎头下降情况，避免胎头长时间受压。

3. 严密监测胎心 勤听胎心，通常5~10分钟一次，可用电子胎儿监护仪进行持续监测。若发现胎心减慢，应立即给予吸氧并报告医生。

4. 指导产妇正确使用腹压 **宫口开全后，指导产妇正确运用腹压。**方法是让产妇双足蹬在产床上，两手握住产床旁的把手，宫缩时先深吸气，然后如排便样向下屏气用力以增加腹压。宫缩间歇时，嘱产妇呼气使全身肌肉放松休息。如此重复使用腹压，以加速产程进展，直至胎头着冠。目前也有学者主张可采取自由体位顺其自然运用腹压。**胎头着冠后，宫缩时嘱产妇哈气，在宫缩间歇时缓缓用力使胎头缓慢娩出**，减少因胎头娩出过快造成会阴裂伤。

5. 做好接产准备 初产妇宫口开全，经产妇宫口扩张4cm，宫缩规律有力时，应将产妇送至分娩室做好接生准备工作。常规消毒外阴：产妇仰卧于产床上，两腿屈曲分开，臀下置便盆，用消毒棉球蘸肥皂水擦洗，**顺序是大阴唇、小阴唇、阴阜、大腿内上1/3、会阴及肛门周围**，然后用温开水冲去肥皂水，为防止冲洗液进入阴道，可以用消毒干纱球盖住阴道口。最后用聚维酮碘消毒。随后取下阴道口的纱球及臀下便盆，铺无菌巾于臀下。预热新生儿辐射台，备好接产用物、器械、抢救药品、婴儿用物等。接产人员按外科手术消毒法常规洗手、穿手术衣、戴手套、打开产包、铺好消毒巾、准备接生。

6. 接产

（1）评估会阴条件：评估是否存在会阴撕裂伤的因素，如会阴过紧、会阴水肿、耻骨弓过低、胎儿过大、胎儿娩出过速等。

（2）接产要领：**正确保护会阴，协助胎头俯屈，让胎头以最小径线（枕下前囟径）在宫缩间歇期缓慢通过阴道口**，正确娩出胎肩，预防会阴撕裂。

（3）接产步骤：产妇可以在各种体位下完成分娩。下面以最常见的平卧位（截石位）为例说明。接产者站在产妇右侧，**当胎头拨露阴唇后联合张力较大时，开始保护会阴至胎儿双肩娩出为止。**具体方法：在会阴部铺上消毒巾，接产者右肘支在产床上，右手大拇指与其余四指分开，利用手掌大鱼际肌顶住会阴部，每当宫缩时应向上内方托压，同时左手应轻轻下压胎头枕部,协助胎头俯屈和缓慢下降,使胎头以最小径线(枕下前囟径)通过骨盆出口。宫缩间歇时保护会阴的手应放松,以免压迫过久,引起会阴水肿。当胎儿枕骨降至耻骨弓下露出时,助产者用左手协助胎头仰伸。此时如宫缩过强,可指导产妇张口哈气降低腹压,在宫缩间歇时让产妇稍加腹压,使胎头缓慢娩出,可减少会阴裂伤的机会。胎头娩出后,右手继续保护产妇会阴,左手自胎儿鼻根向下颏挤压,挤出口鼻内的黏液和羊水。然后协助胎头复位和外旋转,使胎儿双肩径与骨盆出口前后径相一致。左手向下轻压胎儿颈部,使前肩自耻骨弓下先娩出,继而再托胎颈向上,使后肩从会阴前缘缓慢娩出(图 4-14)。双肩娩出后,松开右手,双手扶住胎肩两侧,协助胎体及下肢相继娩出。记录胎儿娩出时间。胎儿娩出后,在产妇臀下放置有刻度的积血器,以准确计算产后出血量。

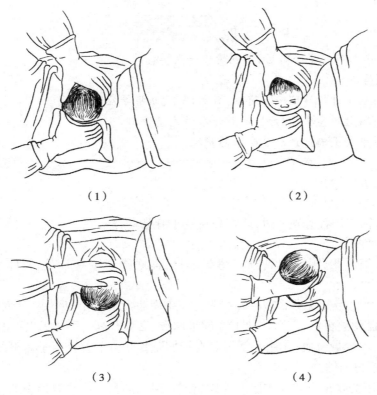

图 4-14 接生步骤

(1)保护会阴,协助胎头俯屈;(2)协助胎头仰伸;(3)助前肩娩出;(4)助后肩娩出

知识链接

水 中 分 娩

水中分娩是一种非药物性减轻产妇分娩疼痛的方式,指在分娩发动后,产妇在充满温水的分娩池中选择自由体位分娩。水的浮力和适宜的水温有助于产妇放松肌肉,减轻阵痛;增加会阴组织的弹性,减少会阴撕裂伤的发生;还能加快宫颈扩张的速度,缩短产程。水中分娩在一定程度上可降低剖宫产率,提高分娩成功率,但是存在一定的风险,需要严格掌握适应证,取得产妇的知情同意,遵守操作流程。

【护理评价】

1. 产妇是否能正确使用腹压,能否积极配合医护人员。

2. 产妇是否发生严重的会阴裂伤;胎儿窘迫是否发生,若发生是否及时有效处理;新生

笔记

ER-4-19
胎头拨露

ER-4-20
胎头着冠

ER-4-21
产房

ER-4-22
外阴部擦洗
顺序

儿是否有产伤。

3. 产妇情绪是否稳定。

ER-4-23　　ER-4-24　　ER-4-25　　ER-4-26　　ER-4-27
会阴切开　　水中分娩室　接产　　　知识链接：　知识链接：
　　　　　　　　　　　　　　　　自由体位分　会阴无保护
　　　　　　　　　　　　　　　　娩　　　　　接生技术

三、第三产程妇女的护理

导入情景

牛女士送入产房1小时后，顺利娩出一女婴。

工作任务

1. 为新生儿进行清理呼吸道、阿普加评分、断脐等处理。

2. 出现胎盘剥离征象后，协助胎盘及时完整娩出。

3. 请对牛女士进行产后2小时的护理。

【护理评估】

（一）健康史

了解第一、第二产程分娩经过，产妇和新生儿情况。

（二）身体状况

1. 子宫收缩　胎儿娩出后，产妇感到轻松，宫底降至平脐，宫缩暂停几分钟后重新出现。

2. 胎盘剥离　胎儿娩出后宫腔容积明显缩小而胎盘不能相应缩小，从而与子宫壁发生错位剥离。**胎盘剥离征象**：①宫体收缩变硬呈球形，宫底升高达脐上；②阴道口外露的脐带自行延长；③阴道少量流血；④用手掌尺侧在产妇耻骨联合上方轻压子宫下段时，宫体上升而外露的脐带不再回缩。

3. 胎盘剥离的娩出方式　①胎儿面娩出式：多见，胎盘从中央开始剥离，而后向周围剥离扩大。其特点是胎盘胎儿面先排出，随后发生阴道流血。②母体面娩出式：少见，胎盘从边缘开始剥离，血液沿剥离面流出。其特点是先有较多量的阴道流血，然后胎盘母体面排出。

4. 阴道流血　一般出血量不超过300ml。阴道流血量评估方法有称重法、容积法、面积法。

（三）心理 - 社会支持状况

评估产妇的情绪状态，是否接受新生儿性别，评估亲子间的互动，有无角色转换障碍等。评估产妇家属对分娩结局是否满意。

（四）辅助检查

根据产妇及新生儿具体情况选择必要的检查。

（五）治疗原则及主要措施

第三产程应正确处理新生儿，观察胎盘剥离征象，正确娩出胎盘并检查胎盘胎膜的完整性，检查软产道并及时修复裂伤，产后2小时严密观察，预防产后出血，尽早开始早接触早吸吮。

【常见护理诊断 / 问题】

1. 潜在并发症：新生儿窒息、产后出血。

笔记

2. 有照顾者角色紧张的危险　与产后疲惫、会阴伤口疼痛或新生儿性别与期望不符有关。

【护理目标】

1. 产妇未发生产后出血,新生儿未发生窒息。

2. 产妇情绪稳定,接受新生儿并开始亲子间的互动。

【护理措施】

1. 新生儿护理

(1) 清理呼吸道:是处理新生儿的**首要任务**。用新生儿吸痰管或洗耳球轻轻吸净新生儿口鼻腔的黏液和羊水,以免发生吸入性肺炎。如呼吸道黏液和羊水确已吸净而仍未啼哭时,可用手轻弹新生儿足底。新生儿大声啼哭后可处理脐带。

(2) 阿普加(Apgar)评分:以新生儿出生后 1 分钟内的**心率、呼吸、肌张力、喉反射及皮肤颜色 5 项体征为依据**,判断有无新生儿窒息及严重程度。每项为 0~2 分,满分为 10 分(表4-1)。8~10 分属正常新生儿;4~7 分属轻度窒息(青紫窒息),需清理呼吸道、人工呼吸、吸氧等处理;0~3 分属重度窒息(苍白窒息),需紧急抢救。新生儿评分异常者应在出生后 5 分钟、10 分钟再次评分,直至连续两次均≥8 分为止。

表 4-1　新生儿阿普加评分法

体征	0 分	1 分	2 分
心率	无	<100 次 / 分	≥100 次 / 分
呼吸	无	慢,不规则	规则,啼哭
肌张力	瘫软	四肢稍曲	活动活跃
喉反射	无反应	皱眉	哭声响亮
皮肤颜色	青紫、苍白	躯干红润,四肢青紫	全身红润

(3) 处理脐带:目前结扎脐带的方法有气门芯、双重棉线结扎法、脐带夹等,以气门芯的使用为例说明。在距脐带根部 15~20cm 处用两把血管钳夹住脐带,两钳相距 2~3cm,从中间剪断。先将有棉线的无菌气门芯套在血管钳上,在距离脐轮 0.5cm 处夹住脐带,并在血管钳上方 0.5cm 处剪断脐带,牵拉棉线将气门芯套于止血钳下的脐带断端上,放松血管钳,挤出残余血液。断面用 5% 聚维酮碘或 75% 乙醇消毒,最后用无菌纱布或一次性护脐带覆盖包扎。处理脐带时要注意给新生儿保暖,具体操作方法见实训四脐带处理。

(4) 一般护理:断脐后擦干新生儿身上的羊水和血迹,让产妇确认新生儿性别;做详细的新生儿体格检查;擦净足底胎脂,打新生儿左足印及产妇右手拇指印于新生儿病历上;进行**早接触、早吸吮**,时间不少于 30 分钟;注意对新生儿保暖;给新生儿穿衣并系上标明新生儿性别、体重、出生时间、母亲姓名、母亲床号的腕带和标牌。

2. 产妇护理

(1) 协助胎盘娩出:当确认胎盘已完全剥离时,协助胎盘娩出。于宫缩时让产妇向下屏气略用腹压,接生者以左手握住宫底并轻轻按揉,同时右手轻拉脐带;当胎盘娩至阴道口时,双手捧住胎盘,沿一个方向旋转并缓慢向外牵拉,协助胎膜完全剥离排出(图 4-15)。若胎膜排出过程中发现有部分断裂,可用血管钳夹住断裂上段的胎膜,再继续沿原方向旋转,直至胎膜完全排出。接生者切忌在胎盘尚未完全剥离之前,按揉、下压宫底或牵拉脐带,以免胎盘部分剥离而造成产后出血、脐带断裂,甚至造成子宫内翻等并发症。

(2) 检查胎盘胎膜:将胎盘铺平,先检查母体面的胎盘小叶有无缺损,然后将胎盘提起,检查胎膜是否完整、胎膜破口距胎盘边缘的距离、脐带长度及附着部位、胎儿面边

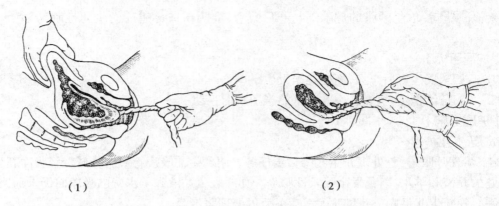

（1）　　　　　　　　　　　（2）

图 4-15　协助胎盘、胎膜娩出

ER-4-28
胎盘剥离时
子宫的形态

ER-4-29
胎盘娩出方
式

缘有无血管断端，及时发现副胎盘。测量胎盘的直径、厚度和重量。如有副胎盘、部分胎盘残留或大部分胎膜残留时，应在无菌操作下徒手伸入宫腔取出残留组织。若手取胎盘有困难，可用大号刮匙清宫。若确认仅有少许胎膜残留，可给予子宫收缩剂，待其自然排出。

ER-4-30　　ER-4-31　　ER-4-32　　ER-4-33　　ER-4-34
胎盘剥离　　新生儿处理　副胎盘　　助娩胎盘　　人工剥离胎
　　　　　　　　　　　　　　　　　　　　　　　　盘术

（3）检查软产道：胎盘娩出后，应仔细检查会阴、小阴唇内侧、尿道口周围、阴道、阴道穹隆部及宫颈有无裂伤，若有裂伤应立即缝合。

（4）预防产后出血：有产后出血高危因素的产妇，**可在胎儿前肩娩出后立即给予肌注缩宫素 10U 或缩宫素 10U 加于 0.9% 氯化钠注射液 20ml 内静脉快速注入。**胎盘娩出以后，应立即按摩子宫刺激其收缩以减少出血。若胎儿已娩出 30 分钟，胎盘仍未排出，但出血不多时，应排空膀胱、轻压宫底及注射宫缩剂，胎盘仍不能排出时，再行徒手剥离胎盘术。

（5）产后 2 小时的护理

1）观察产后出血情况：产后 2 小时是产后出血的高发时间段，又称第四产程。产妇应**留在产房观察 2 小时，**密切监测 **血压、脉搏、阴道流血量、子宫收缩及宫底高度，注意会阴及阴道有无血肿、膀胱是否充盈，**询问产妇有无头晕、乏力、肛门坠胀感等，发现异常情况即时处理。

2）促进舒适：及时移去产妇臀下的污染敷料，重新消毒外阴并垫好消毒会阴垫，更换衣物和床单，协助产妇取舒适体位休息。鼓励产妇进食温热红糖水或清淡、易消化的流质食物并补充水分，促进体力的恢复。

3）促进亲子互动：若新生儿情况稳定，**产后 30 分钟将新生儿抱给产妇，**协助产妇与新生儿皮肤接触，进行**第 1 次哺乳。**帮助产妇进入母亲角色，促进亲子互动。

4）安抚产妇的情绪：如果新生儿有异常对产妇进行针对性的安慰，避免产妇因情绪波动导致产后出血；抢救新生儿时要避开产妇，以免增加其精神负担。

5）产后 2 小时无异常情况，将产妇和新生儿送回病房。

【护理评价】

1. 产妇是否发生产后出血，新生儿是否发生窒息。

2. 产妇情绪是否稳定，是否接受新生儿，母子间是否有目光交流和皮肤接触。

笔记

思 考 题

1. 王女士,25 岁,初产妇,妊娠 38^{+5} 周,规律宫缩 8 小时,宫缩持续时间 30~40 秒,间歇 3~4 分钟,肛查宫口开大 3cm,胎头位置 S^0。骨盆各径线正常,枕右前位,胎心率 145 次/分,B 型超声预测胎儿体重为 3200g。产妇因阵痛大声喊叫,不愿意进食、进水。

ER-4-35
扫一扫,测
一测

请问:

(1) 该产妇产程进展正常吗? 处于产程中的哪个阶段?

(2) 该产妇的主要护理诊断是什么?

(3) 针对主要护理诊断应如何护理?

2. 陈女士,28 岁,孕 39^{+5} 周,G_1P_0,LOA,规律宫缩 16 小时。肛查:宫口开全,胎头位置 S^{+2},2 小时前自然破膜,羊水色清、量少。胎心 146 次/分,宫缩持续时间 60 秒,间歇 1~2 分钟,BP 120/75mmHg,P 78 次/分,R 20 次/分。

请问:

(1) 陈女士处于哪个产程?

(2) 如何指导产妇正确使用腹压?

(3) 该产妇目前的护理诊断和护理措施有哪些?

（贾娟娟）

笔记

第五章
产褥期管理

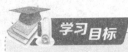

1. 掌握产褥期概念；产褥期妇女的护理评估及护理措施。
2. 熟悉产褥期女性的身体变化与心理变化。
3. 了解母乳喂养的方法。
4. 学会会阴切开术后护理、乳房护理、产后尿潴留护理的方法；会指导产妇进行母乳喂养；学会产褥期健康指导的方法。
5. 具有良好的沟通能力；关爱产妇和新生儿的职业精神；具有保护产妇隐私的意识。

产妇从胎盘娩出至全身各器官(除乳腺外)恢复至正常未孕状态所需一段时间,称产褥期(puerperium),通常**需要6周**。

第一节 产褥期妇女的身心变化

产褥期产妇在生理和心理上都发生非常大的变化,尤其是生殖系统要恢复至孕前状态。了解产褥期女性的身心变化,对做好产褥期保健、促进母婴健康具有重要的意义。

一、产褥期妇女的生理变化

(一) 生殖系统

1. 子宫 胎盘娩出后子宫逐渐恢复至未孕状态的过程,称子宫复旧。主要变化是子宫体肌纤维缩复和子宫内膜再生。

(1) 子宫体肌纤维缩复:子宫的复旧是肌细胞体积缩小,并非数量减少。胎盘娩出后,子宫体逐渐缩小,子宫底每日下降1~2cm,产后1周子宫缩小至妊娠12周大小。**产后10日子宫降至骨盆腔内**,腹部检查已触不到宫底,**产后6周恢复至正常非孕期大小**。

(2) 子宫内膜再生:胎盘、胎膜排出后,残存的蜕膜变性、坏死、脱落,随恶露经阴道排出。子宫内膜的基底层逐渐再生新的功能层,内膜缓慢修复。**胎盘附着处的子宫内膜需产后6周完全修复**,其他部位产后3周修复。

(3) 子宫下段及宫颈的变化:产后子宫下段逐渐恢复至非孕时的子宫峡部。胎儿及其附属物娩出后,宫颈松弛皱起,宫颈外口呈环状如袖口。**产后1周宫颈内口关闭**,宫颈管复原,产后4周时宫颈管恢复至未孕状态。初产妇宫颈外口由**未产型(圆形)**变为**已产型("一"字形横裂)**。

2. 阴道 分娩后阴道腔扩大,阴道壁松弛及肌张力降低,阴道黏膜皱襞因过度伸展而减少甚至消失。产褥期阴道腔逐渐缩小,阴道壁肌张力逐渐恢复,**黏膜皱襞于产后3周时重现**,但阴道在产褥期结束时并不能完全恢复至未孕时的紧张度。

ER-5-1
扫一扫,知重点

笔记

3. 外阴 分娩所致的外阴轻度水肿,一般于产后 2~3 日自行消退,若有轻度会阴撕裂或会阴后 - 侧切开缝合,均能于产后 3~4 日内愈合。处女膜在分娩时撕裂形成残缺的处女膜痕。

4. 盆底组织 盆底肌肉和筋膜在分娩时受胎先露部长时间压迫,过度伸展,弹性降低,盆底肌纤维部分撕裂。产后适度的康复训练,可促进盆底组织恢复至接近未孕状态。若盆底肌肉及筋膜损伤严重,则造成盆底松弛,加之产褥期过早劳动,易发生阴道壁膨出,甚至子宫脱垂。

(二)乳房

乳房的变化主要是泌乳。妊娠期孕妇体内雌激素、孕激素、胎盘生乳素升高,使乳腺发育及初乳形成。胎盘娩出后,上述激素水平急剧下降,抑制下丘脑分泌的催乳素抑制因子的释放,在催乳素的作用下,乳腺细胞开始泌乳。婴儿吮吸乳头时,刺激腺垂体释放催乳素,吮吸还能反射性刺激神经垂体释放缩宫素,使乳腺腺泡周围的肌上皮收缩,乳汁从腺泡、小导管进入输乳导管和乳窦而喷出,此过程称喷乳反射。因此,**吮吸是保持不断泌乳的关键**,不断排空乳房也是维持泌乳的重要条件。此外乳汁分泌还与产妇的睡眠、营养、情绪和健康状况有密切的关系。

> **知识链接**
>
> ### 母乳喂养的益处
>
> 母乳喂养对母婴均有益处,主要包括:①母乳是最适合婴儿全部营养需要的食品,适合婴儿消化和吸收;②母乳中含有大量抗体,尤其是 IgG 和分泌型 IgA,可以保护婴儿不受感染;③母乳喂养时,婴儿和母亲的皮肤接触和情感联系,有助于增进母子感情;④母乳喂养可促进子宫收缩,减少产后出血,有利于子宫复旧;⑤母乳喂养可推迟月经的恢复和排卵,从而推迟再妊娠的时间;⑥降低母亲患乳腺癌和卵巢癌的危险性;⑦母乳无污染,温度适宜,喂养方便,节省经济。

产后 7 日内分泌的乳汁称**初乳**,因含 β - 胡萝卜素和较多有形物质,呈淡黄色且质稠。初乳中含有较多的蛋白质、矿物质和抗体(尤其是分泌型 IgA),脂肪和乳糖含量较成熟乳少,**极易消化**,是新生儿**最理想的天然食物**;产后 7~14 日分泌的乳汁称过渡乳,蛋白质含量逐渐减少,脂肪和乳糖含量增多;产后 14 日后分泌的乳汁为成熟乳。多数药物能经过母血渗入乳汁中,所以产妇在哺乳期用药时,应慎重选择,以防药物对新生儿造成不良影响。

(三)血液及循环系统

产褥早期,血液仍处于高凝状态,有利于胎盘剥离面血栓的形成,减少产后出血。纤维蛋白原、凝血酶、凝血酶原在产后 2~4 周内降至正常,血红蛋白于产后 1 周回升,白细胞总数在产褥早期较高,达 $(15~30)\times 10^9/L$,一般产后 1~2 周恢复正常。血细胞沉降率产后 3~4 周降至正常。

产褥期最初的 72 小时内,由于子宫收缩,大量血液从子宫涌向体循环,加之妊娠期组织间潴留的液体回吸收,产妇体循环血容量增加 15%~25%,心脏负担加重,极易诱发心力衰竭。循环血量于产后 2~3 周降至正常。

(四)消化系统

产后 1~2 周内产妇食欲下降。由于体液的大量丢失,产妇在最初的 1~2 日内常感口渴、食欲差、喜进流食或半流食。产褥期活动减少,肠蠕动减弱,腹肌和盆底肌肉松弛,易发生便秘。

(五)泌尿系统

妊娠期体内潴留的大量水分主要通过肾脏排出,**产后 1 周内尿量较多**。在产褥早期,尤其是产后 24 小时内,由于膀胱敏感性下降、会阴伤口疼痛、不习惯卧床排尿、麻醉等原因,产妇易出现尿潴留。孕期扩张的输尿管、肾盂,于产后 2~8 周恢复。

(六) 内分泌系统

产后雌、孕激素水平急剧下降,产后 1 周降至未孕水平。胎盘生乳素在产后 6 小时后已测不出。催乳素的分泌因是否哺乳而异,哺乳者于产后即下降,但仍高于非孕期水平;不哺乳者于产后 2 周降至非孕期水平。

月经复潮和排卵恢复受哺乳影响。**不哺乳者于产后 6~10 周月经复潮,产后 10 周左右恢复排卵**;哺乳者月经复潮延迟,平均在产后 4~6 个月恢复排卵,月经来潮前多已有排卵,故哺乳的产妇月经虽未复潮,仍有受孕可能。

(七) 腹壁

妊娠期孕妇下腹正中线的色素沉着在产褥期逐渐消退。初产妇腹壁的紫红色妊娠纹逐渐变为银白色。产后腹壁松弛,其紧张度需 6~8 周恢复。

二、产褥期妇女的心理调适

产褥期产妇需要从妊娠及分娩的不适、疼痛和焦虑中恢复,需要接受家庭新成员,需要接受家庭关系的改变,需要确立家长与孩子关系并承担母亲角色,哺育并照顾好婴儿,这一过程称产褥期心理调适。

根据美国心理学家鲁宾(Rubin)的研究结果,产褥期妇女的心理调适一般经历 3 个时期:

1. 依赖期 产后第 1~3 日。此时产妇的很多需要是通过别人的帮助来满足的,如给孩子沐浴、喂奶等。较好的妊娠和分娩经历、充足的休息、合理的营养、与孩子接触的愉快体验等,能使产妇尽快度过这一时期。

2. 依赖 - 独立期 产后第 4~14 日。这一时期产妇表现出较为独立的行为,开始学习照顾孩子,亲自给孩子喂奶等。但也容易产生压抑情绪,可能与产后内分泌系统的急剧变化、体会到太多的母亲责任、照顾新生儿产生的疲劳等有关,严重者可能会出现产后抑郁。此期应加倍关心和照顾产妇,指导婴儿喂养和护理知识,鼓励产妇表达自己的情绪。

3. 独立期 产后 2~4 周。这一时期产妇逐渐从疲劳和抑郁的情绪中恢复,和孩子、家人形成新的家庭系统和生活方式。夫妇两人开始享受抚养孩子带来的幸福并承担相应的责任。

第二节 产褥期妇女的护理

【护理评估】

(一) 健康史

了解产妇妊娠前的身体状况,有无慢性疾病;此次妊娠期有无并发症或合并症;分娩的方式和经过,有无分娩期并发症、产后出血、会阴撕裂、新生儿窒息等。

(二) 身体状况

1. 生命体征 大多在正常范围内。**产后 24 小时内体温略有升高,一般不超过 38℃。**产后 3~4 天因乳房血管、淋巴管过度充盈,乳房胀大,伴有发热,一般不超过 39℃,称**泌乳热**,4~16 小时后下降,不属病态。**产后脉搏缓慢**,60~70 次 / 分,于产后 1 周恢复正常。呼吸由妊娠期的胸式呼吸变为胸腹式呼吸,**呼吸深慢**,14~16 次 / 分。血压平稳,妊娠期高血压疾病的孕妇在产后血压明显下降。

2. 生殖系统

(1) 子宫复旧:于产后 2 小时内评估 4 次,之后每日评估 2~3 次。评估前嘱产妇排空膀胱,双腿屈膝仰卧于床上,腹部放松,操作者一手轻轻按压宫底。产后当日宫底平脐或脐下 1 横

ER-5-2
产褥期管理

ER-5-3
宫颈变化

ER-5-4
妊娠纹

笔记

指;产后第 1 日由于宫缩,宫底稍上升,之后每日下降 1~2cm,**产后 10 日宫底降入骨盆腔内。**

(2) 恶露:产后随着子宫蜕膜脱落,血液、坏死蜕膜等组织经阴道排出,称恶露(lochia)。**恶露分为 3 种:**①血性恶露:色鲜红,含大量血液、蜕膜组织,量多,持续 3~4 天;②浆液性恶露:色淡红,似浆液,含少量血液,有较多的坏死蜕膜组织、宫颈黏液、细菌等,持续 10 日左右;③白色恶露:色较白,黏稠,含大量白细胞、坏死蜕膜组织及细菌等,持续约 3 周干净。

正常恶露有血腥味,无臭味,可持续 4~6 周,总量 250~500ml。每日检查子宫底同时观察恶露的色、量、质和气味。若血性恶露量多、持续时间延长,考虑子宫复旧不良、胎盘胎膜残留;若伴有臭味、腹部压痛,提示宫腔内感染。

(3) 会阴:经阴道分娩的产妇会伴有轻度会阴水肿,一般产后 2~3 日自行消退。会阴切开或撕裂后缝合者,应每日观察伤口情况。若局部疼痛严重,有红肿、硬结、渗血或渗液,应考虑感染。

(4) 宫缩痛:产褥早期因宫缩引起的下腹部阵发性剧痛称产后宫缩痛。于产后 1~2 日出现,持续 2~3 日消失,多见于经产妇,哺乳疼痛加重,一般不需用药,但注意评估产妇对疼痛的反应程度。

3. 乳房 评估产妇有无乳头平坦或凹陷,乳汁分泌的质和量,是否能满足新生儿的需要。哺乳的早期几天,有无乳房胀痛或乳头皲裂等。

4. 排泄

(1) 排尿:妊娠期潴留在体内的水分,在产褥期迅速排出,产后 5 日内尿量增多。由于膀胱黏膜水肿、会阴切口疼痛等原因容易发生尿潴留。护士重点评估产后 4 小时是否排尿。

(2) 排便:产妇活动少,肠蠕动减弱,食物中缺乏纤维素等因素导致产妇易发生便秘。

(3) 褥汗:产后 1 周内皮肤排泄功能旺盛,使孕期体内所潴留的大量水分以汗液向外排泄,常以夜间睡眠和初醒时明显,但不属病态。

(三) 心理 - 社会支持状况

产褥期是产妇身体恢复与心理适应的关键时期,产妇在产褥期可有易激惹、喜怒无常、易哭等不良情绪反应。注意评估产妇对此次分娩的感受、自我形象的评价、对婴儿的看法、是否有良好的家庭氛围等影响产妇心理调适的因素。

(四) 辅助检查

必要时做血、尿常规检查,出现尿潴留应行 B 型超声检查,留置导尿管的患者应做尿常规检查,了解有无泌尿道感染。

【常见护理诊断／问题】

1. 知识缺乏 缺乏产褥期保健的基本知识。

2. 舒适度减弱 与产后宫缩痛、会阴伤口疼痛及褥汗等有关。

3. 母乳喂养无效 与缺乏母乳喂养知识、技能不熟练及缺乏信心有关。

4. 潜在并发症:产褥感染、产后出血。

【护理目标】

1. 产妇能说出产褥期的自我保健知识。

2. 产妇自诉舒适度增加。

3. 产妇母乳喂养成功。

4. 产妇无产褥感染、产后出血等并发症出现。

【护理措施】

1. 一般护理

(1) 环境:为产妇提供空气清新、安静舒适、温湿度适宜(温度 22~24℃,湿度 55%~65%)的休养环境。

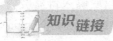

产褥中暑

产妇在产褥期由于环境温度过高,体内热量不能及时散发,引起体温调节中枢功能障碍,称产褥中暑(puerperal heat stroke)。主要表现为高热、水电解质紊乱、循环衰竭、神经系统功能损害等。虽不多见,但起病急,处理不当将造成严重后遗症,甚至死亡。我国旧习俗认为产妇"坐月子"不能受风,要关闭门窗、包头盖被,使环境和身体温度均处于高温、高湿度状态,不利于出汗散热,导致体温调节中枢功能障碍,出现高热、意识丧失、呼吸循环衰竭等中暑表现。应做好卫生宣教,破除旧习俗,保持室内空气清新、流通,产妇衣着应宽松、透气,有利于散热。

(2) 饮食:正常分娩产妇可在产后 1 小时进流食或清淡半流食,之后逐渐过渡为普食。饮食应营养均衡,哺乳期应多补充蛋白质、维生素和铁,多进汤汁。

(3) 休息与活动:保证足够的休息和睡眠,休息时应采取**左右交替卧位**,避免仰卧位,**会阴切开者健侧卧位**,以防子宫后位。正常产后 24 小时内应以卧床休息为主,**24 小时后应鼓励产妇下床活动**、做产后健身操,有利于子宫复旧和恶露的排出。行会阴切开和剖宫产的产妇,可延迟下床活动时间。

(4) 排泄的护理:应鼓励产妇多饮水,**产后 4 小时内及时排尿**,避免尿潴留。若排尿困难,可选用以下方法:①鼓励产妇坐起排尿,解除产妇对排尿疼痛的顾虑;②诱导排尿:让产妇听流水声或用温开水冲洗尿道口周围;③热水袋热敷下腹部,刺激膀胱肌收缩;④针刺关元、气海、三阴交等穴位;⑤肌注甲硫酸新斯的明 1mg,兴奋膀胱逼尿肌促其排尿;⑥如上述方法无效,在无菌操作下导尿,必要时留置尿管定期开放。鼓励产妇尽早下床活动,多吃蔬菜,预防便秘。便秘者遵医嘱服用缓泻剂或使用开塞露。褥汗排出较多时,嘱产妇勤换洗,衣着应宽松、透气。

2. 子宫复旧护理 每日同一时间手测宫底高度,了解子宫复旧情况,测量前嘱产妇排尿。每日观察恶露量、颜色及气味。若子宫复旧不良,恶露量多、色红且持续时间延长,应及时给予宫缩剂。若恶露时间长,有臭味,并伴有子宫压痛,应及时报告医生,给予抗生素。

3. 会阴护理 用 0.05% 聚维酮碘液擦洗外阴,每日 2~3 次。指导产妇保持会阴清洁、干燥,勤换会阴垫。会阴水肿者,给予 50% 硫酸镁湿热敷。会阴切口缝合者,应采取**健侧卧位**,产后 24 小时可用红外线照射外阴,以利于伤口愈合。在产后 3~5 日内拆线,**创口感染者应提前拆线引流**,每日定时换药,并指导产妇于产后 7~10 天以后,每日用 1:5000 高锰酸钾溶液坐浴。

4. 乳房护理 向产妇宣传母乳喂养的优点及知识,**于产后半小时内开始哺乳,按需哺乳**。最初哺乳时间 3~5 分钟,以后逐渐延长至 15~20 分钟,但不超过 30 分钟。保持乳房的清洁、干燥,喂哺前后均要**用湿热毛巾清洁乳头及乳晕,切忌用乙醇或肥皂**。若乳头处有痂垢,可用油脂浸软后再用温水擦洗,切勿强行擦除,以免损伤乳头。哺乳期佩戴舒适、方便的乳罩。出现以下情况,应及时处理:

(1) 乳头平坦或凹陷:指导母亲在哺乳时先让婴儿吮吸平坦的一侧,因为婴儿在饥饿的时候,吮吸力比较强,较易含住大部分乳头和乳晕。还可以指导产妇进行以下练习(图 5-1):①伸展乳头:双手的示指水平分别放于乳头两侧或上下,缓慢地向乳头两外侧面拉伸,牵拉乳晕皮肤和皮下组织,使乳头向外突出。两侧伸展和上下伸展交替进行,持续 15 分钟,每日 2 次。②牵拉乳头:一只手托住乳房,另一只手拇指、示指、中指捏住乳头向外反复牵拉 10~20 次,每日做 2 次。③建议在妊娠 7 个月时佩戴乳头罩尽早矫正。

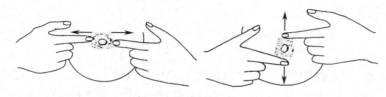

图 5-1　乳头伸展练习

（2）乳房胀痛：产后 3 日内，因淋巴和静脉充盈，乳腺管不通畅，乳房胀实、有触痛，可有轻度发热。可采用以下方法缓解：①产后尽早哺乳，一般产后半小时开始哺乳；②哺乳前热敷乳房 3~5 分钟，促使乳腺管通畅；③按摩乳房：由乳房基底部向乳头方向按摩乳房，促使乳腺管通畅；④增加喂哺次数，有利于乳房排空；⑤可服用一些散结通乳的中药。

（3）乳腺炎：轻者可哺乳。哺乳前湿热敷并按摩乳房，轻轻拍打和抖动乳房，**哺乳时先让婴儿吮吸患侧乳房**，因饥饿时婴儿吮吸力强，有利于疏通乳腺管。每次哺乳应充分吸空乳汁，增加哺乳次数和每次哺乳时间。重者给予抗生素，暂停哺乳。

（4）乳头皲裂：轻者可继续哺乳。哺乳前湿热敷 3~5 分钟，挤出少量乳汁涂抹在乳晕周围，以利于婴儿含接住乳头和大部分乳晕。增加喂哺次数，缩短每次喂哺时间。先用损伤轻的一侧乳房先哺乳。哺乳后挤出少许乳汁涂抹在乳头和乳晕周围，短暂暴露，使乳头干燥。皲裂严重者应停止哺乳，可挤出或用吸乳器将乳汁吸出后喂给新生儿。

（5）退乳：若因疾病或其他原因不能哺乳者，应尽早退乳。最简单的方法就是停止哺乳，不排空乳房，少食汤汁。退乳期间若感到乳房胀痛，可酌情使用镇痛药物。其他方法：①炒麦芽 60~90g，水煎服，每日 1 剂，连服 3~5 日，配合退乳；②芒硝 250g，分装于两个布袋内，湿热敷乳房两侧，直至不胀为止。

5. 心理护理　指导产妇及家属正确应对产褥期问题，满足产妇的情感需求，鼓励产妇表达自己的感受；引导产妇主动照顾新生儿，培养母子感情；帮助并指导家属缓解产妇焦虑症状，帮助产妇顺利度过产褥期。

6. 健康指导

（1）饮食与休息：指导产妇保持合理均衡的营养，保证泌乳的需求和自身的需要。注意休息，合理安排家务及婴儿护理，勿过早从事重体力劳动。

（2）产后康复操：尽早做产后康复操，促进腹壁和盆底肌肉张力的恢复，避免腹壁皮肤过度松弛，预防尿失禁和盆腔脏器脱出。

（3）计划生育指导：**产褥期禁止性生活**，产后 42 日起应采取避孕措施，哺乳者宜采用工具避孕，不哺乳者可采用药物避孕。

（4）产后复查：分为产后访视和产后健康检查。社区医疗保健人员在产妇**出院后第 3 日、产后第 14 日及产后 28 日分别做 3 次产后访视**，了解产妇及新生儿状况。告知产妇于**产后 42 日携婴儿去分娩的医院进行健康检查**，内容包括：测血压，查血、尿常规，行妇科检查以了解生殖器官恢复情况，检查剖宫产伤口愈合情况，了解婴儿喂哺情况和生长发育状况。

【护理评价】

1. 产妇能否说出产褥期的自我保健知识，能否进行自我保健。

2. 产妇舒适度是否增加。

3. 产妇乳汁是否充足，母乳喂养是否成功。

4. 产妇是否发生产褥感染、产后出血等并发症。

ER-5-5
检查子宫底
高度

ER-5-6
哺乳方法

ER-5-7
会阴切口拆
线

ER-5-8
知识链接：
产后康复操

ER-5-9
产后康复操

笔记

思 考 题

ER-5-10
扫一扫，测
一测

　　某产妇,28 岁,会阴侧切助娩一男婴,体重 3400g。产后第 1 天,产妇诉侧切伤口疼痛明显,不能坐起。查体:T 38℃,P 96 次 / 分,R 18 次 / 分,BP 120/70mmHg;宫底平脐,圆而硬;会阴切口肿胀,压痛明显。实验室检查:白细胞计数为 $17×10^9$/L。

　　请问:

　　(1) 该产妇目前的主要护理诊断是什么?

　　(2) 针对主要护理诊断应给予哪些护理措施?

（李园园）

笔记

第六章

高危妊娠管理

ER-6-1
扫一扫,知
重点

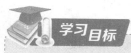

1. 掌握胎儿窘迫的护理评估和护理措施。
2. 熟悉高危妊娠的监护措施。
3. 了解高危妊娠的范畴;胎儿窘迫的病因。
4. 学会识别和护理高危妊娠;熟练掌握胎儿电子监护仪的使用。
5. 具有关爱高危妊娠母儿的专业品质。

第一节　高危妊娠妇女的监护

高危妊娠(high risk pregnancy)是指妊娠期有个人或社会不良因素及有某种并发症或合并症可能危害孕妇、胎儿及新生儿或者导致难产者。具有高危妊娠因素的孕妇称高危孕妇。

【范畴】

高危妊娠几乎包括了所有的病理产科。

1. 个人或社会不良因素　孕妇年龄 <16 岁或≥35 岁;受教育时间短于 6 年;孕妇及其丈夫职业稳定性差,收入低,居住环境差;未婚或独居;营养不良或肥胖;身高 <145cm;孕期未做或极晚才做产前检查;有吸烟、饮酒、吸毒等不良生活方式。

2. 不良孕产史　如流产、早产、死胎、死产史;生殖道手术史;畸形胎儿或新生儿死亡、新生儿溶血性黄疸等。

3. 妊娠合并症　如慢性高血压、心脏病、糖尿病、肝肾疾病、血液病、神经和精神疾病等。

4. 本次妊娠的产科情况　如妊娠期高血压疾病、前置胎盘、胎盘早期剥离、羊水量异常、胎儿宫内发育迟缓、过期妊娠、母儿血型不合、胎位异常、多胎妊娠、产道异常、妊娠期接触有害物质等。

【监护措施】

完整的高危妊娠监护包括:婚前、孕前的保健咨询,对不宜结婚或不宜生育者进行说服劝导;孕前及孕早期的优生咨询及产前诊断;孕中期筛查妊娠并发症及妊娠合并症;孕晚期监护胎儿生长发育与安危情况,监测胎儿 - 胎盘功能及评估胎儿成熟度。具体措施包括:

(一)人工监护

1. 确定孕龄　根据末次月经、早孕反应的时间、胎动开始时间等推算孕龄,确定预产期。

2. 测量宫底高度及腹围　测量孕妇宫高、腹围以评估胎儿大小、了解胎儿宫内的发育情况。简单的计算方法:胎儿体重(g)= 宫底高度(cm)× 腹围(cm)+200。

3. 妊娠图　每次产前检查所测得的血压、孕妇体重、宫底高度、腹围、水肿、尿蛋白、胎

笔记

位、胎心率等记录在妊娠图上,绘制成曲线,动态评估胎儿在子宫内发育状况及孕妇健康情况。妊娠图中标有正常妊娠人群的第10百分位线和第90百分位线。对于检测结果高于第90百分位线或低于第10百分位线的孕妇应重点追踪。

4. 高危妊娠评分　从首次产检就可采用高危妊娠评分法对孕妇动态监护,以早期识别高危人群。"高危妊娠评分指标"(修改后的 Nesbitt 评分指标)总分为100分,减去各种危险因素的评分后低于70分,则属高危妊娠,给予高危监护,随妊娠进展可重新评分。

5. 胎动计数　胎动计数是判断胎儿安危最简便有效的方法之一,具体方法详见本书第三章第四节妊娠期管理。

(二) 仪器监护

1. B 型超声　不仅能显示胎儿数目、胎位、有无胎心搏动、胎盘位置及成熟度,而且能测量胎儿的双顶径、胸径、腹径,估计孕龄及预产期、胎儿体重,还能进行无脑儿、脊柱裂、脑积水等畸形的筛查。

2. 胎心听诊　可用听诊器或多普勒胎心仪监测,判断胎儿是否存活,是否存在宫内缺氧。

3. 胎儿电子监护　高危妊娠者,应进行胎儿电子监护,以连续记录胎心率的动态变化及观察胎心率变化与宫缩、胎动之间的关系。胎儿电子监护有两种功能:监测胎心率及预测胎儿宫内储备能力。

(1) 胎心率(FHR)的监测

1) 胎心率基线(FHR-baseline,BFHR):**指在无胎动与无宫缩影响时,持续记录10分钟以上胎心率的平均值**。基线胎心率包括每分钟心搏次数(beats per minute,bpm)及胎心率变异。正常 FHR 为 110~160bpm,FHR>160bpm 或 <110bpm,历时 10 分钟,称心动过速或心动过缓。胎心率基线摆动包括胎心率的摆动频率和摆动幅度。摆动频率是指 1 分钟内波动的次数,正常为≥6 次。摆动幅度指胎心率上下摆动波的高度,正常为 6~25bpm。基线摆动表示胎儿有一定的储备能力,是胎儿健康的表现。**胎心率基线变平即变异消失,提示胎儿储备能力丧失**(图 6-1)。

2) 胎心率一过性变化:受宫缩、胎动、触诊、声响等影响,胎心率发生短暂性变化,随即恢复到基线水平,称胎心率一过性变化,是判断胎儿安危的重要指标。

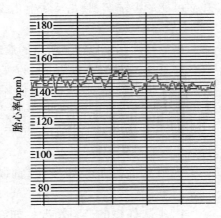

图 6-1　胎心率基线与摆动

胎心率加速,指宫缩时胎心率基线暂时增加 15bpm 以上,持续时间 15 秒以上,是胎儿良好的表现。

胎心率减速,指随宫缩时出现暂时性胎心率减慢,分 3 种:①早期减速:特点是**胎心率曲线下降几乎与宫缩曲线上升同时开始**,最低点与宫缩曲线高峰相一致,即波谷对波峰,**下降幅度 <50bpm,持续时间短,恢复快**,子宫收缩后迅速恢复正常(图 6-2)。一般发生在第一产程后期,为宫缩时胎头受压引起,不受孕妇体位或吸氧而改变。②变异减速:特点是**胎心率减速与宫缩无固定关系**,下降迅速且**幅度 >70bpm**,持续时间长短不一,但恢复迅速(图 6-3)。一般认为是由宫缩时脐带受压兴奋迷走神经引起。③晚期减速:特点是胎心率减速多在宫缩高峰后开始出现,即波谷落后于波峰,时间差多在 30~60 秒,下降幅度 <50bpm,持续时间长,恢复缓慢(图 6-4)。**晚期减速一般认为是胎盘功能不良、胎儿缺氧的表现。**

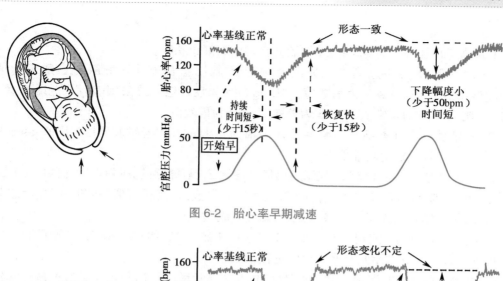

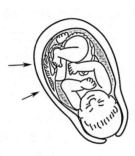

图 6-2　胎心率早期减速

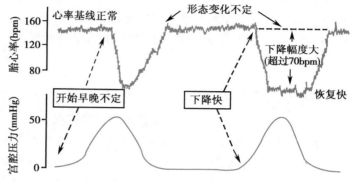

图 6-3　胎心率变异减速

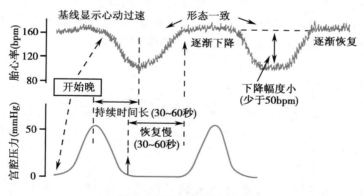

图 6-4　胎心率晚期减速

（2）预测胎儿宫内储备能力

1）无应激试验（NST）：指在**无宫缩、无外界负荷刺激的情况下，对胎儿进行胎心率的观察和记录**，了解胎儿储备能力。一般认为，20 分钟至少有 2 次以上胎动时胎心率加速 **>15bpm 并持续 15 秒以上称有反应型**；达不到上述值，称无反应型，**提示胎儿储备能力差，需做缩宫素激惹试验**。

2）缩宫素激惹试验（OCT）：又称宫缩应激试验（CST）。**用缩宫素静滴或刺激乳头诱导宫缩，胎儿电子监护仪记录胎心率、宫缩变化**。其结果：如多次宫缩后连续重复出现胎心率晚期减速，胎动后无 FHR 增快，为 OCT 阳性；如胎心率基线有变异或胎动后胎心率增快，无胎心率晚期减速，为 OCT 阴性，胎儿 1 周内安全。

4. 胎儿心电图　通过胎儿心脏活动的客观指标及早诊断胎儿宫内缺氧及先天性心脏病。

5. 羊膜镜检查　分娩期胎膜未破，宫口能容受时可用羊膜镜观察羊水情况。

笔记

ER-6-2
高危妊娠管理

ER-6-3
修改后的
Nesbitt 评
分指标

ER-6-4
脊柱裂

ER-6-5
无脑儿

ER-6-6
扫一扫,知
重点

（三）实验室检查

1. 胎盘功能检查 可以间接了解胎儿在宫内的健康状况。

（1）雌三醇（E_3）：通过测孕妇尿或血中 E_3 了解胎盘功能。**孕妇尿雌三醇正常值为 >15mg/24h,10~15mg/24h 为警戒值,<10mg/24h 为危险值**。或采用随意尿测雌激素 / 肌酐（E/C）比值,>15 为正常值,10~15 为警戒值,<10 为危险值。

（2）血清胎盘生乳素（HPL）：孕足月 HPL 值为 4~11mg/L。若妊娠足月时该值 <4mg/L 或突然下降 50%,提示胎盘功能低下。

2. 羊水检查 羊水**卵磷脂 / 鞘磷脂比值（L/S）>2,提示胎肺已成熟**;肌酐值≥176.8μmol/L,提示胎儿肾成熟;胆红素△OD_{450}<0.02,提示胎儿肝成熟;淀粉酶值≥450U/L,提示胎儿唾液腺成熟;脂肪细胞出现率达 20%,提示胎儿皮肤成熟。

3. 胎儿头皮血 pH 测定 头皮血 pH 正常在 7.25~7.35,如在 7.20~7.24,提示胎儿可能有轻度酸中毒,<7.20 则胎儿有严重酸中毒存在。

4. 甲胎蛋白（AFP）测定 孕妇血清 AFP 水平异常增高是诊断胎儿患有**开放性神经管缺损**的重要指标。

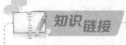

知识链接

唐氏综合征产前筛查

唐氏综合征又称 21- 三体综合征或先天愚型,是最常见的常染色体异常导致患儿中至重度智力障碍的出生缺陷性疾病。通过产前筛查和诊断,可以杜绝该类患儿的出生,降低该病的发生率。妊娠早期筛查是通过 B 型超声测量胎儿的颈项透明层、胎儿鼻骨、血清学检测 β-HCG 和妊娠相关血浆蛋白 A,来评估胎儿罹患唐氏综合征的风险,检出率在 85%~90%;妊娠中期筛查是通过检测血清中的甲胎蛋白、绒毛膜促性腺激素和游离雌三醇,再结合孕妇的年龄、孕周和体重,估计胎儿罹患唐氏综合征的风险;对风险高的孕妇,还可进行绒毛膜和羊膜穿刺检查。

第二节 高危妊娠妇女的护理

【护理评估】

（一）健康史

了解孕妇年龄、生育史、疾病史;本次妊娠经过,是否接触有害物质、有无妊娠合并症或并发症等。

（二）身体状况

1. 身体评估 了解孕妇体重、身高、步态;测量血压,评估心肺功能和下肢水肿程度等。

2. 产科评估 测量宫底高度、腹围、骨盆径线,明确胎方位、听胎心,评估宫缩及阴道流血等情况。

（三）心理 - 社会支持状况

高危孕妇妊娠早期担心流产或胎儿畸形,妊娠晚期担心早产、胎死宫内、死产等,常存在焦虑、恐惧、悲哀、失落及无助感,应评估孕产妇的心理变化、社会家庭支持系统及应对策略。

（四）辅助检查

1. 实验室检查 结合病情进行血尿常规、肝肾功能、血糖及糖耐量、AFP、E_3、L/S 等相关检查。

2. 影像学检查 B 型超声、羊膜镜等。

3. 其他 根据病情需要进行胎心电子监护、胎儿心电图、胎儿头皮血 pH 值测定等。

（五）治疗原则及主要措施

针对引起高危妊娠的病因进行预防和治疗。

1. 产科处理

（1）增强胎儿对缺氧的耐受力：定时吸氧，每日 3 次，每次 30 分钟。维生素 C 2g 加于 10% 葡萄糖注射液 500ml 中静脉输液，每日 1 次，5~7 天一疗程。

（2）预防早产：指导孕妇避免剧烈运动和活动，用宫缩抑制剂抑制宫缩。

（3）终止妊娠：选择适当的时间用引产或剖宫产的方式终止妊娠，胎儿未成熟者，可在终止妊娠前用**肾上腺糖皮质激素促进胎儿肺成熟**，预防新生儿呼吸窘迫综合征。

（4）产时处理：第一产程给予吸氧、严密观察产程进展和胎心变化，尽量少用麻醉、镇静药物，避免加重胎儿缺氧，并做好新生儿窒息的抢救准备；第二产程采取助产术**尽量缩短第二产程**；第三产程预防产后出血和感染。

（5）产后处理：产后继续重视高危产妇，必要时送高危病房进行监护，新生儿按高危儿处理。

2. 病因处理

（1）遗传性疾病：对有遗传性疾病高危因素的孕妇一般在**妊娠 16 周左右做羊水穿刺遗传学诊断**，对异常者及时终止妊娠。

（2）妊娠并发症和妊娠合并症的处理：针对疾病特点进行相应的治疗。

【常见护理诊断 / 问题】

1. 焦虑　与母儿健康受到威胁有关。

2. 知识缺乏　缺乏妊娠期监护和自我保健相关方面的知识。

3. 悲伤　与已存在的或预感到失去胎儿有关。

【护理措施】

1. 治疗配合　严密观察病情，认真执行医嘱并配合处理。为合并糖尿病的孕妇做好血糖监测；对合并心脏病的孕妇正确给予洋地黄类药物；为前置胎盘患者做好输血、输液准备；对宫内发育迟缓者给予静脉治疗；对需人工破膜、手术产的孕妇应做好用物准备及配合工作；做好新生儿的抢救准备及配合；为早产儿或极低体重儿备好暖箱，将高危儿列为重点护理对象等。

2. 心理护理　注意孕妇的心理状态及应对方式，主动倾听其诉说内心感受，鼓励和支持家属的参与。

3. 健康教育　按高危因素给予相应的健康指导。指导孕妇合理饮食：胎儿发育迟缓的孕妇，应摄入高蛋白、高热量饮食，补充维生素及钙、铁等；胎儿生长过快者要控制饮食。指导孕妇取左侧卧位休息，以改善子宫胎盘血液循环。指导孕妇按时产前检查，指导孕妇自我监护，发现异常及时就诊。

第三节　胎儿窘迫的护理

导 入 情 景

温女士，27 岁，怀孕 39 周，在家里突然感到下身有液体流出，并出现一阵阵腹痛，非常害怕，在家人陪伴下来医院就诊。经医生检查，确定胎膜已破，护士在宫缩间歇期听取胎心 3 次，均在 90~100 次 / 分之间，温女士自述胎儿活动比往常频繁。

工作任务

1. 请判断温女士发生的情况。

2. 请对温女士进行正确的护理。

ER-6-7
扫一扫，知
重点

笔记

胎儿在子宫内因急性或慢性缺氧危及其健康和生命的综合症状,称胎儿窘迫(fetal distress)。急性胎儿窘迫多发生在分娩期;慢性胎儿窘迫常发生在妊娠晚期,临产后常发展为急性胎儿窘迫。

【病因】

母体血液含氧量不足、母胎间血氧运输及交换障碍、胎儿自身因素异常,均可导致胎儿窘迫。

1. 胎儿急性缺氧 因母胎间血氧运输及交换障碍或脐带血液循环障碍所致。常见因素:①前置胎盘、胎盘早剥;②脐带异常,如脐带绕颈、脐带脱垂、脐带过长或过短等;③母体血液循环严重障碍致胎盘灌注急剧减少,如各种原因所致休克等;④缩宫素使用不当;⑤孕妇应用麻醉药或镇静剂过量,抑制呼吸。

2. 胎儿慢性缺氧 常见因素:①母体血液含氧量不足,如合并先天性心脏病、重度贫血等;②胎儿严重的心血管疾病、胎儿畸形、母儿血型不合、颅内出血等,导致胎儿运输及利用氧能力下降;③子宫胎盘血管硬化、狭窄、梗死,使绒毛间隙血液灌注不足,如妊娠期高血压疾病、慢性肾炎、糖尿病、过期妊娠等。

【护理评估】

(一)健康史

询问孕妇的年龄、生育史、既往病史等;了解本次妊娠有无并发症、合并症及其他异常;有无产程延长、缩宫素使用不当、急产等;有无胎儿畸形、母儿血型不合等。

(二)身体状况

1. 急性胎儿窘迫

(1)胎心率变化:**是胎儿窘迫最早出现的表现**。缺氧早期胎心率加快 >160bpm;随缺氧的加重,胎心率减慢,低于 110bpm 提示胎儿有危险。

(2)胎动异常:缺氧早期可表现为胎动频繁,继而减弱且次数减少,进而消失。胎动消失 24 小时内胎心也会消失。

(3)羊水胎粪污染:胎儿缺氧可兴奋迷走神经使肠蠕动亢进、肛门括约肌松弛,因而胎粪排入羊水中,使羊水污染。根据污染程度分为 3 度:I度羊水呈浅绿色;II度羊水呈黄绿色;III度羊水浑浊呈棕黄色。**羊水胎粪污染不是胎儿窘迫的特有征象**,如果胎心监护正常不需要特殊处理。

(4)酸中毒:破膜后采集胎儿头皮血进行血气分析。血 pH<7.20,PO_2<10mmHg,PCO_2>60mmHg,表示有酸中毒,应诊断为胎儿窘迫。

2. 慢性胎儿窘迫 多发生在妊娠晚期,往往延续至分娩期并有所加重。主要表现为胎动减少或消失,胎儿生长受限。

(三)心理-社会支持状况

孕产妇常因胎儿的生命危险而产生焦虑,对需手术分娩产生犹豫、无助感。胎儿死亡的孕产妇,通常会经历否认、愤怒、抑郁、接受的心理过程。

(四)辅助检查

1. 胎盘功能检查 出现胎儿窘迫的孕妇一般 24 小时尿 E_3 值急速减少 30%~40%,或妊娠末期连续多次测定 E_3 值在 10mg/24h 以下。

2. 胎儿电子监护 可出现以下情况:NST 呈反应型、胎心率基线变异频率 <3bpm、**OCT 频繁出现晚期减速或变异减速**、胎心率 >160bpm 或 <110bpm。

3. 羊膜镜检查 可见羊水浑浊,呈浅绿色、黄绿色甚至棕黄色。

（五）治疗原则及主要措施

针对病因，及时纠正缺氧状态。

1. 急性胎儿窘迫　轻者嘱产妇**左侧卧位**、**吸氧**、停用缩宫素、静脉滴注**葡萄糖和维生素C**，如胎心率变为正常，可继续观察。如病情紧急或经上述处理无效者，尽快结束分娩。宫口开全，胎先露部已达坐骨棘平面以下 3cm 者，行阴道助产娩出胎儿；宫口未开全或先露部高，应立即行剖宫产。

2. 慢性胎儿窘迫　应根据孕周、胎儿成熟度和窘迫程度决定处理方案。首先应指导孕妇采取左侧卧位，间断吸氧，积极治疗各种并发症或合并症，密切观察病情变化。如果无法改善，则应在促使胎儿成熟后尽快终止妊娠。

【常见护理诊断 / 问题】

1. 气体交换障碍（胎儿）　与胎盘功能减退、脐带受压等有关。

2. 焦虑　与担心胎儿宫内安危有关。

3. 悲伤　与胎儿可能死亡有关。

【护理目标】

1. 胎儿宫内缺氧状况改善。

2. 孕妇焦虑程度减轻。

3. 产妇能够接受胎儿死亡的事实。

【护理措施】

1. 治疗配合

（1）孕妇**左侧卧位**，面罩高浓度间歇**吸氧**，严密监测胎心变化，每隔 10~15 分钟听胎心一次或给予胎心监护，注意胎心变化型态。

（2）脐带受压者，嘱患者朝向脐带受压的对侧卧位；疑因宫缩剂使用不当引起者，应立即停用。

（3）纠正酸中毒：遵医嘱给予 5% 碳酸氢钠 100~200ml 静脉滴注。

（4）协助医生做好阴道助产或剖宫产的术前准备。

（5）做好抢救新生儿窒息的准备，配合医生进行抢救：稠厚胎粪污染者应在胎头娩出后立即清理上呼吸道，新生儿活力差要立即气管插管吸净气道后再行正压通气。

2. 心理护理　向孕产妇及家属提供相关信息，取得他们的配合；对他们的疑虑给予适当的解释。对于胎儿死亡的父母，安排住单间，安排家人陪伴，鼓励他们诉说悲伤，缓解不良情绪。

3. 健康教育　指导高危孕妇增加产检次数，酌情提前住院待产；教会孕妇自数胎动，有异常及时到医院检查；对胎儿死亡的产妇指导其避孕，做好下次妊娠指导。

【护理评价】

1. 胎儿缺氧情况是否改善。

2. 孕妇焦虑程度是否减轻。

3. 产妇是否接受胎儿死亡的现实。

思 考 题

吴女士，29 岁，初孕妇，以"妊娠 40 周，阵发性腹痛 5 小时"入院。查体：一般情况良好，心肺无异常。产科检查：宫高 30cm，腹围 100cm，胎方位 ROA，胎心率 148 次 / 分，宫缩规律。骨盆外测量各径线值均正常，肛查宫颈管已消，宫口开大 2cm，S^{+1}，胎膜未破。收其入院待产，同时进行胎心监护，10 分钟出现 3 次晚期减速。

ER-6-8
扫一扫，测一测

笔记

请问：

（1）该产妇目前的医疗诊断是什么？

（2）目前该产妇的主要护理诊断是什么？

（3）针对主要护理诊断应给予哪些护理措施？

（王晋荣）

第七章
妊娠期并发症妇女的护理

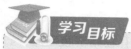

1. 掌握流产、异位妊娠、前置胎盘、胎盘早剥和妊娠期高血压疾病的护理评估与护理措施。

2. 熟悉流产、异位妊娠、前置胎盘、胎盘早剥、早产、过期妊娠、羊水过多、羊水过少的概念;早产、过期妊娠和羊水量异常孕妇的护理评估及护理措施。

3. 了解流产、异位妊娠、前置胎盘、胎盘早剥、妊娠期高血压疾病、早产、过期妊娠、羊水量异常的病因。

4. 学会识别妊娠期并发症;能够运用护理程序对妊娠期并发症妇女进行整体护理。

5. 具有良好的沟通能力、稳定的工作情绪及医护合作抢救的能力。

第一节 流 产

导 入 情 景

黄女士,24 岁,第 1 胎,现怀孕 10 周。今早乘地铁途中感觉有液体从阴道流出,并伴下腹隐痛,上厕所时发现分泌物为血性,暗红色,浸湿内裤。黄女士很紧张,马上到医院就诊。

工作任务

1. 根据上述表现告诉黄女士最可能发生的情况。

2. 为了明确诊断,帮助她预约必要的检查。

3. 确诊后对她进行妥善的护理。

ER-7-1
扫一扫,知
重点

妊娠不满 28 周,胎儿体重不足 1000g 而终止妊娠者称流产(abortion)。流产分为自然流产(spontaneous abortion)和人工流产(artificial abortion)。发生在妊娠 12 周前者称早期流产(early abortion),发生在妊娠 12 周以后者为晚期流产(late abortion)。本节内容仅限于自然流产。胚胎着床后约 31% 者发生自然流产,其中 80% 为早期流产。

【病因】

1. **染色体因素** **胚胎或胎儿染色体异常是自然流产最常见的原因。**早期自然流产中染色体异常的胚胎占半数以上,多为染色体数目与结构的异常。

2. **母体因素** 妊娠期高热可引起子宫收缩而发生流产;细菌毒素或病毒通过胎盘进入胎儿血液循环,致胎儿死亡而流产;慢性疾病,如慢性肾炎或高血压,胎盘可能发生梗死导致流产;严重贫血或心功能不全可致胎儿缺氧、死亡而引起流产;生殖器异常、内分泌失调、创伤、免疫功能异常等均可引起流产。

3. 环境因素 过多接触有害的化学物质(如砷、铅、苯、DDT等)和物理因素(如放射线、噪声、高温等)均可引起流产。

【护理评估】

(一) 健康史

询问患者的停经史、早孕反应、腹痛及阴道流血等情况;了解妊娠期间有无全身性疾病、生殖器官疾病、内分泌功能失调及有无接触有害物质等。

(二) 身体状况

主要表现为停经后阴道流血和腹痛,不同流产类型表现不同。

1. 先兆流产(threatened abortion) 停经后出现**少量阴道流血**,伴有**轻微下腹疼痛**。妇科检查:**子宫颈口未开**,胎膜未破,**子宫大小与孕周相符**。

2. 难免流产(inevitable abortion) 指流产不可避免。主要表现为**阴道流血增多,腹痛加剧**,或出现阴道流液。妇科检查:**子宫颈口已扩张**,或可见**胚胎组织或胎囊堵塞于宫颈口内**,**子宫大小与孕周相符或略小**。

3. 不全流产(incomplete abortion) 指妊娠物部分排出,还有部分残留于宫腔内。因宫腔内有残留物,导致子宫收缩不良,阴道流血,严重时可致失血性休克。妇科检查:**子宫颈口扩张**,有时可见**妊娠物组织堵塞于宫颈口内**,**子宫小于孕周**。

4. 完全流产(complete abortion) 指妊娠物已全部排出,阴道流血和腹痛逐渐消失。**妇科检查:子宫颈口已关闭,子宫大小接近正常或略大**。

此外,流产还有以下3种特殊情况:

1. 稽留流产(missed abortion) 又称过期流产,指胚胎或胎儿死亡后滞留于宫腔内未及时自然排出者。妇科检查:**子宫颈口关闭,子宫小于孕周**。

2. 复发性流产(recurrent spontaneous abortion,RSA) 指与同一性伴侣连续发生3次或3次以上自然流产。复发性流产多数为早期流产。其发病原因与偶发性流产基本一致。

3. 流产合并感染(septic abortion) 流产过程中,如果阴道流血时间过长,有组织残留于宫腔内或者非法堕胎等,有可能引起宫腔内感染,严重时感染可扩展到盆腔、腹腔乃至全身,并发盆腔炎、腹膜炎、败血症,甚至感染性休克。

(三) 心理-社会支持状况

孕妇因阴道流血、腹痛表现为焦虑不安。担心妊娠结局,可表现伤心、自责、情绪低落等。

(四) 辅助检查

根据情况可进行B型超声、妊娠试验、孕激素测定及血常规、血小板、出凝血时间等检查。

(五) 治疗原则及主要措施

根据流产的不同类型给予相应的处理。对先兆流产者给予保胎;对难免流产和不全流产,应尽快清宫,以防止出血和感染;完全流产一般无需特殊处理;对复发性流产者,应查明原因,针对病因治疗;对稽留流产者,应及早排出宫腔内组织,术前检查凝血功能,如正常可用雌激素治疗3天以提高子宫敏感性,如凝血功能障碍应纠正后再行清宫。对流产合并感染者,原则上在控制感染的同时尽快清除宫内残留物,如阴道出血不多,先控制感染再清宫;阴道流血多者,在抗感染同时用卵圆钳夹出宫腔内大块残留组织,使出血减少,术后继续用抗生素,待感染控制后再彻底清宫。

【常见护理诊断/问题】

1. 有感染的危险 与阴道流血时间长、行宫腔内手术操作等有关。

2. 焦虑 与担心妊娠失败有关。

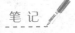
笔记

3. 潜在并发症:出血性休克。

【护理目标】

1. 患者无感染发生,体温、白细胞计数无异常。

2. 患者能叙述焦虑的心理感受,情绪稳定,并积极配合治疗与护理。

3. 患者阴道出血得到有效控制,生命体征保持正常。

【护理措施】

1. 治疗配合

(1)保胎护理:嘱患者**绝对卧床休息,禁止性生活**及不必要的妇科检查。必要时遵医嘱给予对胎儿危害小的镇静剂、黄体酮、维生素 E 等保胎药物。密切观察病情变化,发现异常及时报告医生。经过 2 周治疗病情不缓解应停止保胎。

(2)手术护理:对需手术治疗者,做好术前准备,备缩宫素;术中密切观察生命体征,遵医嘱使用宫缩剂,预防出血;术后观察子宫收缩、阴道流血等情况,组织物送病理检查。

(3)休克护理:大量阴道流血伴休克时,患者取中凹卧位,吸氧,保暖,严密观察生命体征,正确评估出血量,迅速建立静脉通道,遵医嘱补充血容量。

(4)预防感染:保持外阴清洁干燥,每日擦洗会阴 2 次,指导患者使用消毒会阴垫并勤换。密切监测患者的体温、白细胞计数,观察阴道流血及分泌物的性状、气味等,若发现感染征象及时报告医生,遵医嘱给予抗生素治疗。各项检查和手术应严格无菌操作,**清宫术后 1 个月禁止盆浴和性生活**。积极改善产妇一般状况,加强营养,纠正贫血,注意休息,给予支持疗法。

2. 心理护理 失去胎儿后,患者会有伤心、悲哀等情绪,护士应给予同情和理解,帮助患者及家属接受现实。护士向其解释流产的相关知识,使其积极配合治疗,为再次妊娠做好准备。

3. 健康教育 继续妊娠者,需定期行孕期检查并做好保健指导。清宫术后,做好卫生宣教,加强营养,合理饮食;注意卫生,保持外阴清洁,**禁止盆浴及性生活 1 个月**;6 周内严格避孕,半年后可以再次妊娠;若有阴道出血增多、下腹痛及发热等表现,需及时就诊。复发性流产患者一旦妊娠应积极保胎,治疗应超过历次流产的妊娠月份,**宫颈内口松弛者于妊娠 14~18 周行宫颈内口环扎术**。

【护理评价】

1. 患者是否发生感染。

2. 患者焦虑是否得到缓解。

3. 患者阴道出血是否得到有效控制,生命体征是否正常。

第二节 异 位 妊 娠

导 入 情 景

曹女士,平时月经规律,一个月来一次。本次月经过期 18 天,近两天阴道少量出血,暗红色,少于月经量,3 小时前大便时突然出现右下腹疼痛,非常严重,像被撕裂一样,还有心慌、出冷汗,急诊入院。查体:患者面色苍白、脉搏细速,BP 70/45mmHg,全腹有压痛、反跳痛。

工作任务

1. 告诉曹女士最可能发生的情况。

2. 为进一步确诊,协助医生完成最简便、可靠的检查。

3. 确诊后做好治疗配合。

ER-7-2
妊娠期并发症妇女的护理(1)

ER-7-3
常见流产的类型

ER-7-4
流产的鉴别诊断

ER-7-5
先兆流产的B型超声图像

ER-7-6
不全流产的B型超声图像

R-7-7
难免流产的B型超声图像

ER-7-8
扫一扫,知重点

笔 记

受精卵在子宫体腔以外着床称异位妊娠(ectopic pregnancy),习称宫外孕。异位妊娠是妇产科的常见急腹症,是孕产妇死亡的原因之一。异位妊娠依据受精卵着床部位不同分为:输卵管妊娠、宫颈妊娠、子宫残角妊娠、卵巢妊娠、腹腔妊娠等(图7-1),其中输卵管妊娠最常见,约占95%。故本节仅介绍输卵管妊娠。

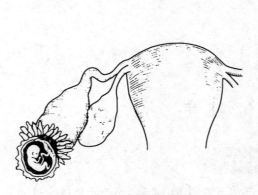

图7-1 异位妊娠的部位

①输卵管壶腹部妊娠;②输卵管峡部妊娠;③输卵管伞部妊娠;④输卵管间质部妊娠;⑤腹腔妊娠;⑥阔韧带妊娠;⑦卵巢妊娠;⑧宫颈妊娠

【病因】

1. 输卵管炎症 是输卵管妊娠的主要原因,包括输卵管黏膜炎和输卵管周围炎。炎症使输卵管管腔狭窄、堵塞,阻碍受精卵的正常运行。

2. 输卵管手术 输卵管绝育术及其他手术,如形成输卵管瘘管或再通,均有导致输卵管妊娠的可能。

3. 输卵管发育不良或功能异常 输卵管过长、肌层发育不良、黏膜纤毛缺乏等影响受精卵运行。

4. 其他 子宫肌瘤或卵巢肿瘤、宫内节育器避孕失败、辅助生殖技术等可导致输卵管妊娠。

【病理】

1. 输卵管妊娠流产 多见于妊娠8~12周的输卵管壶腹部妊娠。由于输卵管蜕膜不完整,发育到一定时期,胚囊与管壁分离,形成输卵管妊娠流产(图7-2)。如果发生输卵管妊娠完全流产,出血一般不多;发生输卵管妊娠不完全流产,则可引起大量出血。

2. 输卵管妊娠破裂 多见于妊娠6周左右的输卵管峡部妊娠。胚囊生长侵蚀肌层及浆膜,最后穿破浆膜,造成输卵管妊娠破裂(图7-3),短时间腹腔内大量出血,严重时可引起休克。

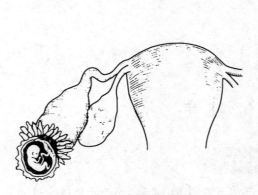
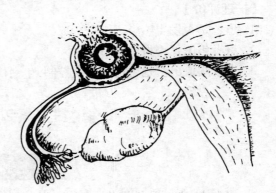

图7-2 输卵管妊娠流产

图7-3 输卵管妊娠破裂

【护理评估】

(一)健康史

仔细询问月经史,准确推算停经时间。评估患者既往有无慢性输卵管炎、输卵管手术、辅助生殖技术、放置宫内节育器、盆腔肿瘤等。

(二)身体状况

1. 症状

(1)停经:多数患者停经6~8周。

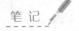

(2) 腹痛:**是输卵管妊娠患者就诊的主要症状**。输卵管妊娠流产或破裂前,常表现为一侧下腹部隐痛或酸胀感。输卵管妊娠流产或破裂时,突感一侧下腹撕裂样疼痛,常伴恶心、呕吐。随后血液由局部流向全腹,疼痛遍及全腹,可放射至肩部;血液积聚在子宫直肠陷凹时,可有肛门坠胀感。

(3) 阴道流血:胚胎死亡后,常有不规则阴道流血,色深褐或暗红,量少呈点滴状,一般少于月经量。阴道流血可伴有蜕膜管型或蜕膜碎片排出,由子宫蜕膜剥离所致。阴道流血常在病灶去除后方能停止。

(4) 晕厥与休克:腹腔内出血及剧烈的腹痛可引起患者晕厥与休克,与阴道流血量不成比例。

2. 体征

(1) 一般情况:腹腔内出血较多时,出现面色苍白、脉搏快而细弱、血压下降等休克表现。

(2) 腹部检查:下腹部有明显压痛及反跳痛,尤以患侧为重,腹肌紧张不明显。出血较多时,叩诊有移动性浊音,血凝后下腹可触及包块。

(3) 盆腔检查:阴道有少量血液;**阴道后穹隆饱满有触痛;宫颈举痛或摇摆痛明显**;子宫稍大、软,内出血多时,子宫有漂浮感;子宫一侧或后方可触及有触痛的肿块。

(三) 心理 - 社会支持状况

因担心大量出血与剧烈腹痛会危及生命,患者及家属出现恐惧,也可因担心以后的受孕能力出现自责、悲伤等情绪反应。

(四) 辅助检查

1. HCG 测定　尿或血 HCG 测定对早期诊断异位妊娠至关重要,异位妊娠者的 HCG 水平低于宫内妊娠者。

2. B 型超声检查　宫腔内无妊娠囊,附件区可见轮廓不清的液性或实性包块,内见胚囊或胎心搏动即可确诊。

3. 孕酮测定　输卵管妊娠时,血清孕酮水平偏低,多数在 10~25ng/ml。如果血清孕酮值小于 5ng/ml,应考虑宫内妊娠流产或异位妊娠。

4. 阴道后穹隆穿刺术　是一种简单可靠的诊断方法。腹腔内血液易积聚在子宫直肠陷凹,经阴道后穹隆穿刺抽出暗红色不凝血,说明有腹腔内出血。

5. 腹腔镜检查　是诊断异位妊娠的金标准,适用于输卵管妊娠尚未破裂或流产的患者。

6. 诊断性刮宫　仅适用于阴道出血较多的患者,以排除宫内妊娠。宫腔刮出物送检仅见蜕膜而无绒毛,有助于异位妊娠的诊断。

(五) 治疗原则及主要措施

包括手术治疗和药物治疗。

1. 手术治疗　适用于异位妊娠流产或破裂后出血较多、症状重、伴休克的患者,在抗休克的同时尽快手术。手术分为保守手术和根治手术,保守手术为保留患侧输卵管,根治手术为切除患侧输卵管。

2. 药物治疗　适用于早期输卵管妊娠、要求保存生育能力的年轻患者。常用**甲氨蝶呤(MTX)**,常用剂量为 0.4mg/(kg·d),肌内注射,5 天为一疗程。

【 常见护理诊断 / 问题 】

1. 有休克的危险　与腹腔内出血有关。

2. 急性疼痛　与输卵管妊娠破裂及血液刺激腹膜有关。

3. 恐惧　与担心手术失败和未来生育受到影响有关。

【 护理目标 】

1. 患者腹腔内出血及时得到控制,生命体征稳定在正常范围。

笔记

2. 患者腹痛原因被及时发现,经积极治疗疼痛缓解。

3. 患者能叙述恐惧的心理感受,情绪稳定,并积极配合治疗与护理。

【护理措施】

1. 治疗配合

(1)休克及手术患者护理:大量内出血出现休克征兆时,以"抢救休克同时进行手术"为原则。患者取中凹位,保暖,吸氧;遵医嘱输血、输液,快速补充血容量,建立两条静脉通路,做好交叉配血试验;严密监测生命体征,每 10~15 分钟测一次并记录,观察阴道流血及腹痛的情况,发现异常及时报告医生并配合抢救;协助完成各项检查;按腹部手术要求做好术前准备、术中配合和术后护理。

(2)药物治疗护理:严密观察病情,监测生命体征,观察阴道流血和腹痛情况,发现异常及时报告医生并配合抢救。嘱患者绝对卧床休息,避免增加腹压,保持大便通畅,以免诱发活动性出血。告知患者病情发展的指征,如有出血增多、腹痛加剧、肛门坠胀等应及时报告。有阴道排出物时应及时送检。

2. 心理护理　向患者介绍治疗方法的必要性和可行性,鼓励患者说出心理感受,消除患者恐惧心理,接受治疗方案。允许家属陪伴,稳定患者情绪,提供心理安慰。

3. 健康教育　输卵管妊娠的预后在于防止输卵管的损伤和感染。因此护士要做好健康保健工作,防止发生盆腔感染。嘱患者出院后合理休息,加强营养,纠正贫血;保持外阴清洁,禁止盆浴及性生活 1 个月,预防感染;指导患者采取避孕措施,一旦再次妊娠,应及早进行 B 型超声检查排除异位妊娠。

ER-7-9
异位妊娠的概述

ER-7-10
异位妊娠的
B 型超声影像

| ER-7-11
异位妊娠的
B 型超声图像 | ER-7-12
切口妊娠的
B 型超声图像 | ER-7-13
异位妊娠破裂的 B 型超声图像 | ER-7-14
阴道后穹隆穿刺 | ER-7-15
异位妊娠的腹腔镜手术 |

【护理评价】

1. 患者腹腔内出血是否及时控制,休克是否发生。

2. 患者腹痛是否缓解。

3. 患者恐惧是否减轻。

第三节　妊娠期高血压疾病

导 入 情 景

毛女士,34 岁,第 1 次怀孕,现妊娠 30 周,近 10 天来孕妇两侧大腿出现水肿,两天来没有原因地头晕、看东西模糊不清,为诊治来医院。查体:BP 170/110mmHg,P 86 次 / 分,水肿至大腿根部。

工作任务

1. 根据上述表现告诉毛女士现在面临的情况。

2. 为帮助明确诊断,协助毛女士进行必要的检查。

3. 确诊后为毛女士提供安全的护理。

ER-7-16
扫一扫,知重点

笔记

妊娠期高血压疾病(hypertensive disorders complicating pregnancy)是妊娠与血压升高并存的一组疾病,发病率约 5%~12%。妊娠 20 周后出现高血压、水肿、蛋白尿,严重时可出现抽搐、昏迷及心、肾功能衰竭,是孕产妇和围生儿死亡的重要原因。

【病因】

1. 高危因素　初孕妇、孕妇年龄小于 18 岁或大于 40 岁、多胎妊娠、羊水过多、妊娠期高血压病史及家族史、慢性高血压、慢性肾炎、孕妇体重过低、孕妇肥胖及低社会经济状况等。

2. 发病原因　病因尚不明确,可能与胎盘浅着床、免疫、血管内皮细胞受损、遗传因素、胰岛素抵抗等有关。

【病理生理变化及对母儿的影响】

本病基本病理生理变化是全身小血管痉挛、内皮损伤及局部缺血。临床表现为水肿、蛋白尿、高血压等。全身各系统、各脏器血液灌流减少,可导致脑水肿、脑血栓、脑出血、心功能衰竭、肾功能衰竭、肝功能异常、胎盘早剥、失明、DIC 等严重并发症,甚至导致母儿死亡。

【分类及临床表现】

分类与临床表现见表 7-1。

表 7-1　妊娠期高血压疾病的分类及临床表现

分类		临床表现
妊娠期高血压		BP ≥140/90mmHg,妊娠期首次出现,并于产后 12 周恢复正常;尿蛋白(−);患者可伴有上腹部不适或血小板减少,产后方可确诊
子痫前期	轻度	BP ≥140/90mmHg,妊娠 20 周以后出现;尿蛋白≥0.3g/24h 或(+)。可伴有上腹部不适、头痛等症状
	重度	BP ≥160/110mmHg,妊娠 20 周以后出现;尿蛋白≥5.0g/24h 或(+++);血肌酐 >106μmol/L;血小板 <100×10⁹/L;微血管病性溶血(血 LDH 升高);血清 ALT 或 AST 升高;持续性头痛或其他脑神经功能或视觉障碍;持续性上腹不适
子痫		子痫前期孕妇抽搐不能用其他原因解释
慢性高血压并发子痫前期		高血压孕妇妊娠 20 周以前无尿蛋白,若出现尿蛋白≥0.3g/24h;或妊娠前有蛋白尿,妊娠后尿蛋白突然增加,血压进一步升高,或血小板 <100×10⁹/L
妊娠合并慢性高血压		妊娠 20 周以前 BP ≥140/90mmHg,妊娠期无明显加重;或妊娠 20 周后首次诊断为高血压并持续到产后 12 周以后

子痫按照发生时间分为产前子痫、产时子痫、产后子痫,以产前子痫多见。子痫的典型发作过程首先表现为眼球固定,瞳孔散大,头偏向一侧,牙关紧闭。继而口角及面肌颤动,数秒后发展为全身及四肢肌强直,双手紧握,双臂屈曲,迅速发生强烈抽动。抽搐时**呼吸停止**,面色青紫,**意识消失**。持续约 1~1.5 分钟后抽搐停止,呼吸恢复,重症患者可陷入昏迷。

【护理评估】

(一)健康史

询问是否存在妊娠期高血压疾病的高危因素;既往有无高血压病、慢性肾炎及糖尿病等病史;本次妊娠有无高血压、蛋白尿、水肿、头痛、视觉障碍、上腹不适、抽搐等症状,做过何种治疗。

(二)身体状况

重点评估患者血压、尿蛋白、水肿程度、自觉症状、抽搐及昏迷等状况;评估有无并发症存在。

(三)心理-社会支持状况

部分孕妇及家属缺乏对疾病的认识,症状不明显时,心理上往往对疾病不重视;当症状

ER-7-17
妊娠高血压
疾病的病理
表现——全
身小动脉痉
挛

ER-7-18
妊娠高血压
疾病的症状

ER-7-19
妊娠高血压
疾病引起的
器官损伤

ER-7-20
妊娠高血压
疾病引起的
视网膜出血

ER-7-21
妊娠高血压
疾病孕妇的
眼底血管变
化

ER-7-22
知识链接：
HELLP 综
合征

笔记

明显时，孕妇常因担心自身和胎儿的安危而产生焦虑不安的情绪；子痫抽搐意识恢复后，患者出现困惑、易激惹、烦躁。

（四）辅助检查

1. 血液检查　进行血常规、全血黏度、凝血功能等的测定，了解患者有无凝血功能障碍、血液浓缩等；检测患者肝、肾功能。

2. 尿液检查　检测尿常规、尿比重、尿蛋白等，注意尿中有无红细胞及管型、肾功能有无严重受损。

3. 眼底检查　子痫前期重度时，眼底小动脉痉挛，动静脉管径比例从正常时的 2∶3 变成 1∶2，甚至 1∶4，视网膜水肿、渗出、出血，严重时可发生视网膜剥离，导致患者视力模糊或失明。

4. 其他检查　心电图、B 型超声、胎儿心电监护、胎儿成熟度及胎盘功能检查等。

（五）治疗原则及主要措施

治疗原则是休息、镇静、解痉，有指征地降压、利尿，密切监测母胎情况，适时终止妊娠。根据病情轻重，进行个体化治疗。

1. 妊娠期高血压　加强休息，适当应用镇静药，监测母胎情况，必要时住院治疗。

2. 子痫前期　应**镇静、解痉，有指征地降压、利尿，密切监测母胎情况，适时终止妊娠**。子痫前期患者应住院治疗，防止子痫及并发症的发生。

3. 子痫　是本病最严重的阶段，直接关系到母儿安危，应积极处理。处理原则为控制抽搐，纠正缺氧和酸中毒，在控制血压、抽搐的基础上终止妊娠。一般抽搐控制后 **2** 个小时可考虑终止妊娠。

【常见护理诊断 / 问题】

1. 有母儿受伤的危险　与发生抽搐、昏迷及胎盘缺血等有关。

2. 体液过多　与水钠潴留、低蛋白血症有关。

3. 焦虑　与担心疾病危及母儿健康和生命有关。

4. 潜在并发症：脑出血、心力衰竭、DIC、肾衰竭、胎盘早剥、胎儿窘迫等。

【护理目标】

1. 孕妇病情缓解，母儿受伤的危险性降低。

2. 水肿减轻或消失。

3. 孕妇焦虑减轻，情绪稳定，能积极配合治疗与护理。

4. 孕妇无并发症，或并发症被及时发现与处理。

【护理措施】

1. 妊娠期高血压孕妇的护理

（1）加强休息：保证充足睡眠，宜**取左侧卧位**，每天休息不少于 10 小时。

（2）合理饮食：摄入充足的蛋白质、热量、**不限盐和液体**，但对全身水肿者应适当限制盐的摄入。

（3）合理使用镇静剂：为保证充分休息，遵医嘱适当给予镇静剂，如地西泮 2.5~5mg，每日 3 次口服。

（4）间断吸氧：遵医嘱给予间断吸氧，每日 3 次，每次 1 小时。

（5）密切监护母儿状态：加强产前检查，注意孕妇的自觉症状，每日测体重及血压，每两日复查尿蛋白。定期监测胎儿发育状况和胎盘功能，指导孕妇每日胎动计数，勤听胎心。

2. 子痫前期孕妇的护理　应住院治疗，防止子痫及并发症的发生。

（1）休息：同妊娠期高血压。

（2）解痉：**首选药物为硫酸镁**。硫酸镁有预防和控制子痫发作的作用。

1）用法：采用静脉或肌内注射给药。遵医嘱正确用药：①首次负荷量为 25% 硫酸镁 20ml 加于 25% 葡萄糖注射液 20ml 中缓慢静脉注入（>5 分钟）；② 25% 硫酸镁 60ml 加于 10% 葡萄糖注射液 1000ml 中静脉滴注，速度以每小时 1~2g 为宜，每日用量 15~20g；③ 25% 硫酸镁 20ml 加 2% 利多卡因 2ml，深部肌内注射。

2）毒性反应：硫酸镁中毒首先表现为膝反射减弱或消失，随着浓度的增加进一步出现肌张力减退及呼吸抑制，严重者可出现心脏骤停。

3）注意事项：护士用药前及用药过程中应注意：①膝反射存在；②呼吸≥16 次 / 分；③尿量≥17ml/h 或≥400ml/24h；④备有 10% 葡萄糖酸钙，一旦出现中毒反应，立即停药同时静脉注射 10% 葡萄糖酸钙 10ml。

（3）镇静：镇静剂兼有镇静和抗惊厥作用，适用于硫酸镁有禁忌或疗效不明显者。常用地西泮和冬眠合剂。用药时注意监测血压，防止出现直立性低血压。

（4）降压：主要适用于由于血压过高防止脑血管意外及胎盘早期剥离时，收缩压≥160mmHg 和（或）舒张压≥110mmHg 时必须给予降压治疗。用药选择以不影响心排出量、肾血流量及子宫胎盘血流灌注为原则。常用的药物有肼屈嗪、拉贝洛尔、硝苯地平等。

（5）利尿：一般不主张应用，仅用于全身性水肿、急性心力衰竭、肺水肿、脑水肿等时，常用呋塞米、甘露醇（心衰时禁用）等利尿剂。

3. 子痫患者的护理

（1）控制抽搐：首选药物为硫酸镁，必要时加用强有力的镇静药物。如血压过高加用降压药物；如有脑水肿需降低颅内压时，给予 20% 甘露醇 250ml 快速静脉滴注；出现肺水肿时则用呋塞米 20~40mg 静脉注射。

（2）防止受伤：专人护理，保持呼吸道通畅，患者取头低侧卧位，及时清理呼吸道内分泌物和呕吐物，防止窒息发生。床边加床档，防止摔伤。准备好开口器和压舌板，预防唇舌咬伤。

（3）减少刺激：将患者安置在单人暗室，保持安静，空气流通，避免声、光刺激，治疗和护理操作尽量轻柔且相对集中。

（4）严密监护：密切注意血压、脉搏、呼吸、体温及尿量（留置尿管），记录出入量，及时送尿常规检查，做眼底、血液化验及心电图等检查，及早发现并处理脑出血、肺水肿、急性肾衰竭等并发症。

4. 适时终止妊娠 终止妊娠是治疗妊娠期高血压疾病的有效措施。

（1）指征：①子痫前期孕妇经积极治疗 24~48 小时无明显好转；②子痫前期孕妇，孕龄已超过 34 周；③子痫前期孕妇，孕龄不足 34 周，胎盘功能减退，而胎儿成熟度检查提示胎儿已成熟者；如胎肺不成熟，可用地塞米松促胎肺成熟后终止妊娠；④子痫控制后 2 小时可考虑终止妊娠。

（2）终止妊娠方式：可根据具体情况选择剖宫产或阴道分娩。

（3）产时及产后护理：阴道分娩者需加强各产程护理。第一产程，应严密观察产妇的血压、脉搏、子宫收缩、胎心及有无自觉症状。第二产程，应尽量缩短，避免产妇用力，初产妇可考虑行阴道助产术。第三产程，必须预防产后出血，可用缩宫素，禁用麦角新碱。产后仍需监测血压，重症患者产后仍有发生子痫的可能，应继续硫酸镁治疗 1~2 天。使用大量硫酸镁的产妇，产后易出现子宫收缩乏力，应严密观察子宫复旧情况，严防产后出血。

5. 心理护理 鼓励患者说出内心感受和疑惑，以缓解焦虑。向患者及家属解释病情，说明本病是可逆的，产后多能恢复正常，及时提供疾病的相关信息，使其积极配合治疗和护理。

6. 健康教育 加强妊娠期保健管理，定期产前检查，发现异常及时就医；孕期保证足够的休息和愉快的心情，休息时取左侧卧位；合理营养，进食富含蛋白质、维生素、铁、钙、镁、

笔记

硒、锌等微量元素的食物及新鲜蔬果,减少动物脂肪及过量的盐摄入,孕20周起每日补钙1~2g;加强宣教,产褥期继续监测血压。产后严格避孕,再次妊娠时间尽量选择在血压正常1年后,预防疾病复发。

【护理评价】

1. 孕妇病情是否得到及时控制,母儿有无受伤。

2. 孕妇水肿是否减轻或消失。

3. 孕妇焦虑是否缓解。

4. 孕妇是否发生并发症。

第四节 前置胎盘

导入情景

白女士,3年前剖宫产1女婴,现第2次怀孕,已经32孕周。夜间起床小便时发现身下床单被血浸湿,出血量多于平时月经量,没有腹痛等其他症状。孕妇与家属非常紧张,立即来院。

工作任务

1. 根据上述表现告诉白女士最可能发生的情况。

2. 为帮助明确诊断,指导白女士进行必要的检查。

3. 确诊后为白女士提供正确的健康宣教。

妊娠28周后,若胎盘附着于子宫下段,下缘达到或覆盖宫颈内口,位置低于胎儿的先露部,称前置胎盘(placenta previa)。前置胎盘是导致晚期妊娠出血的主要原因之一,因大量出血处理不当可危及母儿生命。国外报道发生率为0.5%,国内报道为0.24%~1.57%,多见于经产妇。

【病因】

病因目前尚不清楚,高龄初产、经产妇、多产、吸烟、吸毒女性为高危人群;可能与子宫内膜损伤及病变、多胎妊娠致胎盘面积过大、受精卵滋养层发育迟缓等有关。

【分类】

根据胎盘下缘与宫颈内口的关系,前置胎盘分为3种类型(图7-4):

1. 完全性前置胎盘 又称中央性前置胎盘,宫颈内口完全被胎盘组织覆盖。

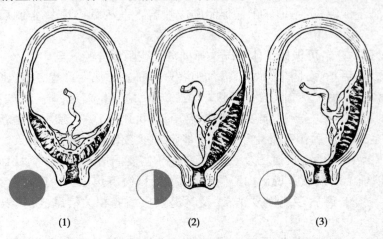

(1)　　　　　　　　(2)　　　　　　　　(3)

图7-4 前置胎盘的类型

(1)完全性前置胎盘;(2)部分性前置胎盘;(3)边缘性前置胎盘

ER-7-23
扫一扫,知重点

笔记

2. 部分性前置胎盘　胎盘组织部分覆盖宫颈内口。

3. 边缘性前置胎盘　胎盘组织附着于子宫下段,其边缘到达子宫颈内口,但未超越宫颈内口。

【护理评估】

(一)健康史

详细询问孕妇年龄、有无吸烟或吸毒史;有无多产、多次刮宫、子宫手术史或宫腔感染史;有无妊娠晚期阴道流血等情况。

(二)身体状况

1. 症状　**典型症状为妊娠晚期或临产时,发生无诱因、无痛性反复阴道流血。**阴道流血发生的时间、流血量、出血次数与前置胎盘的类型有关。完全性前置胎盘初次出血的时间较早,**多出现在妊娠 28 周左右,也称"警戒性出血"**。出血次数频繁,量较多,阴道出血量大时可造成患者休克。边缘性前置胎盘初次出血时间较晚,多在妊娠 37~40 周或临产后,出血量较少。部分性前置胎盘出血情况介于前两者之间。

2. 体征　子宫软、无压痛,子宫大小与孕周相符;因胎盘位置低影响先露部入盆,胎先露高浮,易发生胎位异常;胎盘附着于子宫前壁者,可在耻骨联合上方听到胎盘血流杂音。

(三)心理 - 社会支持状况

孕妇及其家属因突发阴道流血表现为紧张与害怕,担心母儿安危。

(四)辅助检查

1. B 型超声检查　B 型超声能清晰显示胎先露、胎盘与宫颈的位置,胎盘定位准确率高,是诊断前置胎盘的**首选方法**,简单、安全、可靠。

2. 产后胎盘及胎膜检查　分娩后胎盘检查,在胎盘边缘见陈旧性紫黑色血块附着,且**胎膜破口距胎盘边缘在 7cm 以内者**,可诊断为前置胎盘。

(五)治疗原则及主要措施

抑制宫缩、止血、纠正贫血及预防感染,根据病情决定期待疗法或终止妊娠。

1. 期待疗法　目的是延长妊娠周数,使胎儿达到或接近足月,以提高围生儿存活率。适用于孕妇一般情况良好,妊娠不足 34 周,估计胎儿体重不足 2000g,阴道流血量不多者。治疗中一旦发生大量出血,应立即终止妊娠。

2. 终止妊娠　孕妇反复多量出血致贫血甚至休克者;胎龄达 36 周以上;胎儿成熟度检查提示胎儿肺成熟者;胎龄未达 36 周,出现胎儿窘迫征象。**剖宫产术是处理前置胎盘的主要手段**,阴道分娩适用于边缘性前置胎盘、出血不多、头先露、估计能在短时间内结束分娩者。

【常见护理诊断 / 问题】

1. 外周组织灌注无效　与反复大量阴道流血有关。

2. 潜在并发症:早产、胎儿窘迫、产后出血、感染等。

3. 焦虑　与担心自身及胎儿的安危有关。

【护理目标】

1. 孕妇出血及时控制,生命体征稳定在正常范围。

2. 孕妇未发生并发症,或并发症被及时发现与处理。

3. 孕妇情绪稳定,积极配合治疗与护理。

【护理措施】

1. 治疗配合

(1)期待疗法的护理

1)保证休息,减少刺激:需住院观察,绝对卧床休息,以左侧卧位为佳,定时间断吸氧,

ER-7-24
妊娠期并发症妇女的护理(2)

ER-7-25
前置胎盘的临床类型

ER-7-26
边缘性前置胎盘

ER-7-27
边缘性前置胎盘的 B 型超声图像

ER-7-28
部分性前置胎盘

笔记

每日 3 次,每次 1 小时。避免各种刺激,腹部检查时动作要轻柔,**禁阴道检查和肛查**。

2) 监测病情:严密观察并记录生命体征,阴道流血量、色、时间,监测胎儿宫内状态,发现异常及时报告医生。

3) 纠正贫血:遵医嘱口服硫酸亚铁、输血等,加强饮食指导,多食高蛋白及含铁丰富的食物。

4) 预防早产:遵医嘱给予宫缩抑制剂、镇静剂。

5) 促进胎肺成熟:须提前终止妊娠者,遵医嘱给予地塞米松促进胎肺成熟。

(2) 大出血的护理:抗休克的同时迅速做好剖宫产术前准备。

(3) 终止妊娠的护理:协助孕妇去枕侧卧位,开放静脉,配血,做好输血准备。对剖宫产者遵医嘱做好术前准备和术后护理,做好抢救新生儿窒息的准备,对新生儿按高危儿护理。

(4) 预防产后出血:胎儿前肩娩出后遵医嘱给予缩宫素或麦角新碱加强宫缩,产后严密观察生命体征、阴道流血和宫缩情况。

(5) 预防感染:保持外阴清洁干燥,勤换会阴垫,定时测体温,观察恶露的性状和气味,发现感染征象及时报告医生,并遵医嘱应用抗生素。

2. 心理护理 鼓励孕妇说出焦虑的心理感受,耐心解释相关疾病信息,增强患者的信心与安全感,使其积极配合治疗与护理。

3. 健康教育 做好计划生育指导,避免多产、多次刮宫导致子宫内膜损伤、子宫内膜炎;妊娠出血需及时就诊;孕妇期待治疗出院后,嘱其多休息,避免剧烈运动,学会自我监测,发现异常及时就诊。注意产褥期卫生,保持外阴清洁,预防产后感染。

【护理评价】

1. 孕妇出血是否及时控制。

2. 孕妇是否出现并发症。

3. 孕妇情绪是否稳定,能否主动配合治疗与护理。

第五节 胎盘早期剥离

导入情景

　　房女士,27 岁,第 1 次怀孕,现 36 孕周。怀孕期间一直按时到医院进行产前检查,孕期较平顺。今晨过马路时,被逆行的电瓶车撞击到腹部,随即出现持续性的腹痛,下身少量出血,腹部硬如板状,孕妇疼痛难忍,迅速来医院检查。

工作任务

1. 根据上述表现判断房女士最可能面临的情况。

2. 确诊后对房女士进行全面的护理。

　　妊娠 20 周后或分娩期,正常位置的胎盘在胎儿娩出前全部或部分从子宫壁剥离,称胎盘早剥(placental abruption)。该病起病急,发展快,处理不及时可危及母儿生命,是妊娠晚期一种严重的并发症。

【病因】

胎盘早剥的病因和发病机制尚不明确,可能与下列因素相关:

1. 血管病变 严重**妊娠期高血压疾病**、慢性高血压、慢性肾脏疾病或全身血管疾病时,底蜕膜螺旋小动脉痉挛或硬化,血管破裂出血,引起胎盘早剥。

2. 机械性因素 孕妇腹部受到撞击或挤压、外倒转手术、脐带过短等均可引起胎盘

ER-7-29
扫一扫,知
重点

早剥。

3. **子宫腔内压力骤减** 羊水过多破膜后羊水流出过快,双胎第一个胎儿娩出过速,均可使子宫腔内压力骤减,子宫突然收缩,胎盘与子宫壁发生错位引起剥离。

4. **子宫静脉压突然升高** 孕妇长时间仰卧位时,增大的子宫压迫下腔静脉,回心血量减少;子宫静脉淤血,子宫静脉压突然增高,可致底蜕膜血管破裂,发生胎盘早剥。

【病理与类型】

胎盘早剥的主要病理变化是底蜕膜出血并形成血肿,使胎盘自附着处剥离。依据出血方式分为 3 种类型(图 7-5):

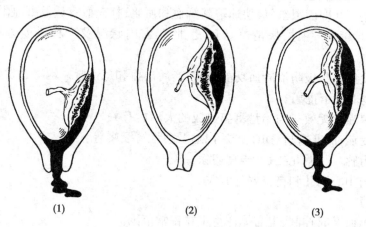

图 7-5 胎盘早剥的类型
(1)显性剥离;(2)隐性剥离;(3)混合性剥离

1. **显性剥离(外出血)** 胎盘剥离后,剥离面出血冲破胎盘边缘,并沿着胎膜与子宫壁之间经子宫颈管流出,有阴道流血。

2. **隐性剥离(内出血)** 若胎盘边缘与子宫壁未剥离,或胎先露部固定于骨盆入口,使得胎盘后出血不能流出,无阴道流血。

3. **混合性出血** 胎盘后血肿因积血增多,血液冲开胎盘边缘与胎膜而流出。

胎盘剥离隐性出血时,胎盘后血肿不断增大,局部压力增大,血液浸入子宫肌层,引起肌纤维分离、断裂甚至变性,当血液侵入子宫浆膜层时,子宫表面出现紫蓝色淤斑,称子宫胎盘卒中。严重的胎盘早剥可引起弥散性血管内凝血(DIC)。

【护理评估】

(一)健康史

询问有无妊娠期高血压疾病、慢性高血压、严重肾脏疾病、外伤等导致胎盘早剥的诱因;了解本次妊娠有无阴道出血、腹痛等情况。

(二)身体状况

根据胎盘剥离面积及病情严重程度将胎盘早剥分为 3 度:

Ⅰ度:以外出血为主,多见于分娩期,胎盘剥离面积小;常无腹痛或有轻微腹痛。腹部检查子宫大小与孕周相符,胎位清楚,胎心正常;多在产后胎盘检查时见母体面有凝血块。

Ⅱ度:胎盘剥离面积占胎盘总面积的 1/3 左右;常伴突然发生的持续性腹痛、腰酸、腰背痛,疼痛程度与胎盘后积血量成正比。多无阴道出血或仅有少量出血,贫血程度与阴道出血量不相符。腹部检查子宫大于孕周,宫底因胎盘后血肿增大而升高。胎盘附着处压痛明显,宫缩有间歇,胎位可扪及,胎儿存活。

Ⅲ度:胎盘剥离面积大于胎盘面积的 1/2;临床表现较Ⅱ度重,可出现休克表现。腹部检查子宫硬如板状,宫缩无间歇,胎位扪不清,胎心常消失。若无凝血障碍属Ⅲa,有凝血障碍者属Ⅲb。

ER-7-30
高血压所致
胎盘早剥的
病理机制

ER-7-31
胎盘早剥的
B 型超声图
像

笔记

（三）心理 - 社会支持状况

胎盘早剥的病情凶险,孕妇及家属常因担心母儿安危而紧张、焦虑。胎儿死亡或需行子宫切除者易产生恐惧、悲哀情绪。

（四）辅助检查

1. B 型超声　可见胎盘与宫壁之间有液性暗区,也可监测胎儿宫内情况。

2. 实验室检查　血常规及凝血功能检查,严重者需检查肾功能。

（五）治疗原则及主要措施

治疗原则是纠正休克,及时终止妊娠,防治并发症。

1. 纠正休克　立即面罩给氧,快速输新鲜血和血浆,补充血容量及凝血因子。

2. 及时终止妊娠　根据病情严重程度、胎儿宫内状况及产程进展等情况决定分娩方式。

3. 处理并发症　积极防治凝血功能障碍、产后出血和急性肾衰竭等并发症。

【常见护理诊断 / 问题】

1. 外周组织灌注无效　与胎盘剥离造成的大出血有关。

2. 潜在并发症:胎儿窘迫、DIC、产后出血及急性肾衰竭等。

3. 无能为力感　与胎儿死亡、子宫切除有关。

4. 恐惧　与担心胎儿和自身安危有关。

【护理目标】

1. 孕产妇出血及时控制,生命体征稳定在正常范围。

2. 孕产妇未出现并发症或并发症被及时发现与处理。

3. 孕产妇能接受子宫切除或胎儿死亡的现实,情绪稳定。

4. 孕产妇恐惧感减轻,积极配合治疗与护理。

【护理措施】

1. 治疗配合

（1）病情观察:严密监测生命体征、尿量并及时记录;观察阴道流血量、颜色和性状、子宫底高度及压痛;观察有无皮下和注射部位出血、阴道流血不凝、咯血等凝血功能障碍的表现,发现异常及时报告医生。

（2）休克患者的护理:迅速建立静脉通路,遵医嘱输血、输液,面罩吸氧,严密监测胎儿情况,做好剖宫产术前准备。

（3）及时终止妊娠:孕妇一般情况好,病情轻,出血少,宫口已开大,估计短时间内可结束分娩者,应行阴道分娩,做好接产和抢救新生儿的准备。胎盘剥离面积大,出血多,病情危急时,应在抗休克同时行剖宫产术,做好术前准备和术后护理。在剖宫产术中发现子宫胎盘卒中,给予注射宫缩剂及子宫按摩,无效者行子宫切除术。

（4）预防产后出血:分娩后及时给予宫缩剂,并配合按摩子宫,无效者遵医嘱做切除子宫的术前准备。产后密切观察生命体征,预防晚期产后出血。

2. 心理护理　稳定患者情绪,消除恐惧;详细说明治疗方式和效果,以取得理解和配合;为胎儿死亡、子宫切除的患者提供情感支持,使其尽快走出阴影,接受现实。

3. 健康教育　定期孕期检查,预防并积极治疗妊娠期高血压疾病、慢性肾炎等疾病;妊娠晚期应鼓励孕妇适量活动,避免长时间仰卧;腹痛及阴道流血时需及时就诊;产后加强营养,纠正贫血,保持外阴清洁,预防感染。

【护理评价】

1. 孕产妇出血是否被及时控制,生命体征是否稳定在正常范围。

2. 孕产妇是否发生并发症或并发症是否被及时发现与处理。

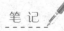
笔记

3. 孕产妇能否接受子宫切除或胎儿死亡的现实。

4. 孕产妇恐惧感是否减轻,能否积极配合治疗与护理。

第六节 早 产

ER-7-32
扫一扫,知
重点

妊娠满 28 周至不足 37 周之间分娩者,称早产(premature delivery)。此时娩出的新生儿称早产儿,出生体重低于 2500g,各器官发育尚未成熟,较难适应外界生活,是围生儿死亡的主要原因之一。我国早产发生率占分娩总数的 5%~15%。

【护理评估】

(一) 健康史

询问孕妇是否有过流产、早产史,核实预产期;了解孕妇有无全身性疾病、外伤、子宫畸形、宫颈内口松弛、子宫肌瘤、生殖器官畸形、胎膜早破、多胎妊娠、羊水过多、胎盘早剥、前置胎盘等早产高危因素。

(二) 身体状况

主要表现为子宫收缩,最初表现为不规则宫缩,伴有阴道血性分泌物或少量流血,继之可发展为规律性宫缩,伴有宫颈管消失和宫颈口扩张,其临床过程与足月分娩相似。临床上可分为先兆早产和早产临产两个阶段。

1. 先兆早产 有规律或不规律的宫缩,伴有宫颈管进行性缩短。

2. 早产临产 需符合下列条件:①出现规律宫缩(20 分钟≥4 次或 60 分钟≥8 次),伴宫颈进行性改变;②宫颈展平≥80%;③宫口扩张 1cm 以上。

(三) 心理 - 社会支持状况

出现早产征兆时,孕妇及家属多无思想准备,同时担心新生儿安全与健康,易产生焦虑、恐惧等情绪。

(四) 辅助检查

1. B 型超声检查 确定胎儿大小及胎盘成熟度,了解羊水量。

2. 胎儿电子监护 监测宫缩、胎心及胎盘功能,了解胎儿血供情况。

(五) 治疗原则及主要措施

若胎膜未破,在母胎情况允许时尽量保胎至 34 周;若早产不可避免,应尽量提高早产儿存活率。

【常见护理诊断 / 问题】

1. 有围生儿受伤的危险 与早产儿发育不成熟有关。

2. 焦虑 与担心早产儿健康与安危有关。

【护理措施】

1. 治疗配合

(1) 先兆早产的护理:嘱孕妇绝对卧床休息,取左侧卧位,禁止性生活,慎做肛查和阴道检查;遵医嘱给予宫缩抑制剂延长胎龄,常用药物有利托君、硫酸镁等;精神紧张者遵医嘱给予对胎儿影响小的镇静剂,如苯巴比妥、地西泮等;严密观察宫缩、胎心、阴道流血、腹痛等,发现异常及时报告医生;妊娠 <34 周,1 周内可能分娩的孕妇,遵医嘱使用地塞米松促胎肺成熟。

(2) 早产临产的护理:常规吸氧,密切观察胎心变化;慎用吗啡、哌替啶等镇静剂;遵医嘱给予宫缩抑制剂延长 3~7 日孕龄,为促胎肺成熟和宫内转运赢得时机;胎膜早破者遵医嘱使用抗生素预防感染;第二产程行**会阴切开以预防早产儿颅内出血**;做好早产儿保暖和复苏的准备。

2. 心理护理 多陪伴孕妇,介绍早产的相关知识,提供充分的心理支持,减轻孕妇及家属的焦虑,帮助孕妇尽快适应早产儿母亲的角色。

3. 健康教育 加强孕期指导,增加营养,合理休息,重视引起早产的危险因素;指导孕妇定期进行产前检查,妊娠晚期禁止性交及重体力劳动,预防生殖道感染及胎膜早破的发生;告知孕妇早产征象,发现先兆早产应及时就医;宫颈内口松弛者,应于妊娠14~18周做宫颈环扎术;向孕妇及其家属传授早产儿喂养知识及护理措施。

ER-7-33
扫一扫,知
重点

第七节 过期妊娠

凡平时月经周期规律,**妊娠达到或超过 42 周尚未分娩者**,称过期妊娠(posterm pregnancy)。发生率约占妊娠总数的 3%~15%。

【病因】

过期妊娠可能与下列因素有关:雌激素分泌不足而孕酮水平增高;头盆不称;胎儿畸形;遗传因素等。

【病理】

1. 胎盘 过期妊娠的胎盘有两种表现:一种是胎盘功能正常;另一种是胎盘功能减退。

2. 羊水 羊水量明显减少,可减少至 300ml 以下。羊水粪染率明显升高,是足月妊娠的 2~3 倍。

3. 胎儿 过期妊娠胎儿宫内生长模式有以下两种:

(1) 正常生长:胎盘功能正常时,胎儿继续生长,体重增加成为巨大胎儿,体重可 >4000g。

(2) 胎儿过熟综合征:胎盘功能减退时,过熟儿表现为皮肤干燥、松弛、多皱、脱皮;身体瘦长,皮下脂肪少;头发浓密、指(趾)甲长,胎儿容貌似"小老人"。由于羊水粪染,新生儿皮肤黄染。

【护理评估】

(一) 健康史

询问平时月经是否规律,了解末次月经、早孕反应、子宫大小、胎动出现时间,进一步确定妊娠周数。了解家族中有无过期妊娠史。

(二) 身体状况

1. 症状 停经超过 42 周。

2. 体征 检查子宫底高度、腹围、胎头是否入盆、胎动和胎心等。

(三) 心理 - 社会支持状况

超过预产期不能分娩,孕妇及家属担心新生儿的安全和健康,烦躁、焦虑情绪较重,多要求医护人员尽快采取措施终止妊娠。

(四) 辅助检查

1. B 型超声检查 测量羊水量、胎头双顶径、股骨长度,判断胎盘成熟度,以核实妊娠是否过期。

2. 胎儿电子监护 无应激试验(NST)为无反应型者进一步做缩宫素激惹试验(OCT),若出现频繁胎心率晚期减速,提示胎儿缺氧。

3. 尿雌三醇测定 E_3<10mg/24h 或雌激素 / 肌酐(E/C)比值 <10,提示胎盘功能减退。

4. 胎动计数 12 小时胎动数 <10 次,提示胎儿宫内缺氧。

(五) 治疗原则及主要措施

一旦确诊过期妊娠,应尽快终止妊娠。根据胎盘功能、胎儿大小、宫颈成熟度等综合分析,选择适当的分娩方式。

笔记

【常见护理诊断/问题】

1. 有围生儿受伤的危险　与胎盘功能减退、巨大儿等有关。

2. 焦虑　与担心胎儿安危有关。

【护理措施】

1. 治疗配合

（1）引产护理：Bishop 评分 ≥7 分者，可直接引产；Bishop 评分 <7 分者，引产前先促宫颈成熟。胎头已衔接者先人工破膜，1 小时后静脉滴注缩宫素引产。临产后，给予吸氧，严密观察产程进展、胎心变化和羊水情况，发现异常及时报告医生，并配合处理。

（2）剖宫产护理：出现胎盘功能减退或胎儿窘迫征象者，不论宫颈条件成熟与否，均应行剖宫产术终止妊娠。做好术前准备及新生儿窒息抢救准备。

（3）对过期儿按高危儿加强护理。

2. 心理护理　向孕妇及家属讲解过期妊娠的危害，说明及时终止妊娠的必要性及终止妊娠的方法，减轻他们的矛盾心理，使他们能接受并配合治疗和护理。

3. 健康教育　加强产前检查，准确核算预产期，超过预产期 1 周未临产，及时到医院就诊。妊娠晚期适当活动，预防过期妊娠。教会孕妇自我胎动监测，出现异常及时就诊。围生儿死亡者，给予心理安慰，并指导避孕措施，至少半年后再次妊娠。

第八节　羊水异常

正常妊娠时羊水的产生与吸收处于动态平衡，一旦失衡会造成羊水量异常。

一、羊水过多

妊娠期羊水量超过 2000ml 称羊水过多（polyhydramnios），发生率约为 0.5%~1%。羊水量在数日内急剧增多，称急性羊水过多；羊水量在数周内缓慢增多，称慢性羊水过多。

【病因】

在羊水过多的孕妇中，约 1/3 患者原因不明，称特发性羊水过多，明显的羊水过多患者多数与胎儿畸形（神经系统和消化系统畸形最常见）及妊娠合并症等因素有关。

【护理评估】

（一）健康史

评估孕妇有无妊娠期高血压疾病、糖尿病、母儿血型不合、多胎妊娠以及胎儿神经系统、消化系统畸形等易导致羊水过多的因素。

（二）身体状况

1. 急性羊水过多　少见，多发生在妊娠 20~24 周，羊水量迅速增多，子宫于数日内明显增大，孕妇自觉腹部胀痛，行动不便，表情痛苦，因横膈抬高出现呼吸困难，甚至发绀，不能平卧；产前检查见腹壁皮肤紧绷发亮，宫高与腹围明显大于孕周，胎位触诊不满意，胎心遥远或听不清。

2. 慢性羊水过多　较多见，多发生在妊娠晚期，数周内羊水缓慢增多，症状缓和，孕妇多能适应，产检结果同急性羊水过多。

（三）心理-社会支持状况

孕妇常因担心胎儿存在畸形、危及自身与胎儿健康而产生烦躁、焦虑情绪。

（四）辅助检查

1. B 型超声检查　**是重要的辅助检查方法**，不仅能测量羊水量，还可了解胎儿有无畸形等。

ER-7-34
扫一扫，知
重点

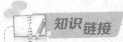知识链接

B 型超声诊断羊水量的临床应用

B 型超声检查是目前诊断羊水量异常的重要方法。**羊水过多的诊断标准：**①羊水指数（AFI）：≥25cm 诊断为羊水过多，其中 25~35cm 为轻度羊水过多，36~45cm 为中度羊水过多，>45cm 为重度羊水过多；②羊水最大暗区垂直深度（AFV）：≥8cm 诊断为羊水过多，其中 8~11cm 为轻度羊水过多，12~15cm 为中度羊水过多，>15cm 为重度羊水过多。**羊水过少的诊断标准：**①羊水指数：≤5cm 诊断为羊水过少，≤8cm 为羊水偏少；②羊水最大暗区垂直深度：≤2cm 为羊水过少，≤1cm 为严重羊水过少。

2. 胎儿疾病筛查　羊水细胞培养或胎儿脐带血细胞培养可排除胎儿染色体异常；若为胎儿神经管畸形及上消化道闭锁等，羊水中的甲胎蛋白平均值超过同期正常妊娠平均值 3 个标准差以上有助于诊断。

（五）治疗原则及主要措施

根据胎儿有无畸形、孕周大小及孕妇自觉症状决定治疗方法。

1. 羊水过多合并胎儿畸形　确诊后及时终止妊娠。

2. 羊水过多合并正常胎儿　孕妇自觉症状轻者，可继续妊娠，注意休息，加强产检，低盐饮食，必要时给予镇静剂。孕妇自觉症状严重者，妊娠 <37 周，可在 B 型超声监测下行羊膜腔穿刺适量放出羊水；如果妊娠已经足月，可行人工破膜终止妊娠。

【常见护理诊断 / 问题】

1. 有围生儿受伤的危险　与羊水过多易引起胎膜早破、胎盘早剥等有关。

2. 舒适度减弱　与羊水过多引起的压迫症状有关。

3. 焦虑　与担心母儿安全及胎儿畸形有关。

【护理措施】

1. 治疗配合

（1）羊膜腔穿刺放羊水的护理：完善术前各项准备工作；协助患者取平卧位或半卧位，排空膀胱；加强与孕妇沟通，解释穿刺目的及具体操作，以取得配合；在 B 型超声监测下，协助医生完成穿刺，**避开胎盘部位穿刺，放羊水速度不宜过快，每小时约 500ml，一次放羊水量不超过 1500ml**；术中严格无菌操作，严密观察孕妇生命体征、宫缩、胎心、阴道流血等情况；术后为防止腹压骤降引发休克，应在孕妇腹部放置砂袋。

（2）人工破膜引产的护理：术前做好输液、输血的准备；术中严格无菌操作，严密监测母儿情况，**行高位破膜**，防止脐带脱垂，用穿刺针刺破胎膜 1~2 个小孔，**使羊水缓慢流出**，避免宫腔内压力骤然下降而发生胎盘早剥；放羊水同时腹部放置砂袋或腹带包扎，防止腹压骤降引发胎盘早剥、休克，破膜超过 12 小时无宫缩，静脉滴注缩宫素引产，并给予抗生素预防感染。

2. 一般护理　合理安排孕妇饮食，**低盐饮食**，多吃蔬菜、水果，保持大便通畅，注意休息，左侧卧位，抬高下肢，压迫症状明显者取半卧位。

3. 心理护理　向孕妇及家属介绍羊水过多的相关知识，缓解焦虑；进行心理疏导，使患者积极配合治疗和护理。

4. 健康教育　介绍羊膜腔穿刺术的目的与过程；再次受孕时接受遗传咨询与产前检查，进行高危监护。

二、羊水过少

妊娠晚期羊水量少于 300ml 者，称羊水过少（oligohydramnios）。羊水过少的发生率为

0.4%~4%,羊水量过少严重影响围生儿预后,若羊水量少于50ml,围生儿病死率高达88%。

【病因】

羊水过少主要与羊水产生减少或羊水外漏增加有关。**常见原因有胎儿泌尿系统畸形**;胎盘功能减退;某些原因不明的羊水过少与羊膜通透性改变有关;另外妊娠期高血压疾病、孕妇脱水、血容量不足、长时间服用前列腺素合成酶抑制剂和血管紧张素转化酶抑制剂等也可造成羊水过少。

【护理评估】

(一)健康史

评估孕妇生育史、健康史,有无妊娠并发症、畸胎史、过期妊娠等。

(二)身体状况

1. 症状　部分孕妇自觉**胎动时腹部疼痛明显,胎动减少**;妊娠晚期孕妇体重增加缓慢或者没有增长;临产后宫缩多不协调,宫口扩张速度慢,产程延长。

2. 体征　**孕妇宫高与腹围小于正常孕周**,子宫敏感性增高;阴道检查前羊膜囊不明显,胎膜紧贴胎先露,破膜时羊水量少。

(三)心理-社会支持状况

孕妇会因胎动引起疼痛及不适感,担心胎儿可能有畸形、危及自身和胎儿健康,产生焦虑、紧张情绪。

(四)辅助检查

1. B型超声检查　不仅能测羊水量,还可了解胎儿畸形、胎儿生长受限等。

2. 羊水量直接测量　破膜时收集羊水直接测量。

3. 胎儿电子监护　羊水过少时胎儿的胎盘储备功能减低,无应激试验(NST)无反应型。子宫收缩时脐带受压加重,出现胎心变异减速和晚期减速。

(五)治疗原则及主要措施

主要根据胎龄大小、有无畸形选择治疗方案。

1. 羊水过少合并正常胎儿　妊娠足月应尽快终止妊娠;若未足月,胎肺不成熟者,可通过羊膜腔灌注液体法增加羊水量期待治疗,延长孕期。

2. 羊水过少合并胎儿畸形　应尽早终止妊娠。一般多用经腹羊膜腔穿刺注入依沙吖啶引产。

【常见护理诊断/问题】

1. 有围生儿受伤的危险　与羊水过少致胎儿窘迫、生长受限有关。

2. 焦虑　与担心胎儿畸形有关。

【护理措施】

1. 治疗配合　羊水过少且妊娠接近足月者,应密切观察羊水量、胎心和胎动的变化;如需尽早终止妊娠者,应做好阴道助产或剖宫产准备;对妊娠未足月者遵医嘱进行羊膜腔灌注治疗,注意无菌操作,必要时使用宫缩抑制剂防止早产。

2. 一般护理　指导孕妇注意休息,取左侧卧位,遵医嘱给予吸氧,改善胎儿血供;指导孕妇自测胎动,监测胎儿宫内情况,预防胎膜早破的发生。

3. 心理护理　向孕妇及家属解释病情,引导孕妇积极参与治疗和自我监测;对胎儿死亡或需引产的孕妇给予安慰,提供感情支持,帮助她们面对现实。

4. 健康教育　指导孕妇注意休息,合理饮食,按时产前检查,及时发现和预防并发症;教会孕妇自测胎动,有异常及时就医;胎儿畸形孕妇引产后应常规进行遗传咨询,避孕半年后考虑再次妊娠,孕后实行高危监护。

ER-7-35
羊水的概述

ER-7-36
羊水过多的
B型超声图
像

ER-7-37
羊水过少的
B型超声图
像

笔记

思 考 题

ER-7-38
扫一扫，测
一测

1. 殷女士，26岁，主诉因停经53天，阴道少量出血4天来诊。平素月经规律，2次人工流产史。4天前无任何诱因出现阴道少量褐色分泌物，当地医院给予"保胎"治疗。今晨突然出现右下腹撕裂样疼痛，随即出现肛门坠胀感。查体：体温37℃，脉搏100次/分，呼吸22次/分，血压80/60mmHg；心肺正常；妇科检查见阴道内少量暗红色出血，宫颈光滑，阴道后穹隆饱满有触痛，右侧附件区扪及包块，下腹压痛、反跳痛。

请问：

(1) 该患者最可能的医疗诊断是什么？

(2) 为确诊下一步应进行哪项检查？

(3) 该患者的首优护理诊断是什么？应如何护理？

2. 李女士，35岁，G_1P_0，妊娠35周以前均正常，自妊娠36周起，出现水肿，37周时因出现头痛、眼花入院。查体：体温36.4℃，脉搏86次/分，呼吸18次/分，血压160/110mmHg；神清，心肺无异常，无水肿；产科检查：宫高28cm，腹围92cm，枕左前位，胎心140次/分。

请问：

(1) 责任护士需要完善哪些评估资料？

(2) 目前该产妇的首优护理诊断是什么？

(3) 针对首优护理诊断应给予哪些护理措施？

(王丽君)

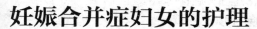

第八章
妊娠合并症妇女的护理

1. 掌握各种妊娠合并症妇女的护理评估与护理措施。
2. 熟悉各种妊娠合并症对母儿的影响及治疗原则。
3. 了解各种妊娠合并症与妊娠、分娩之间的相互影响。
4. 学会对妊娠合并症孕产妇实施整体护理的方法。
5. 具有良好的沟通能力和关心体贴孕产妇的职业素质。

第一节 心 脏 病

导 入 情 景

刘女士,28 岁,儿时就被诊断有先天性房间隔缺损,但因症状不明显,一直没做手术矫治。两年前结婚,一直想做妈妈,目前已怀孕 8 个月,定期产前检查,一直比较正常。近两天活动后经常感觉呼吸困难,非常担心,来医院检查。

工作任务

1. 根据上述表现告诉刘女士最可能发生的情况。
2. 遵医嘱指导刘女士进行必要的检查以明确诊断。
3. 确诊后对刘女士进行相应的健康教育。

ER-8-1
扫一扫,知
重点

妊娠合并心脏病是围生期严重的合并症,是孕产妇死亡的重要原因之一,在我国孕妇死亡原因中居第 2 位,位居非直接产科死因的第 1 位,在我国发病率约为 1%,其中,先天性心脏病占 35%~50%,居首位,风湿性心脏病居第 2 位。

【妊娠、分娩对心脏病的影响】

1. **妊娠期** 孕妇血容量自妊娠第 6 周开始逐渐增加,至 32~34 周达到高峰,此后一直维持较高水平直至分娩。血容量增加引起心排出量增加和心率加快。妊娠末期,增大的子宫使膈肌上抬,导致心脏向左、上、前方位移,心脏大血管轻度扭曲,心脏负荷进一步增加。

2. **分娩期** 分娩期为心脏负担最重的时期。第一产程时子宫收缩使周围循环阻力和回心血量增加,心脏负荷加重。第二产程时子宫收缩加强,以及腹肌和膈肌收缩均使外周循环阻力增加;若产妇屏气用力,肺循环压力增加。导致心脏前后负荷显著加重。第三产程时胎儿娩出后,腹压骤减,大量血液流向内脏,回心血量减少;胎盘娩出后,胎盘血液循环停止,子宫收缩使子宫血窦内血液进入体循环,回心血量骤增。血流动力学的急剧变化,使心脏负担加重。

3. **产褥期** 产后 3 日内,尤其是 24 小时内,子宫的缩复作用使血液继续进入体循环,

笔记

且妊娠期组织间隙潴留的液体也开始回流至体循环,加重心脏负担;加之产后疲劳、宫缩痛、新生儿哺乳等负担,故需警惕心力衰竭的发生。

综上所述,**妊娠 32~34 周、分娩期及产后最初 3 日内,是心脏病孕产妇最危险的时期,极易发生心力衰竭**,应严密监护,确保母婴安全。

【心脏病对妊娠、分娩的影响】

心脏病不影响受孕。心脏病变较轻者,大多数可以顺利度过妊娠期和分娩期,但剖宫产率较高。心功能不良者妊娠后,可因缺氧诱发宫缩,导致早产、胎儿生长受限、胎儿窘迫,新生儿窒息发生率也较高。此外,部分治疗心脏病的药物(如地高辛)对胎儿有一定的毒性。有些先天性心脏病(如室间隔缺损)还具有较高的遗传性。

【护理评估】

(一)健康史

了解孕妇的产科病史和既往史,包括不良孕产史、心脏病史及诊治情况、心功能状态、有无心衰病史等。了解孕妇此次妊娠的经过,是否存在心力衰竭的诱因(如呼吸道感染、贫血等),是否遵医嘱用药。

(二)身体状况

1. 评估心功能状态　美国纽约心脏病协会(NYHA)根据患者日常生活能力状况,将心功能分为 4 级:

Ⅰ级:一般体力活动不受限制。

Ⅱ级:一般体力活动轻度受限制,活动后心悸、轻度气短,休息时无症状。

Ⅲ级:一般体力活动明显受限制,休息时无不适,轻微日常工作即感不适、心悸、呼吸困难,或既往有心力衰竭史。

Ⅳ级:一般体力活动严重受限制,不能进行任何体力活动,休息时有心悸、呼吸困难等心力衰竭表现。

2. 症状　心悸、气短、劳力性呼吸困难、端坐呼吸、咳嗽、咳粉红色泡沫痰等。

3. 体征　心率增快、发绀、杵状指、持续颈静脉怒张、肝大、水肿、肺底部可闻及湿啰音、舒张期杂音、收缩期杂音等。

4. 早期心力衰竭的表现　①轻微活动后即感胸闷、心悸、呼吸困难;②休息时心率 >110 次 / 分,呼吸 >20 次 / 分;③夜间常因胸闷而坐起,或到窗口呼吸新鲜空气;④肺底部出现少量持续湿啰音,咳嗽后不消失。

(三)心理 - 社会支持状况

评估孕产妇及家属的相关知识掌握程度,孕产妇有无良好的家庭支持系统。随着妊娠的进展,心脏负荷逐渐加重,因缺乏相关知识,孕产妇及家属会出现焦虑和恐惧心理。

(四)辅助检查

1. 心电图检查　常提示各种严重心律失常,如心房扑动、Ⅲ度房室传导阻滞、ST 段改变等。

2. X 线检查　显示心脏显著扩大。

3. 超声心动图　常显示心肌肥厚、瓣膜运动异常、心内结构畸形等。

4. 胎儿电子监护　预测胎儿宫内储备能力,评估胎儿健康状况。

(五)治疗原则及主要措施

1. 非妊娠期　根据心脏病类型、心功能状态及病情决定是否可以妊娠。心功能Ⅰ~Ⅱ级,心脏病变较轻,既往无心衰病史及并发症者,一般可以妊娠。心功能Ⅲ~Ⅳ级,既往有心衰史,或年龄 35 岁以上,不宜妊娠。

2. 妊娠期

(1)终止妊娠:**不宜妊娠者应该在妊娠 12 周前人工流产**。妊娠 12 周以上者,应在密切

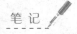

笔记

监测下继续妊娠。在妊娠的任何阶段,一旦发生心力衰竭,应该在控制心衰后终止妊娠。对顽固性心衰,必要时行剖宫取胎术终止妊娠。

(2)防治心力衰竭:继续妊娠者,应加强产前检查,积极防治可能造成心力衰竭的诱因。动态监测心功能,适时终止妊娠。

3. 分娩期　选择适宜的分娩方式,防止心力衰竭。

(1)阴道分娩:心功能Ⅰ~Ⅱ级、胎儿不大、胎位正常、宫颈条件良好者,可经阴道分娩。产时严密监护心功能。**第二产程避免产妇屏气用力**,行阴道助产术,尽量缩短第二产程,防止心力衰竭和产后出血。**产程开始即遵医嘱给予抗生素预防感染**。

(2)剖宫产:Ⅲ~Ⅳ级、胎儿偏大、宫颈条件不佳、合并其他并发症者,可选择剖宫产。不宜妊娠者同时行输卵管结扎术。

4. 产褥期　产后3天内,尤其产后24小时内,应严密监护,指导产妇卧床休息。**应用广谱抗生素预防感染至产后1周**,无感染征象时停药。**心功能Ⅲ级及以上者不宜哺乳。**

【常见护理诊断/问题】

1. 活动无耐力　与心排血量下降有关。
2. 知识缺乏　缺乏妊娠合并心脏病的自我护理知识。
3. 潜在并发症:心力衰竭,感染。
4. 母乳喂养中断　与产妇心功能不良不能耐受母乳喂养有关。

【护理目标】

1. 孕产妇能根据自身情况安排适当的日常活动。
2. 孕产妇能说出妊娠合并心脏病自我保健的相关知识。
3. 孕产妇未发生心力衰竭和感染。
4. 产妇能选择合适的喂养方式。

【护理措施】

1. 治疗配合

(1)妊娠期护理

1)加强孕期保健:嘱孕妇**加强产前检查**,妊娠20周前每2周一次,20周以后,特别是32周后应该每周一次。严密监测心脏功能和胎儿宫内状况,及早发现心力衰竭的早期征象。若心功能Ⅲ级及以上有心衰征象者,应立即入院治疗。**心功能Ⅰ~Ⅱ级者应在36~38周提前入院待产。**

2)预防心力衰竭:①加强休息,每天要保证**10小时以上睡眠**和2小时午休,休息时应取左侧卧位或半卧位,避免劳累和情绪激动;②饮食应高热量、高维生素和矿物质、低盐低脂,少量多餐,多吃蔬菜和水果,防止因便秘加重心脏负担,**妊娠4个月起每天食盐量不超过4~5g**;整个孕期体重增加不超过10kg;③积极防治各种妨碍心功能的因素,如贫血、感染和妊娠期高血压疾病等。

(2)分娩期护理

1)第一产程:左侧卧位,上半身抬高30°,嘱产妇深呼吸,安慰及鼓励产妇,缓解紧张情绪,必要时遵医嘱给予镇静剂。严密观察产妇的生命体征、产程进展及胎儿宫内情况,注意早期心力衰竭征象。**产程开始即遵医嘱给予抗生素预防感染。**

2)第二产程:**避免产妇屏气用力**,减少机体消耗,尽量缩短产程,宫口开全后**采用阴道助产术**,并做好新生儿抢救准备。

3)第三产程:**胎儿娩出后**,**在腹部放置砂袋**,**防止腹压骤降诱发心衰**。为防止产后出血过多而加重心肌缺血,应给予缩宫素10~20U肌内注射或静脉注射,**禁用麦角新碱。**

(3)产褥期护理

1)严密监测生命体征:产后3日内严密监测生命体征,保证产妇休息,**产后24小时内**

需**绝对卧床**,必要时遵医嘱给予镇静剂。在心功能允许的条件下,**产后24小时后鼓励产妇下床活动**,避免血栓形成。

2) 饮食指导:指导产妇饮食宜清淡且少量多餐,预防便秘。

3) 预防感染:保持外阴清洁,遵医嘱预防性使用抗生素1周,无感染征象停药。

4) 指导母乳喂养:心功能 I~II 级的产妇可以哺乳,但应避免劳累。**心功能 III~IV 级的产妇不宜哺乳**,应指导退奶和人工喂养。**退奶不宜使用雌激素**。

5) 避孕指导:不宜再妊娠者,应避孕或行绝育术,一般可在**产后1周或剖宫产同时行绝育术**。若有心力衰竭者,须充分控制后,再择期行绝育术。

ER-8-2
妊娠合并症
妇女的护理

ER-8-3
发绀型心脏
病

ER-8-4
风湿性心脏
病

ER-8-5
先天性心脏
病

> **知识链接**
>
> ### 急性左心衰竭的紧急护理
>
> 心脏病孕产妇出现急性左心衰竭时,护士应遵医嘱给予以下抢救措施:①体位:取半卧位或坐位,双腿下垂。②吸氧:立即高流量面罩或加压给氧,可用50%的乙醇湿化。③按医嘱给予药物:吗啡3~5mg静脉注射;呋塞米20~40mg静脉注射,2分钟内推完;硝酸甘油0.3mg或硝酸异山梨酯5~10mg舌下含服;氨茶碱0.25g稀释后缓慢静脉注射;毛花苷丙0.4mg稀释后缓慢静脉注射,以增强心肌收缩力和减慢心率。孕妇对洋地黄类药物耐受性差,应注意观察药物的毒性反应,当心率低于60次/分时应及时报告医生停药。④其他:应用四肢轮流结扎方法减少静脉回心血量。

2. **心理护理** 妊娠期向孕妇及家属介绍心脏病的相关知识,告知预防心衰的有效措施,减轻孕妇及家属的焦虑和恐惧心理,增加安全感。分娩期提供安静、舒适的环境,安慰鼓励产妇,使其情绪稳定。及时向家属告知产程进展,消除焦虑。产后指导产妇保持平静,加强休息。

3. **健康教育** 孕前咨询,确定心脏病患者能否妊娠;妊娠期告知孕妇及家属加强产前检查的必要性,避免诱发心衰的因素;学会识别和应对早期心衰的措施,出现异常症状时及时就诊;产后指导产妇及家属共同制订康复计划,逐步恢复自理能力。鼓励产妇在病情允许时适度照顾新生儿,增进母婴感情。

【护理评价】

1. 孕产妇能否根据自身情况安排适当的日常活动。

2. 孕产妇是否能说出妊娠合并心脏病自我保健的相关知识。

3. 孕产妇是否发生心力衰竭和感染。

4. 产妇是否能选择合适的喂养方式。

ER-8-6
扫一扫,知
重点

第二节 糖 尿 病

妊娠合并糖尿病包括两种类型:一种为原有糖尿病基础上合并妊娠,又称糖尿病合并妊娠;另一种为妊娠期才出现的糖尿病,称妊娠期糖尿病(gestational diabetes mellitus,GDM),占糖尿病孕妇总数的90%以上。部分GDM患者分娩后血糖可恢复正常,但将来患2型糖尿病的机会增加。

【妊娠、分娩对糖尿病的影响】

妊娠使隐性糖尿病显性化:使既往无糖尿病的孕妇发生GDM;使原有糖尿病加重。

1. **妊娠期** 妊娠早期胎儿从母体获取葡萄糖,雌激素和孕激素也增加母体对葡萄糖的利用,**妊娠早期孕妇空腹血糖较低**。随着妊娠进展,体内抗胰岛素样物质增加,需及时增加

笔 记

胰岛素用量。

2. 分娩期　分娩过程中体力消耗大,进食少,如不及时调整胰岛素用量容易发生低血糖。

3. 产褥期　产后胎盘排出后,体内抗胰岛素样物质分泌减少,机体对胰岛素需要量也立即减少,应减少胰岛素用量。

【糖尿病对妊娠、分娩的影响】

糖尿病对母儿的影响程度,取决于糖尿病病情和血糖控制水平。

1. 对孕妇的影响　主要包括:①高血糖会导致胚胎发育异常,甚至死亡,孕早期流产发生率达 15%~30%;②继发的妊娠期高血压的发生率是正常孕妇的 2~4 倍;③巨大儿发生率也明显增加,因此手术产、产伤及产后出血发生率也较高;④易发生感染,泌尿系统感染最为多见;⑤羊水过多发生率较正常孕妇高 10 倍。

2. 对胎儿的影响　可致流产、早产、巨大儿、胎儿生长受限、胎儿畸形、死胎等发生率增高。

3. 对新生儿的影响　新生儿呼吸窘迫综合征、新生儿低血糖、低血钙等发生率增加,使新生儿死亡率增加。

【护理评估】

(一) 健康史

评估孕妇有无糖尿病或糖尿病家族史。了解有无不明原因流产、死胎、畸形儿等不良孕产史。了解本次妊娠的经过,糖尿病发展及用药情况。注意评估有无视网膜病变、心血管系统病变等合并症情况。

(二) 身体状况

妊娠期评估孕妇有无糖代谢紊乱综合征,即"三多一少"症状(多饮、多食、多尿,体重下降),有无皮肤瘙痒(尤其是外阴瘙痒)、视力模糊及产科并发症,如妊娠期高血压疾病、酮症酸中毒、感染等。评估胎儿发育情况,有无胎儿生长受限或巨大儿。分娩期重点评估有无低血糖及酮症酸中毒症状,监测生命体征、产程进展、子宫收缩、胎心率等有无异常。产褥期注意评估有无低血糖或高血糖症状,有无产后出血或感染征兆,评估新生儿状况。

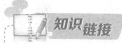

糖尿病 White 分类法

按患者发生糖尿病的发病年龄、病程以及是否出现血管并发症等进行分级,有助于判断病情和预后。

A 级:妊娠期诊断的糖尿病。

A1 级:经控制饮食,空腹血糖 <5.3mmol/L,餐后 2 小时血糖 <6.7mmol/L。

A2 级:经控制饮食,空腹血糖 ≥5.3mmol/L,餐后 2 小时血糖 ≥6.7mmol/L。

B 级:显性糖尿病,20 岁以后发病,病程 <10 年。

C 级:发病年龄 10~19 岁,或病程达 10~19 年。

D 级:10 岁前发病,或病程 ≥20 年,或合并单纯性视网膜病变。

F 级:糖尿病性肾病。

R 级:眼底有增生性视网膜病变或玻璃体积血。

H 级:冠状动脉粥样硬化性心脏病。

T 级:有肾移植史。

(三) 心理 - 社会支持状况

由于糖尿病血糖控制的复杂性,应评估孕妇及家属对妊娠期糖尿病知识的掌握程度,认知态度,有无焦虑、恐惧等心理,评估孕产妇是否拥有完善的家庭支持系统。

(四) 辅助检查

1. 血糖测定 ①空腹血糖(FPG)≥7.0mmol/L(126mg/dl);②糖化血红蛋白(GhbAlc)≥6.5%;③伴有典型高血糖或高血糖危象,同时任意血糖≥11.1mmol/L(200mg/dl)。**具有以上任何一项可诊断糖尿病合并妊娠。**

2. 口服葡萄糖糖耐量试验(OGTT) 建议在妊娠 24~28 周及以后进行。方法:检查前1 日晚餐后禁食至少 8 小时,次日晨(最迟不超过上午 9 时)检查,口服含 75g 葡萄糖的液体300ml,5 分钟内服完,分别抽取服糖前、服糖后 1 小时、2 小时的静脉血测定血糖水平,3 个时间点正常值分别为 5.1mmol/L、10.0mmol/L、8.5mmol/L,**任何一点血糖值达到或超过以上数值即诊断为 GDM。**

3. 其他检查 24 小时尿蛋白定量、肝肾功能、眼底检查、尿酮体等。

(五) 治疗原则及主要措施

治疗原则是严格控制血糖水平在正常范围,减少母儿并发症。

1. 不宜妊娠 已有糖尿病合并严重心血管病变、肾功能减退及视网膜病变者,不宜妊娠,应避孕,若避孕失败应尽早终止妊娠。

2. 可以妊娠 器质性病变轻、血糖控制良好者,可在内分泌医师、产科医师、营养师的密切监护下,加强产前检查,积极控制血糖在正常范围,预防母儿并发症,选择合适的分娩方式和分娩时间。

【常见护理诊断 / 问题】

1. 营养失调:高于或低于机体需要量 与糖代谢异常有关。

2. 知识缺乏 缺乏糖尿病饮食控制和胰岛素使用的相关知识。

3. 有感染的危险 与糖尿病患者抵抗力低下有关。

4. 有围生儿受伤害的危险 与早产、巨大儿、手术产等有关。

【护理目标】

1. 孕产妇能自我照顾,维持母儿健康。

2. 孕产妇及家属能说出监测及控制血糖的方法。

3. 孕产妇不发生感染。

4. 胎儿及新生儿健康状况良好。

【护理措施】

1. 治疗配合

(1) 控制血糖

1) 饮食控制:**饮食控制是糖尿病治疗的基础。**合理的饮食控制既能保证妊娠期热量和营养的需要,又能避免高血糖或酮症的出现。**应根据体重计算每日所需热量**,标准体重者每日需 50~75kJ/kg,体重低于正常范围 10% 者,每日需 151~167kJ/kg。其中糖类占 50%~60%,蛋白质占 20%~25%,脂肪占 25%~30%。提倡少量多餐、低盐饮食,早、中、晚餐所摄入热量分别占 10%、30%、30%,餐间点心占 30%。每日补钙 1~1.2g,铁剂 15mg,叶酸 5mg,维生素及微量元素。

2) 适度运动:适度运动可提高胰岛素的敏感性,改善糖代谢,控制体重增长,有利于控制病情。可选择散步、太极拳、上臂运动等方式,餐后 1 小时为宜,每次 20~40 分钟,以不引起宫缩、低血糖、胎心率变化为宜。通过饮食控制和适度运动,大部分 GDM 者可将血糖控制在正常范围,体重增长控制在 10~12kg 较理想。

3) 合理用药:通过饮食控制和适度运动仍不能控制血糖者,为防止低血糖或酮症酸中毒,遵医嘱给予药物控制血糖,**胰岛素是主要的治疗药物。**磺脲类和双胍类药物均能引起胎儿毒性反应,因此**孕妇不宜采用口服降糖药物治疗**。显性糖尿病患者备孕期也应该用胰岛素治疗。妊娠过程中需要根据血糖的变化,不断调整胰岛素用量,使血糖控制在理想范围。妊娠期血糖控制标准参见表8-1。

表 8-1 妊娠期血糖控制标准

时间	血糖(mmol/L)	时间	血糖(mmol/L)
空腹	3.3~5.3	餐后 2 小时	4.4~6.7
餐前 30 分钟	3.3~5.3	夜间	4.4~6.7

(2)加强母儿监护:密切监测血糖的变化,妊娠 10 周前每周检查一次,妊娠中期每 2 周检查一次,32 周起每周检查一次。

1)孕妇监护:每 1~2 个月测定糖化血红蛋白含量和肾功能,同时做眼底检查。注意孕妇血压、水肿、蛋白尿等情况。

2)胎儿监护:①超声和血清学筛查胎儿畸形;②指导孕妇掌握自我监测胎动的方法,出现异常及时去医院就诊;③自 32 周起每周做一次无应激试验(NST)检查,了解胎儿宫内储备能力;④胎盘功能监测:连续动态地监测孕妇尿中 E_3 和血 HPL 值,了解胎盘功能。

(3)分娩期护理

1)分娩时间:原则是在控制血糖,确保母儿安全的前提下,尽量推迟终止妊娠的时间,可等待至近预产期(38~39 周)。若血糖控制不理想,并有严重的合并症或并发症,应在促胎儿肺成熟后尽快终止妊娠。

2)分娩方式:胎位异常、巨大儿、胎盘功能不良等常选择剖宫产;若胎儿大小正常、产科条件良好,可试经阴道分娩。

3)分娩护理:应严密监测血糖、尿糖、尿酮体的变化,临产后停用皮下注射胰岛素,按 3~4g 葡萄糖加 1U 胰岛素的比例给予静脉输液,产程中根据血糖值调整输液速度。避免产程延长,应在 12 小时内结束分娩。

4)剖宫产:手术当日停止皮下注射胰岛素,早晨监测血糖和尿酮体。术时一般按 3~4g 葡萄糖加 1U 胰岛素的比例给予静脉输液,根据术中监测血糖值控制输液速度,使血糖控制在 6.67~10.0mmol/L。

(4)产褥期护理

1)防止低血糖:大部分 GDM 患者在分娩后不再需要胰岛素。少数仍需用胰岛素治疗的患者,应根据血糖变化情况**重新调整胰岛素用量,产后 24 小时减到原用量的 1/2**,48 小时减至原用量的 1/3,产后 1~2 周恢复至孕前用量。注意观察有无心悸、出冷汗、脉搏加快等低血糖表现。

2)预防产后感染:保持皮肤、腹部、会阴切口的清洁干燥,及早识别感染征象,及时处理。

3)新生儿护理:新生儿出生时即采脐带血测血糖。按高危儿护理,注意保暖和吸氧。**出生 30 分钟开始定时喂服 25% 葡萄糖溶液以预防低血糖**。同时注意预防低血钙、高胆红素血症和新生儿呼吸窘迫综合征等的发生。

4)母乳喂养指导:鼓励轻症糖尿病产妇母乳喂养,做到早吸吮、按需哺乳;重症不宜哺乳者,及时退乳,给予人工喂养指导。

2.心理护理 应及时向产妇及家属告知护理计划、胎儿或新生儿的各种信息,减少产妇及家属的焦虑。对于不良的妊娠结果,护士应表示理解和同情,鼓励孕产妇表达自己的心理感受。

3. 健康教育　指导孕产妇正确控制血糖,教会其注射胰岛素的方法,及高血糖和低血糖症状的紧急处理方法,提醒孕妇出门时最好携带糖尿病识别卡,以防发生不良后果。孕期可通过听音乐、学习孕期瑜伽,保持身心愉悦。

【护理评价】
1. 孕产妇能否自我照顾,维持母儿健康。
2. 孕产妇能否说出监测和控制血糖的方法。
3. 孕产妇是否有感染发生。
4. 胎儿、新生儿是否健康。

第三节　急性病毒性肝炎

ER-8-7
扫一扫,知
重点

病毒性肝炎是由肝炎病毒引起的以肝细胞变性、坏死为主的传染性疾病。可分为甲型、乙型、丙型、丁型和戊型等,其中乙型最常见。由于肝炎患者妊娠期的特殊生理变化,易发展为**重症肝炎**,威胁母儿安全,**是我国孕产妇死亡的主要原因之一**。

【妊娠、分娩对病毒性肝炎的影响】
孕期对营养物质的需求增加使肝糖原储备减少,部分胎儿代谢产物需经母体肝脏解毒,妊娠产生的大量雌、孕激素需在肝脏内灭活,分娩过程中体力消耗,产后出血等,均会加重肝脏负担,从而发展为重症肝炎。

【病毒性肝炎对妊娠、分娩的影响】
1. 对孕产妇的影响　妊娠早期患病使早孕反应加重。妊娠晚期患病易转变成重症肝炎,妊娠期高血压疾病发生率会增高,产后出血率也增加,易发生 DIC,孕产妇死亡率高。
2. 对胎儿及新生儿的影响　流产、畸形儿、胎儿窘迫、早产、死胎发生率高。**乙型肝炎易发生母婴传播**。

【护理评估】
(一) 健康史
评估孕产妇近期有无与肝炎患者密切接触史,半年内有无血制品注射史,有无肝炎家族史及当地流行病情况。同时评估孕产妇治疗用药情况及对肝炎知识的认知程度。

(二) 身体状况
1. 症状　常出现消化系统症状,如食欲减退、恶心、呕吐、腹胀、肝区痛等,不能用妊娠或其他原因解释。继而出现乏力、畏寒、发热。
2. 体征　有皮肤、巩膜黄染,可触及肝大,肝区叩击痛。

(三) 心理 - 社会支持状况
评估孕妇及其家属对疾病的认知情况及家属支持系统。孕产妇因为担心发生母婴传播,而产生焦虑、矛盾及自卑的心理,担心产后出血和病情加重而出现恐惧,因不能母乳喂养和照顾婴儿而自责。

(四) 辅助检查
1. 肝功能检查　血清丙氨酸氨基转移酶(ALT)升高,血清总胆红素 >17μmol/L。
2. 血清病原学检测　①甲型肝炎:血清中 HAV-IgM 阳性代表近期感染;②乙型肝炎:HBsAg 阳性是 HBV 感染的特异性标志;③丙型肝炎:血清中出现抗 HCV 抗体有诊断意义。
3. 影像学检查　根据病情选择 B 型超声、MRI 等检查。

(五) 治疗原则及主要措施
肝炎患者原则上不宜妊娠。
1. 妊娠期　轻型肝炎孕妇,治疗与非孕期相同,积极保肝治疗,避免使用对肝功能有损

笔记

害的药物,预防感染,出现黄疸立即住院。重症肝炎孕妇,积极护肝治疗和预防肝性脑病,限制蛋白质摄入,增加碳水化合物摄入,保持大便通畅,预防 DIC 和肾衰竭。对妊娠末期的重症肝炎孕妇经积极治疗,24 小时后剖宫产终止妊娠。

2. 分娩期　产前备血以防产后出血,尽量缩短第二产程,宫口开全后行阴道助产。

3. 产褥期　选用对肝损害小的广谱抗生素预防感染,新生儿实施免疫接种。

【常见护理诊断 / 问题】

1. 营养失调:低于机体需要量　与肝炎所致恶心、呕吐、厌食有关。

2. 知识缺乏　缺乏有关病毒性肝炎感染途径及预防保健等相关知识。

3. 潜在并发症:肝性脑病、产后出血。

4. 母乳喂养中断　与保护性隔离有关。

【护理目标】

1. 孕产妇能够坚持进食,摄入量能满足机体需要。

2. 孕产妇能说出病毒性肝炎的自我保健知识和隔离措施。

3. 母儿无并发症发生。

4. 能够选择合适的喂养方式。

【护理措施】

1. 治疗配合

(1) 妊娠期护理:孕妇应保证充分的休息,每天 8~10 小时睡眠并适当午休。加强营养,高蛋白、高维生素、高糖低脂饮食,多吃蔬菜、水果,预防便秘。加强产前检查,及时发现妊娠期并发症。预防感染,严格执行消毒隔离制度。**乙肝表面抗原阳性的孕妇,自妊娠 28 周起每 4 周注射一次乙肝免疫球蛋白,阻断母婴传播。**

(2) 分娩期护理:将产妇安置于隔离待产室和产房,严格执行各项操作程序,避免软产道损伤及新生儿产伤等造成母婴传播。密切观察产程进展,提供无痛分娩支持,宫口开全后可行阴道助产术,尽量缩短第二产程。**为预防产后出血,产前 1 周给予维生素 K$_1$,每日 20~40mg 肌内注射。**产前备血,第二产程胎肩娩出后立即给予缩宫素 20U 静脉注射。

(3) 产褥期护理:密切观察子宫收缩情况和阴道出血量。遵医嘱继续给予保肝药物治疗,使用对肝脏损害小的抗生素预防感染。HBsAg 阳性的产妇分娩的新生儿经主、被动免疫后可以接受哺乳,HBeAg 阳性者不宜哺乳,**退奶不宜用雌激素。**HBsAg 阳性母亲的新生儿在出生后 24 小时内尽早(最好在 12 小时内)注射乙肝免疫球蛋白(HBIG),同时接种乙肝疫苗,出生后 1 个月、6 个月时再次注射乙肝疫苗,阻断母婴传播。

2. 心理护理　提供安静、舒适的病房休养环境。向孕产妇及家属讲解疾病的相关知识和常用的隔离方法。关心、鼓励、安慰孕产妇,帮助其消除自卑、恐惧情绪,提高自我保护能力。

3. 健康教育

(1) 加强孕期监护,妊娠早、中、晚反复检查肝炎病毒抗原抗体系统,提高肝炎病毒的检出率。

(2) 患病毒性肝炎的妇女治疗期间宜选择避孕套避孕,待**肝炎痊愈后至少半年,最好 2 年后再妊娠。**

(3) 治疗期间保持情绪乐观,保证休息和营养,严格遵医嘱用药,不要随意使用对肝脏有损害的药物。

【护理评价】

1. 孕产妇能否坚持进食,摄入量能否满足机体需要。

2. 孕产妇能否说出病毒性肝炎的自我保健知识和隔离措施。

3. 母儿是否发生并发症。

4. 产妇能否选择合适的喂养方式。

第四节　缺铁性贫血

ER-8-8
扫一扫,知
重点

贫血(anemia)是指由不同原因引起的人体外周血红细胞容量减少,低于正常范围下限的一种常见的临床症状。常以血红蛋白浓度作为诊断标准。世界卫生组织规定,**孕妇外周血血红蛋白 <110g/L 及血细胞比容 <0.33 为妊娠贫血。妊娠贫血分为轻度和重度,血红蛋白 >60g/L 但 <110g/L 为轻度;血红蛋白 ≤60g/L 为重度。**贫血在妊娠各期均可对母儿造成一定危害。在妊娠各类型贫血中,以**缺铁性贫血最为常见。**

【贫血与妊娠的相互影响】

1. 对孕妇的影响　贫血导致孕妇抵抗力降低,对分娩、手术或麻醉的耐受力差,妊娠和分娩的风险增加,严重者甚至发生贫血性心脏病、妊娠期高血压性心脏病、产后出血、产褥感染等严重并发症。

2. 对胎儿的影响　孕妇骨髓和胎儿竞争摄取母体血清铁,而胎儿组织占优势,一般情况下胎儿缺铁不会太严重。当孕妇严重贫血时,可导致胎儿生长受限、胎儿窘迫、早产、死胎或死产等不良后果。

【护理评估】

(一)健康史

评估孕妇有无长期偏食的习惯,有无月经过多等慢性出血性疾病史,有无慢性腹泻、胃肠功能紊乱、妊娠早期呕吐等营养不良病史。

(二)身体状况

1. 症状　轻度贫血一般无明显症状,重度贫血者可出现头晕、乏力、心悸、耳鸣、气短、倦怠、食欲减退等症状,甚至出现各种并发症。

2. 体征　皮肤黏膜苍白,皮肤毛发干燥,指甲脆薄或呈勺状、口腔炎、舌炎等。

(三)心理 - 社会支持状况

孕妇因长期乏力引起倦怠心理,因担心贫血对母儿的不利影响出现紧张和焦虑情绪。部分孕妇及家属对贫血认知程度不足,家庭和社会支持系统不完善。

(四)辅助检查

1. 血象　缺铁性贫血为**小红细胞低血红蛋白性贫血**,血红蛋白 <110g/L,血细胞比容 <0.30,红细胞 <3.5×10^{12}/L,白细胞和血小板计数均在正常范围。

2. 血清铁浓度　**能灵敏反映缺铁状况**,正常成年女性血清铁浓度为 7~27μmmol/L,**若孕妇血清铁 <6.5μmmol/L,可以诊断为缺铁性贫血。**

3. 骨髓象　红系造血呈增生活跃,以中、晚幼红细胞增生为主。

(五)治疗原则及主要措施

去除病因,补充铁剂,积极治疗并发症,预防产后出血、感染等发生。

【常见护理诊断 / 问题】

1. 活动无耐力　与贫血导致的疲倦有关。

2. 有受伤的危险　与贫血引起的头晕、眼花等症状有关。

3. 焦虑　与担心自身和胎儿健康有关。

【护理措施】

1. 治疗配合

(1)非妊娠期:治疗慢性失血性疾病,改正偏食习惯,增加营养,必要时补充铁剂。

笔记

（2）妊娠期：①合理饮食：指导孕妇摄入高铁、高蛋白质、高维生素 C 的食物，如动物肝脏、瘦肉、蛋类、猕猴桃等，注意营养搭配，避免偏食。②正确服用铁剂：**首选口服铁剂**（如硫酸亚铁），建议妊娠 4 个月后遵医嘱使用，**饭后或餐中服用**以减轻胃黏膜刺激，**同时服维生素 C 促进铁吸收**。注意观察有无恶心、呕吐等不良反应。若贫血程度较重或口服铁剂胃肠道反应较重者，可采用深部肌内注射右旋糖酐铁或山梨醇铁。③加强产前检查：定期查血常规，注意评估胎儿宫内发育情况，积极预防感染。

（3）分娩期：重度贫血的产妇临产前应配血备用，同时遵医嘱给予维生素 K_1、卡巴克洛、维生素 C 等药物。血红蛋白 ≤ 60g/L、临近预产期或短期内需行剖宫产术者，可少量多次输血，严格控制输注的速度和总量，预防急性左心衰的发生。加强母儿监护，给予产妇低流量吸氧。严密监测产程进展，给予阴道助产缩短第二产程。胎儿前肩娩出后，遵医嘱给予缩宫素肌内或静脉注射，加强宫缩，预防产后出血。产程中严格执行无菌操作。

（4）产褥期：密切观察子宫收缩和阴道出血情况，遵医嘱补充铁剂，使用抗生素预防感染。重度贫血不宜哺乳者，应指导人工喂养，及时退乳。

2. 心理护理　向孕产妇及家属介绍疾病的相关知识，提供心理支持，以缓解焦虑情绪。

3. 健康教育　指导休息和活动，按贫血程度合理安排活动和工作量。增加营养，避免偏食和挑食，提高机体抵抗力。指导补充铁剂的方法。

思　考　题

1. 刘女士，25 岁，初产妇，妊娠 37 周。有先天性心脏病史，既往未发生过心力衰竭。目前心功能Ⅱ级，10 小时前出现规律宫缩，现宫口开大 6cm，枕左前位。

请问：

（1）该产妇的护理诊断有哪些？

（2）针对护理诊断，护士应进行哪些护理措施？

2. 张女士，31 岁，妊娠 38 周。G_2P_0，第一次妊娠因胎儿畸形于 24 周终止妊娠。此次妊娠 32 周，超声检查发现羊水过多，未见明显畸形。查体：血压 126/78mmHg，宫高 36cm，胎心率 140 次 / 分，胎儿大于妊娠周数，孕妇肥胖，近期有多饮、多尿、多食症状。

请问：

（1）该孕妇可能存在哪种并发症？

（2）该孕妇可能的护理诊断有哪些？

（3）护士对孕妇进行健康教育的内容有哪些？

3. 王女士，27 岁，孕 38 周，G_1P_0。妊娠以来一直食欲差伴恶心、乏力。目前出现小便深黄色，呕吐 2 周，皮肤瘙痒 4 天。查体：血压 130/80mmHg，体温 37.6℃，皮肤、巩膜黄染，神志清，躯干与四肢皮肤可见散在出血点，肋下触及肝脏边缘，伴触痛，胎心 140 次 / 分，胎头已入盆。

请问：

（1）该孕妇出现了哪种妊娠并发症？如需确诊还应做哪些辅助检查？

（2）确诊后护士如何对她进行健康指导？

（3）新生儿出生后如何进行预防接种？

（李园园）

ER-8-9
扫一扫，测一测

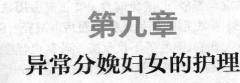

第九章

异常分娩妇女的护理

学习目标

1. 掌握产力异常的分类、护理评估及护理措施。
2. 熟悉骨产道异常及胎位异常的分类、护理评估及护理措施。
3. 了解产力、产道、胎儿异常对母儿的影响。
4. 学会识别各种异常分娩,并能对异常分娩的妇女进行整体护理。
5. 具有高度的责任心、爱心、同情心和良好的沟通能力。

影响分娩的因素有产力、产道、胎儿及精神心理因素,这些因素在分娩中相互影响,其中任何一个或一个以上的因素异常,或这些因素间不能相互适应,即可导致分娩过程受阻,称异常分娩(abnormal labor),又称难产(dystocia)。在分娩过程中,顺产和难产在一定条件下可以相互转化,顺产若处理不当,可导致难产,难产处理及时又可变为顺产。因此,要了解导致难产的各种因素,在产程中及时发现,及时处理,以保证母儿安全。

第一节 产力异常

导入情景

小程,30岁,第1胎,怀孕38周多了,早上起床后出现一阵阵腹痛,考虑可能是要生了,赶紧到医院检查。医生为她查体,告诉她身体状况很好,胎儿大小、胎位、胎心、骨盆都正常,腹痛是因为宫缩引起的,宫口已开3指,胎膜还没破,胎头位置在坐骨棘下1cm。目前已进入第一产程活跃期,收其入院待产。

工作任务

1. 明确小程目前的主要护理诊断。
2. 针对主要护理诊断对她进行正确的护理。

子宫收缩力贯穿于分娩全过程,是主要产力。在分娩过程中子宫收缩的节律性、对称性及极性不正常,或强度、频率有改变,称子宫收缩力异常,简称产力异常。子宫收缩力异常分为子宫收缩乏力(简称宫缩乏力)和子宫收缩过强(简称宫缩过强)两类,每类又分为协调性子宫收缩和不协调性子宫收缩。

一、子宫收缩乏力

【护理评估】

(一)健康史

了解产妇有无引起宫缩乏力的原因,如头盆不称或胎位异常、精神因素、子宫因素(子宫

ER-9-1
扫一扫,知重点

ER-9-2
异常分娩妇女的护理

ER-9-3
子宫收缩力异常的分类

笔记

102

肌过度伸展、子宫肌纤维变性、子宫肌瘤、子宫发育不良或畸形等)、药物影响(镇静剂、镇痛剂、宫缩抑制剂等)、内分泌失调等,评估产程进展状况。

（二）身体状况

1. 协调性宫缩乏力 子宫收缩具有**正常节律性**、**对称性和极性**,但收缩力弱,持续时间短,间歇时间长,宫缩<2次/10分钟。在宫缩高峰时,宫体隆起不明显,用手按压宫底部仍可出现凹陷,胎先露下降及子宫颈口扩张缓慢,产程延长。产妇一般无不适,**对胎儿影响不大**。

2. 不协调性宫缩乏力 子宫收缩**失去正常的节律性**、**对称性和极性**,甚至**极性倒置**。宫缩的兴奋点不是起自两侧宫角部,而是来自子宫的一处或多处。子宫收缩时,宫底部收缩力不强,而是子宫下段强,**间歇期子宫壁不能完全松弛**。这种宫缩不能使宫口扩张和胎先露下降,属无效宫缩。产妇自觉下腹部持续疼痛、烦躁不安,严重者出现脱水、电解质紊乱、尿潴留、肠胀气等。由于胎儿-胎盘循环障碍,出现**胎儿宫内窘迫**。检查下腹部压痛,间歇期子宫张力高,胎位触不清,胎心不规律,产程延长。

3. 产程曲线异常 宫缩乏力影响宫口扩张及胎先露下降,导致产程延长或停滞,常见的产程曲线异常(图9-1)如下:

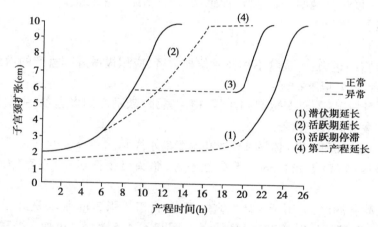

图9-1 异常的宫颈扩张曲线

（1）潜伏期延长:初产妇约需8小时,最大时限16小时,**超过16小时为潜伏期延长**。

（2）活跃期延长:初产妇约需4小时,最大时限8小时,**超过8小时为活跃期延长**。

（3）活跃期停滞:进入活跃期后,**宫口不再扩张达2小时以上**。

（4）第二产程延长:第二产程**初产妇超过2小时**,经产妇超过1小时尚未分娩。

（5）第二产程停滞:第二产程达1小时胎头下降无进展。

（6）胎头下降延缓:活跃期晚期及第二产程胎头下降速度,初产妇<1cm/h,经产妇<2cm/h。

（7）胎头下降停滞:活跃期晚期胎头停留在原处不下降达1小时以上。

（8）滞产:**总产程超过24小时**。

上述产程异常可单独存在,也可以合并存在。

4. 对母儿的影响

（1）对产妇的影响:由于产程延长,影响产妇休息和进食,以致出现疲乏无力、肠胀气、脱水和酸中毒等,**使产妇衰竭**;第二产程延长,膀胱受压过久,形成尿瘘;产后宫缩乏力容易引起**产后出血**;多次肛查或阴道检查、胎膜早破、产后出血等,增加**产后感染**的机会。

（2）对胎儿、新生儿的影响:协调性宫缩乏力使产程延长,手术产率增加,引起产伤及感染。不协调子宫收缩乏力使胎儿-胎盘循环受阻,容易发生胎儿窘迫,甚至胎死宫内。

笔记

（三）心理 - 社会支持状况

由于产程长,产妇及家属会出现焦虑、恐惧,担心母儿安全,对阴道分娩失去信心,请求医护人员帮助尽快结束分娩。

（四）治疗原则及主要措施

1. 协调性宫缩乏力　及时查找原因,无头盆不称及胎位异常,估计能从阴道分娩者,可采取措施加强子宫收缩。估计无法经阴道分娩者,行剖宫产。

2. 不协调性宫缩乏力　设法恢复宫缩的节律性和极性,使之恢复为协调性宫缩,然后按协调性宫缩乏力处理。在**未恢复为协调性宫缩之前,禁用缩宫素**。

【常见护理诊断 / 问题】

1. 疲乏　与产程延长、体力过度消耗、进食不足有关。
2. 焦虑　与担心母儿安全有关。
3. 潜在并发症:产褥感染、产后出血等。

【护理目标】

1. 产妇在产程中保持良好体力。
2. 产妇情绪稳定,配合治疗和护理。
3. 产妇安全度过分娩期,未发生产褥感染、产后出血等并发症。

【护理措施】

1. 治疗配合

（1）协调性宫缩乏力:有头盆不称及胎位异常者,应积极做好剖宫产的术前准备。估计可经阴道分娩者,做好以下护理:

1）改善全身情况:关心安慰产妇,缓解精神紧张;鼓励产妇多进食,注意补充水分。不能进食者,遵医嘱静脉补充营养。

2）及时排空膀胱和直肠:必要时导尿和温肥皂水灌肠。

3）人工破膜:宫口扩张≥3cm,无头盆不称,胎头已衔接者,可在宫缩间歇期行人工破膜。

4）缩宫素静脉滴注:适用于协调性宫缩乏力、宫口扩张 3cm、胎心良好、胎位正常、头盆相称者。先用5% 葡萄糖注射液 500ml 静脉滴注,调节至 4~5 滴 / 分,再加入**缩宫素 2.5U** 摇匀。根据宫缩强弱调整滴速,通常不超过 40 滴 / 分,**使宫缩持续 40~60 秒,间歇 2~3 分钟为宜**,如宫缩不强,可逐渐加快滴速。应用缩宫素时,应有**专人监护**,严密观察**宫缩、胎心、血压和产程进展**,若宫缩持续超过 1 分钟或胎心异常,应立即停止滴注,通知医生。**胎儿未娩出前禁用缩宫素肌内注射**。

5）地西泮静脉推注:能软化宫颈、促进宫口扩张。常用剂量为 10mg,与缩宫素联合应用效果更佳。

6）预防产后出血及感染:遵医嘱在胎儿前肩娩出后立即肌内注射缩宫素 10U。对破膜超过 12 小时、总产程超过 24 小时者,遵医嘱应用抗生素预防感染。

（2）不协调性宫缩乏力:遵医嘱给予哌替啶 100mg 或地西泮 10mg 静脉推注,镇静、减轻疼痛,使产妇充分休息。若宫缩仍未恢复,做好剖宫产术前准备。

2. 心理护理　鼓励、陪伴产妇,提供关怀和心理支持,缓解紧张情绪。指导产妇做深呼吸,同时按摩下腹部及腰骶部,以减轻疼痛,鼓励产妇表达担心和不适,耐心解释,稳定情绪,随时将产程进展及治疗护理计划告知产妇,使其知情同意,增加分娩的信心,并取得良好合作。

3. 健康教育

（1）指导产妇分娩过程中避免紧张,加强营养和休息,预防宫缩乏力。

（2）鼓励产妇产后早期下床活动,有利于子宫复旧及恶露排出。

（3）保持外阴清洁干燥,预防感染。

（4）出现发热、腹痛、恶露量大持续时间长或有臭味等症状,应及时就诊。

（5）指导母乳喂养。

【护理评价】

1. 产妇在产程中是否保持良好体力。

2. 产妇情绪是否稳定,能否配合医护工作。

3. 产妇是否发生产褥感染、产后出血等并发症。

二、子宫收缩过强

【护理评估】

（一）健康史

了解产妇有无急产、宫缩剂使用不当、精神过度紧张、粗暴的宫腔内操作等情况,认真查看产前检查记录,包括骨盆测量值、胎儿情况等。

（二）身体状况

1. **协调性宫缩过强** 宫缩的节律性、对称性和极性均正常,但子宫收缩力过强、过频,若产道无梗阻,分娩在短时间内结束,**总产程 <3 小时,称急产**,多见于经产妇。若伴有产道梗阻或瘢痕子宫,可出现病理缩复环,甚至发生子宫破裂。

2. **不协调性宫缩过强**

（1）强直性子宫收缩:指子宫颈内口以上部分的子宫肌层出现强直性痉挛性收缩,宫缩间歇期短或无间歇。产妇烦躁不安、持续腹痛,胎位、胎心不清,腹部可见一环形凹陷即病理性缩复环,是先兆子宫破裂的征象。

（2）子宫痉挛性狭窄环:子宫壁局部肌肉呈痉挛性不协调性收缩,形成环状狭窄,持续不放松。狭窄环可发生在子宫的任何部分,多在子宫上下段交界处或胎体较细部位,如胎儿颈、腰部(图 9-2)。产妇持续腹痛、烦躁不安,胎体被环卡住,胎先露下降停滞,胎心常不规律。

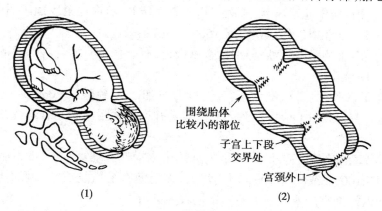

（1）　　　　　　　　　　　　（2）

图 9-2 子宫痉挛性狭窄环

（1）狭窄环围绕胎颈;(2)狭窄环容易发生的部位

3. **对母儿的影响**

（1）对产妇的影响:宫缩过频过强,产程过快,可致宫颈、阴道、会阴撕裂伤;接产时来不及消毒而导致感染;有产道梗阻可能发生子宫破裂;胎儿娩出后子宫收缩不良易发生胎盘滞留或产后出血。

（2）对胎儿、新生儿的影响:易发生胎儿窘迫、新生儿窒息、新生儿颅内出血、新生儿感染、骨折及外伤等。

（三）心理 - 社会支持状况

产妇临产后突感腹部阵痛难忍，产程进展过快，产妇毫无思想准备，会有恐惧和无助感，担心自身及胎儿安危。

（四）治疗原则及主要措施

1. 协调性宫缩过强　抑制宫缩同时，尽快做好接生及抢救新生儿窒息的准备。发生急产者，预防产后出血、新生儿颅内出血和感染。

2. 强直性子宫收缩　立即抑制宫缩，如为梗阻性原因，行剖宫产术结束分娩。

3. 子宫痉挛性狭窄环　消除诱因，给予**镇静剂**。如狭窄环不能缓解或伴胎儿窘迫者，应立即行剖宫产术。

【护理诊断】

1. 急性疼痛　与过频、过强的宫缩有关。

2. 焦虑　与剧烈腹痛、担心自身及胎儿安危有关。

3. 有受伤的危险　与宫缩过强、产程过快有关。

【护理目标】

1. 产妇宫缩恢复正常，急性疼痛缓解。

2. 产妇焦虑减轻，能够配合治疗和护理。

3. 产妇和新生儿未发生损伤。

【护理措施】

1. 治疗配合

（1）协调性宫缩过强：剖宫产者做好术前准备，阴道分娩者做好以下护理：

1）加强产程监护和指导：密切观察宫缩、胎心、产程进展，发现胎儿窘迫、先兆子宫破裂等及时报告医生。产妇有排便感时，要判断宫口及胎先露下降情况，以防在厕所分娩造成意外损伤。提前做好接产和新生儿窒息的抢救准备。宫缩时指导产妇张口哈气，**勿向下屏气**，减缓分娩速度。

2）新生儿护理：新生儿娩出后，遵医嘱给予**维生素 K$_1$ 肌内注射以预防颅内出血**。来不及消毒接生者，遵医嘱注射破伤风抗毒素 1500U 和抗生素。

3）预防产后出血及感染：产后仔细检查软产道，有裂伤及时缝合。未消毒接产者，遵医嘱给予抗生素预防感染。

（2）强直性子宫收缩：遵医嘱给予宫缩抑制剂，如 25% 硫酸镁 20ml 加入 5% 葡萄糖注射液 20ml 中缓慢静脉推注（不少于 5 分钟）。对合并产道梗阻或胎儿窘迫者，应立即做好剖宫产准备。

（3）子宫痉挛性狭窄环：停止一切刺激，如阴道内操作和缩宫素等，如无胎儿窘迫，给予镇静剂如哌替啶 100mg 或吗啡 10mg 肌内注射，多能使宫缩恢复正常。若不能缓解或有胎儿窘迫，应立即做好剖宫产术及新生儿窒息抢救准备。

2. 心理护理　陪伴产妇，态度镇静，语调柔和，用语言和动作传递关怀。及时提供产程进展和胎儿情况，指导产妇配合治疗和护理。指导产妇在宫缩时做深呼吸、腹部按摩及放松技巧，以减轻疼痛。

3. 健康教育　有急产史的孕妇在预产期前 1~2 周提前住院待产，以防发生损伤和意外。指导产妇产后保持外阴清洁，注意观察恶露、生命体征、会阴伤口等情况，发现异常及时就诊。做好避孕指导，产后 42 天复查。

【护理评价】

1. 产妇宫缩是否恢复正常，急性疼痛是否缓解。

2. 产妇焦虑是否减轻，能否配合治疗和护理。

3. 产妇和新生儿是否发生损伤。

第二节 产道异常

ER-9-4
扫一扫，知
重点

产道包括骨产道和软产道,是胎儿经阴道娩出的必经通道。产道异常可使胎儿娩出受阻,以骨产道异常多见。

一、骨产道异常

骨产道异常即狭窄骨盆,表现为骨盆径线过短或形态异常,可能一个径线也可能多个径线过短,而致一个平面或多个平面狭窄,胎儿在分娩过程中因机械性梗阻而难以娩出。

【分类】

1. 骨盆入口平面狭窄 扁平骨盆常见,骶骨岬向前下突出,使骨盆入口平面前后径缩短,入口平面呈横扁圆形,常见有单纯扁平骨盆和佝偻病性扁平骨盆。入口平面狭窄分三级:I级,为临界性狭窄,对角径 11.5cm(入口前后径 10cm),多数可经阴道分娩;II级,为相对性狭窄,对角径 10.0~11.0cm(入口前后径 8.5~9.5cm),可试产;III级,为绝对性狭窄,对角径≤9.5cm(入口前后径≤8.0cm),必须采用剖宫产术。

2. 中骨盆平面及骨盆出口平面狭窄 两者常并存,骨盆入口平面各径线均正常,中骨盆及出口平面明显狭窄。常见的有漏斗骨盆和横径狭窄骨盆。

3. 骨盆三个平面狭窄 骨盆形态正常,但骨盆各平面的径线均比正常值小 2cm 或以上,又称**均小骨盆**。多见于身材矮小、体型匀称的妇女。

4. 畸形骨盆 骨盆失去正常形态与对称性,包括偏斜骨盆、外伤所致的畸形骨盆。

【对母儿的影响】

1. 对产妇的影响 骨盆狭窄影响胎头衔接和内旋转,容易发生胎位异常、胎膜早破、宫缩乏力和产程延长;胎头下降受阻可能导致子宫破裂;产道受压过久可形成生殖道瘘;产程长、胎膜早破、手术助产等增加产褥感染机会。

2. 对胎儿及新生儿的影响 头盆不称易致胎膜早破、脐带脱垂,导致胎儿窘迫甚至死亡;产程延长胎头受压过久,易致新生儿颅内出血;手术助产,增加新生儿产伤和感染的机会。

【护理评估】

(一)健康史

了解孕妇有无佝偻病、脊髓灰质炎、脊柱或髋关节的结核及外伤史。若为经产妇,应了解有无难产史以及新生儿产伤等。

(二)身体状况

1. 骨盆入口平面狭窄

(1)胎头衔接受阻:于妊娠末期或临产后胎头仍不能入盆,孕妇呈尖腹或悬垂腹(图 9-3)。

(2)胎位异常:因骨盆入口平面狭窄胎头不易入盆,常导致胎位异常,如臀先露、肩先露等。

(3)评估头盆关系:临产后胎头尚未衔接者做**跨耻征检查以判断头盆是否相称**。方法:产妇排空膀胱后仰卧,两腿伸直,检查者一手放在产妇耻骨联合上方,另一手将胎头向骨盆腔方向推压,若胎头低于耻骨联合平面称跨

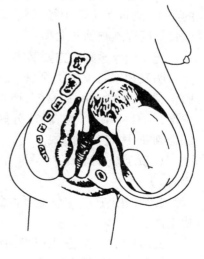

图 9-3 悬垂腹

耻征阴性,表示胎头可以入盆,头盆相称;若胎头与耻骨联合在同一平面称跨耻征可疑阳性,表示可疑头盆不称;若胎头高于耻骨联合平面称**跨耻征阳性**,表示头盆明显不称(图9-4)。

(4)骨盆测量:**骶耻外径 <18cm,对角径 <11.5cm。**

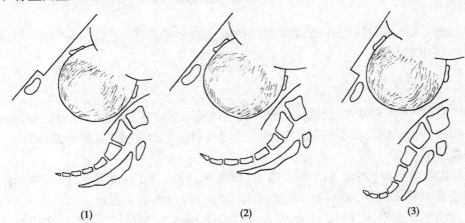

图 9-4 检查头盆关系
(1)头盆相称;(2)头盆可能相称;(3)头盆不称

2. 中骨盆平面及骨盆出口平面狭窄

(1)胎头衔接正常,潜伏期及活跃期早期进展顺利,当胎头下降至中骨盆时,由于内旋转受阻,常出现持续性枕横位或枕后位。同时出现继发性宫缩乏力,活跃期后期及第二产程延长,甚至第二产程停滞。

(2)骨盆测量:**坐骨棘间径 <10cm,坐骨切迹宽度 <2 横指,坐骨结节间径 <8cm。**

3. 均小骨盆 多见于身材矮小、体形匀称的妇女,孕妇身高常 <145cm。若胎儿小、胎位正常,有可能经阴道娩出。

4. 畸形骨盆 孕妇常有跛行、脊柱偏斜、米氏菱形区不对称(图9-5)等表现。

(三)心理 - 社会支持状况

由于产道异常对母儿都有不良影响,孕妇常因不能预测分娩结果,担心自身及胎儿安全而焦虑不安。

(四)辅助检查

B 型超声检查观察胎先露与骨盆的关系,测量胎头双顶径、胸径、腹径、股骨长度等预测胎儿大小。

(五)治疗原则及主要措施

明确狭窄骨盆的类型、程度,了解胎位、胎儿大小、胎心、宫缩、产程进展情况,结合年龄、产次、既往分娩史等综合判断,决定分娩方式。

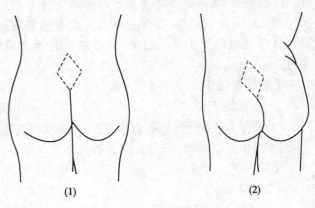

图 9-5 米氏菱形区不对称
(1)对称;(2)不对称

1. 试产 骨盆入口平面相对狭窄、胎头跨耻征可疑阳性,可在严密监测下试产 2~4 小时。

2. 阴道助产 中骨盆平面狭窄,宫口开全,胎头双顶径达坐骨棘水平或以下者,可经阴道助产。

3. 剖宫产 骨盆入口平面绝对狭窄,胎头跨耻征阳性;中骨盆平面狭窄,宫口开全,胎头双顶径在坐骨棘水平以上;坐骨结节间径＋后矢状径≤15cm;严重畸形骨盆等,均应行剖宫产。

【常见护理诊断/问题】

1. 潜在并发症:子宫破裂、胎儿窘迫、新生儿颅内出血等。

2. 焦虑 与担心母儿安危有关。

3. 有感染的危险 与胎膜早破、产程延长、手术操作有关。

【护理措施】

1. 治疗配合

(1) 手术护理:遵医嘱做好剖宫产术和阴道助产术的术前准备和术后护理。

(2) 试产护理

1) 安慰产妇,避免紧张,加强休息,注意营养及水分的摄入,必要时静脉补液。

2) 专人守护,注意观察宫缩、胎心及胎头下降情况。

3) 适时人工破膜,试产过程中出现宫缩乏力,可用缩宫素静脉滴注。

4) **试产时间2~4小时**,胎头双顶径通过入口平面,即试产成功;若胎头仍未能入盆,宫口扩张缓慢,或出现先兆子宫破裂、胎儿窘迫征象,应做好剖宫产术和新生儿窒息抢救的准备。

2. 心理护理 试产过程中,向产妇及家属说明阴道分娩的可能性及优点,给予关爱,增强阴道分娩的信心;使产妇及家属清楚目前产程进展情况及手术产的必要性,取得理解和配合,缓解焦虑心理。

3. 健康教育 指导孕妇定期产前检查,及早发现骨盆狭窄,并提前入院待产。保持外阴清洁,预防感染。第二产程延长者,产后留置尿管,防止生殖道瘘。对手术产的新生儿,按高危儿护理。

二、软产道异常

软产道包括子宫下段、宫颈、阴道及骨盆底软组织,软产道异常所致的难产少见,容易被忽视。软产道异常根据病变程度及对分娩的影响,选择局部治疗、手术或行剖宫产术,护士应积极做好相应的配合工作。

(一) 外阴异常

1. 外阴坚韧、外阴瘢痕 由于组织缺乏弹性,使阴道口狭窄,分娩时第二产程易造成严重撕裂伤,应行会阴侧切术或剖宫产术。

2. 外阴水肿 常见于重度妊娠期高血压疾病等引起的全身水肿,临产前及时治疗原发病,局部可用50%硫酸镁湿热敷。临产后可在消毒下多点针刺放液,并行会阴切开术。

(二) 阴道异常

1. 阴道横膈、纵隔 隔膜较厚阻碍胎先露下降时,行切开术或剖宫产术。

2. 阴道瘢痕性狭窄 多由产伤、手术感染等所致。若狭窄轻、位置低可做会阴切开术;若狭窄重、位置高、范围广,应行剖宫产术。

3. 阴道肿瘤 阻碍胎头下降而不能经阴道切除者,应行剖宫产术结束分娩。

(三) 宫颈异常

1. 宫颈坚韧、水肿 宫颈坚韧多见于高龄初产妇,宫颈组织缺乏弹性不易扩张。宫颈水肿多见于滞产、持续性枕后位、宫口未开全过早用腹压者,影响宫颈扩张。两者均可在宫颈两侧注射0.5%利多卡因5~10ml,或地西泮10mg缓慢静脉推注。处理无效应行剖宫产术。

2. 宫颈肌瘤 若肌瘤大阻塞骨盆入口,影响胎头入盆,应行剖宫产术;若肌瘤在骨盆入口以上而胎头已入盆,不阻塞产道者,可阴道分娩。

ER-9-11
扫一扫，知
重点

第三节　胎儿异常

胎儿异常包括胎位异常、胎儿发育异常和巨大儿等，其中胎位异常是造成难产的常见因素。胎位异常包括胎头位置异常、臀先露及肩先露，其中胎头位置异常居多，又称头位难产，有持续性枕后位或枕横位、面先露、高直位、前不均倾位等。

一、持续性枕后位、枕横位

分娩过程中，胎头枕部位于母体骨盆的后方或侧方，于分娩后期仍不能转向前方，致使分娩发生困难者，称持续性枕后位或持续性枕横位，是最多见的头位难产。

【护理评估】

（一）健康史

评估产妇是否存在影响胎头内旋转的因素，如骨盆狭窄（**多见于漏斗骨盆和横径狭窄骨盆**）、胎头俯屈不良、宫缩乏力、前置胎盘、膀胱充盈等。

（二）身体状况

1. 产程延长　临产后**胎头衔接较晚**及俯屈不良，先露不易紧贴宫颈和子宫下段，致宫缩乏力、宫颈扩张缓慢或停滞而使产程延长，持续性枕后位常致活跃期晚期及第二产程延长。

2. 过早使用腹压和宫颈水肿　枕后位时枕骨压迫直肠，宫缩时产妇有肛门坠胀及排便感，宫口尚未开全时过早用腹压，使**宫颈前唇水肿**和产妇疲劳，影响产程进展。

3. 腹部检查　胎背偏向母体的后方或侧方不易触及，前腹壁可触及胎儿肢体，胎心在脐下偏外方听得最响亮。

4. 肛门检查或阴道检查　枕后位时盆腔后部空虚，胎头矢状缝位于骨盆斜径，**大囟门在前，小囟门在后方**。若为枕横位，矢状缝与骨盆横径一致，大、小囟门分别在骨盆左、右侧方。

（三）心理 - 社会支持状况

产妇因产程延长和身体疲乏失去阴道分娩的信心，产生急躁和焦虑情绪，同时担心自身及胎儿的安危。

（四）辅助检查

可行 B 型超声检查，根据胎儿颜面及枕部位置，可明确诊断胎方位。

（五）治疗原则及主要措施

综合分析骨盆和胎儿大小。**头盆不称者行剖宫产术**。无骨盆异常、胎儿不大，可以阴道试产。宫口开全后，胎头双顶径在坐骨棘水平或以下者，可手转胎头至枕前位，自然分娩或行阴道助产术，如胎头吸引术（图 9-6）或产钳术（图 9-7）；胎头双顶径未达坐骨棘水平或出现胎儿窘迫者，行剖宫产术。

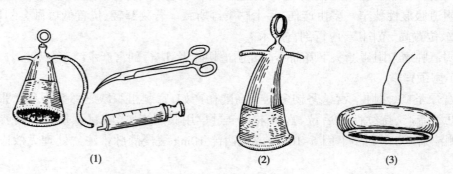

(1)　　　　　　　　　　(2)　　　　　　(3)

图 9-6　胎头吸引器
(1) 直形；(2) 牛角形；(3) 金属扁圆形

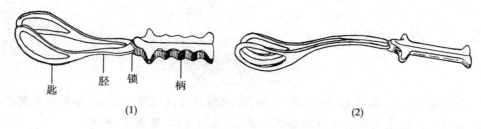

匙　　胫　锁　　柄

(1)　　　　　　　　　　　　　(2)

图 9-7　产钳

(1)常用的短弯型;(2)臀位后出头产钳

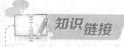

胎头吸引术与产钳术

　　胎头吸引术是将胎头吸引器置于胎头上,形成一定负压吸住胎头,通过牵引或旋转协助娩出胎儿的手术。**适应证**:产妇有妊娠合并症或并发症,需缩短第二产程者;第二产程延长者;持续性枕后位、枕横位;有剖宫产史或子宫有瘢痕者。**注意事项**:吸引器放置时避开囟门;牵引时用力要均匀;牵引时间不宜超过 20 分钟;操作不宜超过 2 次。

　　产钳术是用产钳牵拉胎头协助胎儿娩出的手术。目前常用的是低位产钳,即胎头骨质部分已达骨盆底。**适应证**:同胎头吸引术,胎头吸引术失败或产妇昏迷不能增加腹压者,及臀位后出胎头娩出困难者。**注意事项**:查清胎方位后正确放置产钳;牵拉产钳用力要均匀,不能左右摇晃;当胎头仰伸额部外露时,立即停止用力;产后常规检查软产道。

【常见护理诊断 / 问题】

　1. 有母儿受伤的危险　与产妇软产道损伤、新生儿产伤有关。

　2. 焦虑　与担心自身及胎儿安危有关。

【护理目标】

1. 母儿未受伤。

2. 产妇情绪稳定,焦虑减轻,能够配合治疗和护理。

【护理措施】

　1. 治疗配合

　(1)保证充分的营养和休息,指导产妇**朝胎背的对侧方向卧位**,以利胎头向前旋转。

　(2)耐心等待和观察产程。密切观察产程进展及胎心,及时发现和处理异常。若宫缩欠佳,应遵医嘱静脉滴注缩宫素;第一产程指导产妇不要过早屏气用力,以免宫颈水肿及体力消耗。

　(3)需行阴道助产术或剖宫产术时,护士应积极做好术前准备及手术配合,同时做好新生儿抢救准备。

　2. 心理护理　陪伴关心产妇,及时为其补充水分和食物,向产妇及家属解释难产的原因和应对措施,并及时告知产程进展情况,取得理解和配合,增加其安全感和信任感,缓解焦虑。

　3. 健康教育　指导产妇和家属正确认识头位难产,理解手术助产的必要性。指导观察手术产新生儿的面色、呼吸和精神状态。指导母乳喂养,协助产妇制订康复计划。

【护理评价】

　1. 母儿是否受伤。

　2. 产妇情绪是否稳定,能否配合治疗和护理。

二、臀先露

　　李女士,26 岁,第 1 胎,现怀孕 30 周,最近胎动时感觉肋下胀痛,今日来医院产科门诊做孕检。医生检查后告诉她胎位不正,胎儿为臀位,李女士很担心。

　　工作任务

　　1. 请向李女士介绍矫正胎位的方法。

　　2. 如果胎位未能纠正,请对李女士进行孕期的健康宣教。

　　臀先露(breech presentation)是**最常见的异常胎位**,约占分娩总数的 3%~4%。臀先露以骶骨为指示点,有骶左(右)前、骶左(右)横、骶左(右)后 6 种胎方位。易导致后出头困难,使围生儿死亡率增高,是枕先露围生儿死亡率的 3~8 倍。

【分类】

　　根据胎儿两下肢所取的姿势分为 3 类:

　　1. 单臀先露或腿直臀先露　双髋关节屈曲,双膝关节伸直,以臀部为先露。最多见。

　　2. 完全臀先露或混合臀先露　双髋关节及双膝关节均屈曲,先露为臀和双足。

　　3. 不完全臀先露　单足或双足、单膝或双膝为先露。较少见。

【对母儿影响】

　　1. 对产妇的影响　因胎臀不规则,不能紧贴子宫下段及宫颈,易发生胎膜早破、继发性宫缩乏力及产程延长,使产后出血及产褥感染机会增多。有时因后出头困难或宫口未开全,牵拉不当造成宫颈、子宫下段及会阴撕裂伤。

　　2. 对胎儿及新生儿影响　易发生胎膜早破、脐带脱垂,脐带受压可致胎儿窘迫甚至死亡。由于后出头牵拉困难,易发生新生儿窒息、颅内出血、臂丛神经损伤、骨折等。早产和低体重儿增多。总之,臀先露导致围生儿的发病率和死亡率均增高。

【护理评估】

　　(一) 健康史

　　了解产妇有无羊水过多、早产、子宫畸形、胎儿畸形、羊水过少、双胎妊娠、骨盆狭窄、前置胎盘等可导致臀先露的因素。

　　(二) 身体状况

　　1. 症状　妊娠晚期孕妇感觉肋下有圆而硬的胎头,胎动时感觉肋下胀痛。

　　2. 体征　腹部检查在宫底部触及圆而硬的胎头,耻骨联合上可触到不规则、软而宽的胎臀,胎心音在脐上方听得最清楚。阴道检查触及软而不规则的胎臀或胎足。

　　(三) 心理 - 社会支持状况

　　产前检查发现臀先露时,孕妇和家属常担心臀先露对母儿的不良影响而焦急。分娩期常需剖宫产或阴道助产,因害怕手术、担心并发症而焦虑不安。

　　(四) 辅助检查

　　B 型超声检查可准确判断臀先露类型、胎儿大小、胎头姿势等。

　　(五) 治疗原则及主要措施

　　1. 妊娠期　定期产前检查,妊娠 30 周后矫正胎方位。

　　2. 分娩期　根据产妇年龄、胎产次、骨盆大小、胎儿大小、臀先露类型等决定分娩方式。剖宫产指征:狭窄骨盆、软产道异常、胎儿体重估计 3500g 以上、胎儿窘迫、不完全臀先露、妊娠期合并症、高龄初产、有难产史等。

笔记

【常见护理诊断/问题】

1. 有母儿受伤的危险　与手术助产、后出胎头困难有关。

2. 焦虑　与不了解产程进展及担心分娩结果有关。

3. 有感染的危险　与胎膜早破和产程延长有关。

【护理措施】

1. 治疗配合

(1) 妊娠期：及时发现异常胎位，**妊娠 30 周后仍为臀先露者**，应指导孕妇纠正胎位，常用方法有：

1) 胸膝卧位：让孕妇排空膀胱，松解裤带，取胸膝卧位(图 9-8)，每日 2 次，每次 15 分钟，连做 1 周后复查。此法可使胎臀退出盆腔，借助胎儿重心改变，增加转为头先露的机会。

2) 激光照射或艾灸至阴穴：每日 1 次，每次 15~20 分钟，5 次为一个疗程。可促使胎动活跃，配合胸膝卧位使用效果更好。

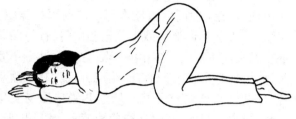

图 9-8　胸膝卧位

3) 外倒转术：以上方法无效，可于妊娠 32~34 周行外倒转术。因有发生胎盘早剥、脐带缠绕等严重并发症的可能，已很少用。

(2) 分娩期：有指征者选择择期剖宫产，做好术前准备。决定阴道分娩者，应注意：

1) 第一产程：保护好产力，临产后侧卧休息，不宜站立走动，少做肛查，禁止灌肠，预防胎膜过早破裂。**一旦破膜，应立即听胎心、抬高床尾**。若有胎心改变，及时报告医生，以便及早发现有无脐带脱垂。宫口未开全者，若宫缩时在阴道口见胎足或胎臀，立即通知医生，消毒外阴后，使用"堵"外阴方法。每当宫缩时，用无菌巾以手掌堵住阴道口，待宫口及阴道充分扩张后再让胎臀娩出。在堵的过程中，每隔 10~15 分钟听一次胎心，并注意宫口是否开全。宫口近开全时，要做好接产和抢救新生儿窒息的准备。

2) 第二产程：导尿排空膀胱，对初产妇协助行会阴侧切后助娩胎儿，一般行臀位助产术：胎臀自然娩出至脐部，胎肩及胎头由接生者协助娩出，**从脐部娩出后，一般应在 2~3 分钟内娩出胎头，最长不超过 8 分钟**，以免脐带受压过久造成死产。

3) 第三产程：产后检查软产道，如有裂伤及时缝合，遵医嘱用缩宫素与抗生素，预防产后出血和感染。

2. 心理护理　耐心解答产妇及家属疑问，对需手术的产妇，讲解手术的必要性，给予鼓励与支持。对阴道分娩者，产程中做好陪护，指导产妇减痛方法及使用腹压等，增强对分娩的信心。

3. 健康教育

(1) 指导孕妇加强产前检查，妊娠 30 周后发现臀先露应及时矫正。

(2) 指导矫正胎位的方法，解释孕期矫正胎位的必要性，未能矫正者提前入院待产。

(3) 加强卫生宣教，对未能矫正的臀位孕妇嘱其孕晚期减少活动，一旦阴道流水，应立即平卧到医院就诊。

三、肩先露

肩先露是对母儿最不利的胎位，又称横位，少见，约占 0.25%。除死胎和早产儿可以折叠娩出外，**肩先露足月活胎不能经阴道分娩**。如果横位没有及时发现和处理，临产后随着宫缩加强，迫使胎肩及胸廓一部分被挤入盆腔，肢体折叠弯曲，先露侧上肢脱出阴道口外，胎头和躯干大部分被阻在骨盆入口上方,形成嵌顿性(忽略性)肩先露(图9-9),出现病理性缩复环,甚至造成子宫破裂,威及母儿生命。妊娠期产前检查发现肩先露应及时矫正,方法同臀先露,未能矫正者应提前入院行择期剖宫产。

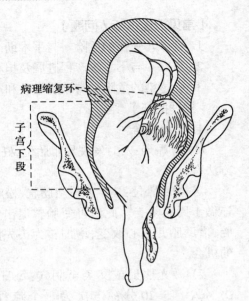

图 9-9　忽略性肩先露

四、巨大儿

胎儿体重≥4000g者,称巨大胎儿。多见于父母身材高大、孕妇患轻型糖尿病、过期妊娠、营养过剩等。常引起头盆不称、肩难产、软产道损伤、新生儿产伤、产后出血、生殖道瘘等。产前可根据宫高、腹围、B型超声测胎头双顶径与腹围等,计算胎儿体重。无头盆不称,初产妇可适当试产,但试产不宜过久,如出现异常,应行剖宫产结束分娩。有头盆不称者,择期剖宫产结束分娩。新生儿娩出后易发生低血糖,应注意观察,及时补充葡萄糖水,及早开奶。

ER-9-12
持续性枕后位、枕横位

ER-9-13
枕后位分娩机制

ER-9-14
臀先露的种类

ER-9-15
胎足与胎手的区别

ER-9-16
外倒转术

ER-9-17
用手堵胎臀

ER-9-18
臀位助产术

ER-9-19
横位

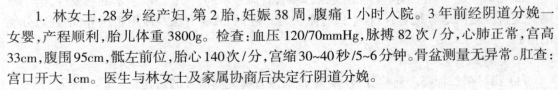

思　考　题

ER-9-20
扫一扫,测一测

1. 林女士,28岁,经产妇,第2胎,妊娠38周,腹痛1小时入院。3年前经阴道分娩一女婴,产程顺利,胎儿体重3800g。检查:血压120/70mmHg,脉搏82次/分,心肺正常,宫高33cm,腹围95cm,骶左前位,胎心140次/分,宫缩30~40秒/5~6分钟。骨盆测量无异常。肛查:宫口开大1cm。医生与林女士及家属协商后决定行阴道分娩。

请问:

(1) 该产妇的护理诊断有哪些?

(2) 目前护士应做好哪些护理措施?

2. 李女士,28岁初产妇,妊娠39周,规律宫缩20小时入院。查体:髂棘间径24cm,骶耻外径19cm,坐骨棘间径10cm,坐骨结节间径7.5cm。枕左前位,胎心140次/分,肛查:宫口开大8cm,S^{+1}。2小时后产程无进展,产妇呼叫腹痛难忍,检查宫缩1分钟一次,持续40秒,宫缩时胎心116次/分,子宫下段压痛明显。

请问：

(1) 该产妇产程受阻的主要原因是什么？

(2) 目前该产妇的主要护理诊断是什么？

(3) 针对主要护理诊断应给予哪些护理措施？

(李彩辉)

第十章
分娩期并发症妇女的护理

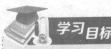

学习目标

1. 掌握胎膜早破、产后出血、子宫破裂和羊水栓塞的护理评估和护理措施。
2. 熟悉胎膜早破、产后出血、子宫破裂和羊水栓塞的概念。
3. 了解胎膜早破、产后出血、子宫破裂和羊水栓塞的病因。
4. 学会分娩期并发症的识别;能够运用护理程序对分娩期并发症妇女实施整体护理。
5. 具有良好的沟通能力;稳定的工作情绪;关爱母儿健康。

产妇在分娩过程中可出现一些并发症,处理不当可危及母婴生命,分娩过程中应严密观察产程变化,及时发现异常并及时处理。

第一节 胎膜早破

导入情景

小王,29岁,第1胎,现已妊娠38周。两周前到医院产前检查发现胎儿为臀位,医生告诉她要提前两周入院生孩子。今晨起床后突然感觉一股液体从阴道流出,时多时少,自己不能控制,为查明原因来医院就诊。

工作任务

1. 根据上述表现告诉小王最可能发生的情况。
2. 为了帮助明确诊断,指导小王进行必要的检查。
3. 确诊后对小王进行正确的护理。

胎膜早破(premature rupture of membrane,PROM)是指胎膜在临产前自发性破裂。是分娩期常见并发症,国内发生率为 2.7%~7%。可引起**早产、脐带脱垂和母儿感染**等。

【病因】

引起胎膜早破的原因较多,常是多种因素作用的结果。

1. 生殖道病原微生物上行性感染　引起胎膜炎,使胎膜局部张力下降而破裂。
2. 羊膜腔压力升高　双胎妊娠、羊水过多等。
3. 胎膜受力不均　头盆不称和胎位异常,胎先露部不能衔接,胎膜受压不均,导致破裂。
4. 宫颈内口松弛　先天或严重陈旧性裂伤,导致宫颈内口松弛,使胎囊失去正常支持力而发生胎膜早破。
5. 营养因素　缺乏维生素 C、锌及铜,使胎膜抗张能力下降而发生胎膜早破。

6. 其他　细胞因子 IL-6、IL-8、TNF-α 升高,可激活溶酶体酶,破坏羊膜组织导致胎膜早破;妊娠晚期性交、腹部受撞击、羊膜镜检查及外倒转术等机械性刺激可诱发胎膜破裂。

【对母儿的影响】

1. 对母体的影响　胎膜早破可引起感染、胎盘早剥、产后出血等。

2. 对胎儿的影响　胎膜早破易诱发早产、感染、脐带脱垂、胎儿窘迫等,围生儿死亡率增加。

【护理评估】

(一) 健康史

评估孕妇是否有创伤史、妊娠晚期性交史、感染史,此次妊娠是否有羊水过多、胎位不正或头盆不称等,确定破膜时间、妊娠周数、有无宫缩及感染征象、治疗经过等。

(二) 身体状况

1. 症状　**孕妇突感较多液体自阴道流出**,可混有胎脂及胎粪等,**不能控制**。量多少不一,因破口大小和位置高低而异。若破口大,位置低,可有迅速且多量液体从阴道流出;若破口小,位置高,可有间断阴道流液。腹压增加如排便、咳嗽时,有羊水流出。

2. 体征　肛门指诊时触不到前羊膜囊,上推胎头时流液量增多。羊膜腔感染时,母儿心率加快,子宫有压痛。

(三) 心理 - 社会支持状况

突然发生不可控制的阴道流液,会使孕妇及家属惊慌失措,因担心胎儿及孕妇的健康而产生紧张和焦虑情绪,甚至产生恐惧心理。

(四) 辅助检查

1. 阴道液酸碱度检查　阴道分泌液 pH 为 4.5~5.5,尿液为 5.5~6.5,羊水为 7.0~7.5,若**阴道液 pH ≥6.5 时,提示胎膜早破**。

2. 阴道液涂片检查　阴道液涂片干燥镜检有羊齿叶状结晶出现为羊水,诊断正确率可达 95%。

3. 羊膜镜检查　可直视胎先露部,看不到前羊膜囊。

4. B 型超声检查　羊水量减少可协助诊断。

5. 羊膜腔感染检测　主要检查的项目:①羊水细菌培养(**诊断羊膜腔感染的金标准**);②羊水涂片革兰染色检查细菌;③羊水白介素 6(IL-6)测定:IL-6 ≥7.9ng/ml,提示羊膜腔感染;④血 C 反应蛋白(CRP)>8mg/L,提示羊膜腔感染。

(五) 治疗原则及主要措施

治疗原则根据破膜时间、胎儿情况、有无感染及母体情况来决定,可立即终止妊娠,或期待治疗。预防感染和脐带脱垂的发生。

1. 期待疗法　适用于妊娠 28~35 周、无感染、胎儿宫内状态良好、羊水平段 ≥3cm 者。

2. 终止妊娠　**妊娠 >35 周或有感染征象**,应立即终止妊娠,根据情况阴道分娩或剖宫产。

【常见护理诊断 / 问题】

1. 有围生儿受伤的危险　与脐带脱垂、早产儿肺部不成熟、吸入性肺炎等有关。

2. 有感染的危险　与胎膜破裂后,下生殖道内病原体上行感染有关。

3. 焦虑　与担心自身及围生儿安危有关。

【护理目标】

1. 胎儿顺利出生,无并发症发生。

2. 孕产妇无感染发生。

3. 孕产妇焦虑减轻。

ER-10-2
分娩期并发症妇女的护理

ER-10-3
胎膜早破机制

笔记

【护理措施】

1. 治疗配合

(1) 防治脐带脱垂：①破膜后指导孕妇绝对卧床休息，必要时**抬高臀部**；②勤听胎心，发现异常及时报告医生；③一旦发现脐带脱垂，给孕妇吸氧，抬高臀部。对宫口未开全者，做好剖宫产及抢救新生儿窒息的准备；对宫口已开全者，协助医生行助产术，争取数分钟内娩出胎儿。

(2) 预防感染：①密切观察体温、脉搏、阴道流液性状和白细胞计数，及时发现感染征象并报告医生；②保持外阴清洁干燥，使用消毒会阴垫并及时更换，每日擦洗 2 次，便后及时擦洗；③尽量少做肛诊和阴道检查；④**破膜 >12 小时未分娩者遵医嘱给抗生素预防感染**。

(3) 促进胎儿肺成熟：妊娠 <35 周，遵医嘱给予**倍他米松** 12mg 静脉滴注，每日 1 次，共 2 次，或**地塞米松** 10mg 静脉滴注，每日 1 次，共 2 次。

2. 心理护理　用委婉的语言向孕妇及家属说明可能发生的问题、治疗及护理措施和注意事项，取得他们的理解和配合。尽量陪伴孕妇，引导其说出所担忧的问题和心理感受，及时解答疑问，并给予安慰，增加安全感。当发生脐带脱垂时，护理人员应保持镇静，在紧急处理的同时向孕妇说明所发生的情况及所采取的措施，以减轻其紧张、恐惧心理。

3. 健康教育　向孕妇讲解胎膜早破对母儿的影响，使孕妇重视妊娠期卫生保健。嘱孕妇妊娠晚期禁止性生活，不宜过劳，避免腹压突然增加；积极预防与治疗下生殖道感染；指导孕妇加强营养，注意维生素、锌、铜、钙的补充；宫颈内口松弛者，于**妊娠 14~18 周行宫颈环扎术**；骨盆狭窄、胎位异常孕妇应提前入院待产，临产后卧床休息，不宜灌肠，少做肛查。

【护理评价】

1. 胎儿是否顺利娩出，是否发生脐带脱垂、胎儿窘迫、新生儿肺炎等。

2. 孕产妇是否发生感染，体温、白细胞计数有无异常。

3. 孕产妇情绪是否稳定，焦虑是否减轻。

第二节　产后出血

ER-10-4
扫一扫，知
重点

导入情景

　　李女士，第 2 胎，妊娠 10 个月入院生孩子。入院后第 2 天经阴道娩出一活婴，胎儿娩出后 10 分钟胎盘完整娩出。检查发现宫颈处有一裂伤口，缝合修补后阴道还出血，呈间歇性，流血量约 600ml，腹部检查子宫大而软。患者出现眩晕、面色苍白、脉搏快而细弱。

工作任务

1. 明确该患者最可能的护理问题。

2. 请对该患者进行正确的病情观察。

3. 根据目前的情况对该患者进行正确的护理。

　　产后出血（postpartum hemorrhage，PPH）是指**胎儿娩出后 24 小时内失血量超过 500ml**，剖宫产时超过 1000ml。约 80% 发生于产后 2 小时内，是分娩期的严重并发症，是我国目前孕产妇死亡的**首要原因**，发生率占分娩总数的 2%~3%。

【病因】

引起产后出血的主要原因有**子宫收缩乏力、胎盘因素、软产道裂伤和凝血功能障碍**。这些原因可以互为因果，相互影响。

1. **子宫收缩乏力**（uterine atony）　**是引起产后出血最常见的原因**,约占产后出血总数的70%~80%。

（1）全身因素:产妇精神过度紧张;产程延长,体力消耗过多;临产后过多使用镇静剂和麻醉剂;体质虚弱或合并有慢性全身性疾病等。

（2）局部因素:①子宫肌纤维过度伸展:多胎、羊水过多、巨大儿等;②子宫肌壁损伤:剖宫产史、子宫肌瘤剔除术后、产次过多等;③子宫病变:子宫肌瘤、子宫发育不良、畸形等;④子宫肌壁水肿或渗血:重度贫血、妊娠期高血压疾病、子宫胎盘卒中等。

2. 胎盘因素

（1）胎盘滞留（retained placenta）:**胎儿娩出后30分钟胎盘尚未娩出者**。常见原因:①胎盘剥离不全:多由第三产程处理不当,过早牵拉脐带或按压子宫引起;②胎盘剥离后滞留:由于宫缩乏力、膀胱充盈等因素使已剥离的胎盘滞留于宫腔,影响胎盘剥离面血窦关闭,引起产后出血;③胎盘嵌顿:由于不正当使用宫缩剂或粗暴按压子宫,使子宫颈内口附近子宫平滑肌产生痉挛性狭窄环,使已剥离的胎盘嵌顿于狭窄环以上,影响宫缩,多引起隐性出血。

（2）胎盘植入:胎盘绒毛侵入或穿透子宫肌层所致的一种异常胎盘种植。按植入程度不同分为胎盘粘连、胎盘植入和穿透性胎盘植入。常因多次刮宫或宫腔感染损伤子宫内膜和原发性蜕膜发育不良导致。根据胎盘植入面积不同可分为部分性或完全性。

（3）胎盘、胎膜残留:多为部分胎盘小叶或副胎盘残留在宫腔,有时为部分胎膜残留于宫腔,影响子宫收缩引起产后出血。

3. 软产道裂伤　常见原因有胎儿过大、娩出过快、助产手术不当、宫缩过强、软产道组织弹性差等。包括会阴、阴道、宫颈裂伤及子宫下段破裂。会阴裂伤较常见,常分为4度(图10-1):Ⅰ度裂伤指会阴皮肤及阴道黏膜撕裂,未达肌层,出血不多;Ⅱ度裂伤指裂伤已达骨盆底的肌肉与筋膜,多数呈向上与向两侧的方向,并延及阴道侧沟,严重者可达到侧穹隆,未伤及肛门括约肌,出血较多;Ⅲ度裂伤指裂伤向会阴深部扩展,肛门括约肌已断裂,直肠黏膜未伤及;Ⅳ度裂伤指肛门、直肠和阴道完全贯通,直肠腔外露,组织损伤严重,但出血量可不多。

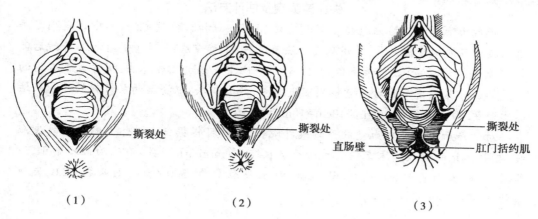

图 10-1　会阴阴道裂伤示意图
(1)Ⅰ度裂伤;(2)Ⅱ度裂伤;(3)Ⅲ、Ⅳ度裂伤

4. 凝血功能障碍　较少见,多数由于产科情况引起的弥散性血管内凝血(DIC)所致的凝血功能障碍,如胎盘早剥、羊水栓塞、妊娠期高血压疾病、死胎、重症肝炎等。少数由于产妇合并有血液系统疾病,如原发性血小板减少、再生障碍性贫血、白血病等。

【护理评估】

(一)健康史

评估与产后出血有关的病史,如出血性疾病、重症肝炎、子宫肌瘤及产后出血史等;此次妊娠有无前置胎盘、胎盘早剥、多胎妊娠、羊水过多等；评估分娩期产妇精神状态，是否过多使用镇静剂、麻醉剂，有无产程过长、产妇衰竭、急产或软产道裂伤等情况。

（二）身体状况

1. **休克表现** 表现轻重与出血量、出血速度、产妇机体反应及全身状况有着密切的关系。休克前可有眩晕、口渴、恶心、呕吐、打哈欠、烦躁不安，随之出现面色苍白、出冷汗、脉搏细数、血压下降等。

2. **阴道流血** 不同原因引起的产后出血，阴道流血表现不同。

（1）子宫收缩乏力：出血为阵发性，色暗红，有血块，**腹部触诊子宫轮廓不清**，摸不到宫底，按摩、按压宫底时可压出大量积血。

（2）胎盘因素：胎盘娩出前后阴道流血量多，色暗红，间断性流出，有血块，检查子宫收缩好、软产道无裂伤。

（3）软产道裂伤：胎儿娩出后，立即出现阴道**持续流血，色鲜红**，可自凝，出血时宫缩好，检查可见宫颈、阴道或会阴有不同程度的裂伤。

（4）凝血功能障碍：持续性阴道流血，**血液不凝固**，检查软产道无损伤，胎盘胎膜完整，子宫收缩良好，同时可出现全身多部位出血。

（三）心理-社会支持状况

产后出血一旦发生，产妇及家属会表现异常惊慌、恐惧，担心产妇的生命安危，把全部希望寄托于医护人员。迅速大量的失血引起失血性休克，如果得不到及时纠正可危及生命。失血过多、休克时间过长，即使获救，仍有可能引起垂体缺血坏死，继发严重的腺垂体功能减退（希恩综合征），给社会和家庭造成负担。

（四）辅助检查

包括血常规，血型，出、凝血时间，凝血酶原时间，纤维蛋白原及中心静脉压测定等。

知识链接

失血量测定及估计方法

产后出血量测定方法包括主观测定法（目测法）和客观测定法，其中客观测定法可以较准确地测定出血量，常用测定方法有3种：①称重法：失血量（ml）=［分娩后敷料湿重（g）－分娩前敷料干重（g）］/1.05（血液比重 g/ml）；②容积法：用弯盘或专用的产后接血容器收集血液后用量杯测定失血量；③面积法：以浸湿两层敷料的面积来估算出血量，血湿面积按 10cm×10cm=10ml 计算。

对于产后未收集失血量的产妇或外院转诊者，可根据失血性休克程度估计失血量，指导休克的抢救。休克指数=脉率/收缩压（mmHg）；指数=0.5，为血容量正常；指数=1.0，失血量约 500~1500ml；指数=1.5，失血量约 1500~2500ml；指数=2.0，失血量约 2500~3500ml。

（五）治疗原则及主要措施

处理原则为针对病因**迅速止血**；补充血容量，**防治休克**；预防感染。根据产后出血的不同原因，采取相应的止血措施，在止血治疗的同时应积极预防与抢救休克，止血与抢救休克应同时进行，不可忽视任何一方面。

【常见护理诊断/问题】

1. 潜在并发症：出血性休克。
2. 有感染的危险 与失血后抵抗力下降及手术操作有关。
3. 恐惧 与阴道大出血，有死亡逼近的压迫感有关。

【护理目标】

1. 产妇血容量尽快得到恢复,血压、脉搏、尿量正常。

2. 产妇无感染症状,体温、白细胞计数、恶露、伤口无异常。

3. 产妇恐惧感减轻,情绪稳定,积极配合治疗与护理。

【护理措施】

1. 治疗配合

(1) 子宫收缩乏力止血

1) 按摩子宫:**简单有效**,有经腹按摩子宫法和经腹部 - 阴道双手按摩子宫法。前者助产者将一手置于子宫底,拇指在前壁,其余四指在后壁,均匀而有节律地按摩子宫(图 10-2)。经上法按摩效果不佳,可改用双手按摩法。助产者一手戴消毒手套握拳置于阴道前穹隆,顶住子宫前壁,另一手自腹部按压子宫后壁,两手相对紧紧压迫子宫并按摩,一般 5~10 分钟可止血(图 10-3)。

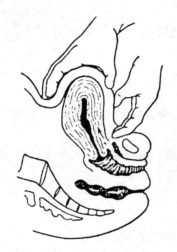 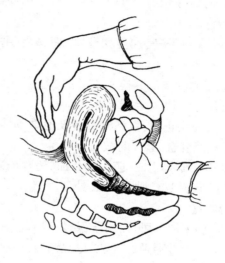

图 10-2 腹部按摩子宫法   图 10-3 腹部 - 阴道双手按摩子宫法

2) 应用宫缩剂:遵医嘱给予以下常用药物:①**缩宫素**(oxytocin)10U,肌内注射或静脉滴注或子宫肌壁注射;②**麦角新碱** 0.2~0.4mg 肌内注射或子宫肌壁内注入,心脏病、妊娠期高血压疾病患者慎用;③前列腺素类药物:米索前列醇 200μg 舌下含服或卡前列甲酯 1mg 置于阴道后穹隆;地诺前列酮 0.5~1mg 经腹注入子宫体。

3) 宫腔填塞纱布条法:经按摩法、用宫缩剂后仍出血,**在缺乏输血和手术条件下**,可用宫腔填塞纱布条止血。操作时注意无菌,术者用卵圆钳将纱布条送入宫腔内,自宫底由内向外填紧(图 10-4),不留死腔。术后严密观察血压、脉搏、宫底高度的变化,避免发生宫内隐性出血。**24 小时取出**,取出前遵医嘱先注射宫缩剂,并给予抗生素预防感染。

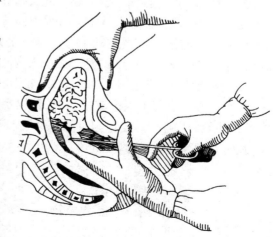

4) 结扎盆腔血管:严重的子宫弛缓性出血,用以上方法不能止血时或要求保留生育能力者,可经阴道结扎子宫动脉上行支,若无效

图 10-4 宫腔填塞纱布条法

笔 记

再经腹结扎子宫动脉或髂内动脉,做好手术的准备。

5）髂内动脉或子宫动脉栓塞:在放射科医师协助下,行股动脉穿刺插入导管至髂内动脉或子宫动脉,注入明胶海绵颗粒栓塞动脉,产妇生命体征稳定时方可进行。

6）子宫切除:用上述几种止血法无效时,为挽救产妇生命,应立即行子宫次全切除术或子宫全切除术,**不可犹豫不决**,以免贻误抢救时机,护士应做好术前的准备。

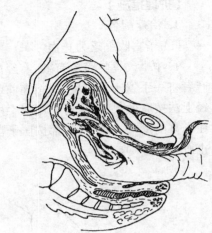

图 10-5 人工剥离胎盘术

（2）胎盘因素止血:根据不同原因,采取相应方法娩出胎盘而止血,处理前应排空膀胱。

1）胎盘剥离后滞留:助产者一手按摩子宫底,另一手轻轻牵拉脐带使胎盘娩出。

2）胎盘粘连或剥离不全:行**人工剥离胎盘术**（图 10-5）,注意无菌操作,操作轻、稳、准,切忌挖除。

3）胎盘嵌顿:**在全身麻醉下**,待子宫狭窄环松解后用手取出胎盘。

4）胎盘植入:行**子宫次全切除术**,切忌用手指强行挖除。

5）胎盘、胎膜残留:更换无菌手套,徒手入宫腔取出,手取困难者,可用大号刮匙刮取。

（3）软产道裂伤止血:**按解剖关系及时准确地缝合**,彻底止血。软产道血肿应切开并清除积血,彻底止血缝合,必要时放置引流条。

（4）凝血功能障碍止血:应积极止血,治疗原发病。输新鲜血、血小板、纤维蛋白原或凝血因子等,若已发生 DIC,则按 DIC 处理。

（5）防治休克

1）协助产妇采取平卧位,给予保暖、吸氧。

2）立即建立静脉通道,遵医嘱尽快输液、输血,并记录出入量。

3）密切监测血压、脉搏、呼吸、神志变化,观察皮肤黏膜、嘴唇及指甲的颜色,注意宫缩及阴道流血情况,发现休克征象立即报告医生。

4）根据医嘱准确采集各种标本,及时送检。

（6）预防感染:抢救的过程中应加强无菌操作,遵医嘱给予抗生素。积极改善产妇一般状况,加强营养,纠正贫血,注意休息,给予支持疗法。保持环境清洁,定期通风、消毒。保持外阴清洁,每日两次擦洗,便后及时擦洗,指导产妇应用消毒会阴垫。

2. 心理护理　护理人员抢救过程中保持镇静,做好产妇及家属的安慰、解释工作,使产妇保持安静,与医护人员主动配合。尽量陪伴在产妇身旁,给予同情和关爱,增加安全感。教会产妇一些放松的方法,鼓励产妇说出内心的感受,消除恐惧心理。

3. 健康教育　做好出院指导尤为重要。指导产妇加强营养,纠正贫血,逐步增加活动量;继续观察子宫复旧及恶露的情况,警惕晚期产后出血和产褥感染的发生;产褥期禁止盆浴及性生活;明确产后复查的时间、目的和意义,使产妇能按时接受检查,以便及时发现问题,及时处理,使其尽快恢复健康。

ER-10-5
产后出血病因

ER-10-6
产后出血治疗

ER-10-7
胎盘粘连

ER-10-8
胎盘植入

ER-10-9
称重法测血量

ER-10-10
容积法测血量

ER-10-11
子宫动脉栓塞

ER-10-12
宫颈裂伤缝合

笔记

【护理评价】

1. 产妇血压、脉搏、尿量是否保持正常。

2. 产妇是否发生感染,体温、恶露、伤口有无异常。

3. 产妇恐惧感是否减轻,情绪是否稳定,能否主动配合治疗与护理。

第三节 子宫破裂

子宫破裂(rupture of uterus)是指在妊娠晚期或分娩期子宫体部或子宫下段发生破裂,是产科严重的并发症,威胁母儿生命。近些年来,由于加强了围生期保健,普及了新法接生,开展了计划生育,其发病率已明显降低。

【病因】

1. 胎先露下降受阻 **是主要原因**。当有骨盆狭窄、头盆不称、胎位异常(特别是忽略性横位)、胎儿发育异常、软产道阻塞时,均可使胎先露下降受阻。

2. 瘢痕子宫 是近年来引起子宫破裂的常见原因。如剖宫产术、子宫肌瘤挖除术、子宫修补术等,瘢痕可在强烈宫缩甚至正常宫缩时发生破裂。

3. 宫缩剂使用不当 未正确掌握缩宫素的适应证或剂量过大,应用过程中缺乏监护、胎儿娩出前肌内注射缩宫素,或子宫对缩宫素过于敏感,均可引起强烈子宫收缩,如果胎先露下降受阻,就会发生子宫破裂。

4. 手术损伤及外伤 不适当或粗暴的阴道助产术,如忽略性横位强行内倒转术,宫口未开全时行臀牵引术,中、高位产钳术,胎盘植入时强行剥离等;少数可因外伤引起。

【分类】

按破裂原因分自然破裂和创伤性破裂;按破裂部位分子宫体部破裂和子宫下段破裂;按发生时间分为妊娠期破裂和分娩期破裂;按破裂程度分完全性破裂和不完全性破裂。以破裂程度分类更具有临床意义。

【护理评估】

(一)健康史

评估有无剖宫产史、胎先露下降受阻;此次妊娠是否有胎位不正或头盆不称;分娩期是否滥用宫素剂;是否有阴道助产手术操作史及外伤史等。

(二)身体状况

子宫破裂多数发生于分娩期,也可发生在妊娠晚期,大多数可分为先兆子宫破裂和子宫破裂两个阶段,但瘢痕子宫和损伤性破裂无典型先兆破裂征象。

1. 先兆子宫破裂 产妇烦躁不安,甚至呼叫,呼吸急促,脉搏加快。下腹部疼痛难忍,而且压痛明显。胎动活跃,胎心改变或听不清。由于膀胱受压充血,可出现排尿困难或**血尿**。子宫出现**病理缩复环**(pathologic retraction ring),逐渐上升**达到脐平或脐上,子宫外形呈葫芦状**(图 10-6)。

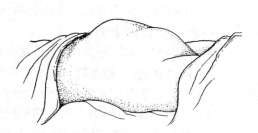

图 10-6 先兆子宫破裂时腹部外观

2. 子宫破裂 产妇突感**撕裂样剧痛**,随即子宫收缩停止,腹痛暂时缓解,但很快出现持续性腹痛。不完全性子宫破裂腹部检查子宫轮廓清楚,破裂处压痛明显,胎心音多不规则;完全性子宫破裂有休克前期或休克征象,腹部检查时发现全腹有压痛和反跳痛,叩诊有移动性浊音,子宫缩小位于胎儿侧方,胎心消失。阴道检查:宫颈口较原来回缩,下降的胎先露部缩回。

ER-10-13
扫一扫,知重点

ER-10-14
子宫完全破裂

笔 记

(三) 心理 - 社会支持状况

一旦发生子宫破裂,会使产妇及胎儿的生命受到威胁,产妇及家属会出现惊慌、恐惧、责怪医护人员。若胎儿死亡或子宫切除会使产妇及家属产后出现悲伤、失望、愤怒等情绪。

(四) 辅助检查

根据病情可进行 B 型超声、血常规、尿常规、腹腔穿刺等检查。

(五) 治疗原则及主要措施

先兆子宫破裂应抑制宫缩同时尽快行剖宫产术;子宫破裂者抢救休克同时尽早行剖腹取胎术并清理腹腔,根据病情处理子宫,预防感染。

1. 先兆子宫破裂　确诊后**抑制子宫收缩同时准备立即行剖宫产术**,防止子宫破裂。

2. 子宫破裂　一旦确诊,不管胎儿是否存活,均应在抢救休克的同时剖腹取胎,清理腹腔内积血、羊水和胎便。根据子宫破裂程度、部位、破裂时间长短,有无感染及产妇有无生育要求等综合考虑子宫的处理方法。如产妇有生育要求,裂口整齐,破裂时间短,无明显感染征象,可行裂口修补术,否则应行子宫次全切除术。如裂口延长至子宫颈,应行子宫全切术。手术前后应给予大量广谱抗生素预防感染,感染严重者术后还应放置引流,术后保留尿管 7 天以上,防止尿瘘的形成。

【常见护理诊断 / 问题】

1. 急性疼痛　与强直性子宫收缩、病理性缩复环或子宫破裂血液刺激腹膜有关。

2. 预感性悲哀　与切除子宫及胎儿死亡有关。

3. 有感染的危险　与多次阴道检查、大量出血、宫腔内操作有关。

4. 潜在并发症:失血性休克。

【护理目标】

1. 强直性子宫收缩得到抑制,产妇疼痛减轻。

2. 产妇情绪得到调整,哀伤程度减低。

3. 产妇体温、白细胞计数正常,无感染发生。

4. 产妇低血容量得到纠正和控制,血压、脉搏、尿量保持正常。

【护理措施】

1. 治疗配合

(1) 先兆子宫破裂的护理

1) 观察宫缩和腹部形态,及时发现先兆子宫破裂的征象,并立即报告医生,**静脉滴注缩宫素者应立即停止**,同时监测产妇的生命体征和胎心率的变化。

2) 遵医嘱给予抑制宫缩药物,如肌内注射哌替啶 100mg、乙醚全麻等。

3) 给予吸氧、建立静脉通道,同时做好剖宫产术前准备。

4) 协助医生向产妇家属交代病情,取得其配合治疗。

(2) 子宫破裂的护理

1) 协助产妇采取平卧位,迅速建立静脉通道,给予吸氧、保暖。

2) 遵医嘱输液、输血抢救休克,同时做好术前准备。

3) 严密观察并记录生命体征和出入量。

4) 术中、术后遵医嘱应用大剂量抗生素预防感染。

5) 对留置引流管或尿管者做好相应的护理。

2. 心理护理　向产妇及家属解释子宫破裂的治疗情况,争取其积极配合治疗。对胎儿死亡或子宫切除的产妇及家属所表现的悲伤、怨恨等情绪,应表示同情和理解,帮助其度过悲伤期。尽可能为产妇及家属提供良好的环境,给予生活上的护理,更多的陪伴,鼓励其进食,以更好地恢复体力。

3. **健康教育**　为产妇提供产褥期的休养计划,帮助产妇尽快调整情绪,树立生活的信心,接受现实,以适应现实生活。对行子宫修补术的患者,若无子女应指导其**避孕 2 年后再孕**,妊娠后应加强产前检查,提前入院待产。

【护理评价】

1. 产妇强直性子宫收缩是否得到抑制,产妇疼痛是否减轻。
2. 产妇情绪是否得到调整,哀伤程度是否降低。
3. 产妇体温、白细胞计数是否正常。
4. 产妇低血容量是否得到纠正和控制,产妇是否发生失血性休克。

ER-10-15
扫一扫,知
重点

第四节　羊水栓塞

羊水栓塞(amniotic fluid embolism,AFE)是指羊水在分娩过程中进入母体血液循环,引起肺栓塞、休克、弥散性血管内凝血(DIC)、急性肾功衰竭或猝死等一系列严重的综合征。是极其严重的分娩期并发症,是导致产妇死亡的重要原因之一,发生在**足月分娩者死亡率高达80%**,发生在中期引产或钳刮术中情况比较缓和,极少造成死亡。

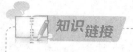 知识链接

羊水栓塞的命名

羊水栓塞最早在 1941 年由 steiner 和 Luschbaugh 首先提出,他们在分娩期死亡产妇的肺血管中发现羊水有形成分,故命名羊水栓塞。但近年的研究认为羊水栓塞的核心问题是过敏,是羊水进入母体循环后引起一系列过敏反应,故有人建议命名为“妊娠过敏反应综合征”,所以一旦确诊,应迅速抗过敏。

【**病因**】

羊水进入母体血液循环有 3 条途径:①经子宫颈内膜静脉;②经胎盘附着部位的血窦;③病理情况下开放的子宫壁血窦。羊水进入母体血液循环必须具备 3 个条件:①强烈子宫收缩;②子宫壁血窦开放;③胎膜破裂。

因此,高龄初产妇、多产妇、前置胎盘、胎盘早剥、子宫收缩过强、宫颈裂伤、子宫破裂、剖宫产术、引产、钳刮术等均可诱发羊水栓塞。

【**病理生理**】

羊水进入母体血液循环后,通过阻塞肺小血管,引起变态反应并导致凝血机制异常,使机体发生一系列病理生理变化。

1. **肺动脉高压**　羊水中有形物质直接形成栓子,经肺动脉进入肺循环,在肺小血管内造成机械性栓塞;羊水中含有大量促凝物质,可激活外源性凝血系统,在血管内形成大量微血栓,进一步阻塞肺小血管;肺小血管栓塞反射性引起迷走神经兴奋,引起支气管痉挛和支气管分泌物增多,使肺通气、换气量减少,又反射性地引起肺内小血管痉挛,致肺动脉高压。肺动脉高压可引起急性右心衰竭,继而导致呼吸循环功能衰竭,患者可突然死亡。

2. **过敏性休克**　羊水中有形成分是很强的致敏原,进入母体血液循环,引起Ⅰ型变态反应,发生过敏性休克,多在羊水栓塞后立即出现血压骤降甚至消失。心肺功能衰竭发生在休克之后。

3. **弥散性血管内凝血**　羊水中含有大量促凝物质,可激活外源性凝血系统,在血管内形成大量微血栓,消耗大量凝血因子和纤维蛋白原。同时,羊水中含有纤溶激活酶,可激活纤溶系统。由于大量凝血物质的消耗和纤溶系统的激活,产妇血液系统由高凝状态迅速转

变为纤溶亢进,导致血液不凝固,可导致严重的产后出血及失血性休克。

4. 急性肾衰竭　循环功能衰竭引起肾缺血及 DIC 形成的微血栓堵塞肾内小血管,引起肾脏急性缺血,导致肾功能障碍甚至肾衰竭。

【护理评估】

(一) 健康史

评估是否存在引起羊水栓塞的各种诱因,如是否有胎膜早破或人工破膜、前置胎盘、胎盘早剥、宫缩过强或强直性宫缩、中期妊娠引产或钳刮术、羊膜腔穿刺等病史。

(二) 身体状况

羊水栓塞多数发病急、病情凶险,多发生于分娩过程中,尤其是胎儿娩出前后的短时间内。典型的临床表现可分为**呼吸循环衰竭及休克、出血和急性肾衰竭** 3 个阶段。

1. 呼吸循环衰竭及休克　在分娩过程中,尤其是刚刚破膜不久,产妇突然发生**寒战、烦躁不安、呛咳**等症状,随后出现发绀、呼吸困难、心率加快、抽搐、昏迷、血压下降、肺底部湿啰音等征象。发病急骤者,突然惊叫一声即进入昏迷状态,呼吸循环骤停,于数分钟内死亡。

2. 出血　经历上一阶段的幸存者往往进入凝血功能障碍阶段,表现为大量阴道流血、**血液不凝**,有时有**全身出血倾向**,出血难以控制,产妇可死于失血性休克。

3. 急性肾衰竭　后期存活的患者可出现**少尿**、**无尿**等急性肾衰竭的表现。

(三) 心理 - 社会支持状况

羊水栓塞发病急骤,病情凶险,产妇会感到痛苦和恐惧。家属毫无精神准备,当产妇和胎儿的生命受到威胁时感到焦虑,一旦抢救无效会对医护人员产生抱怨和不满,甚至愤怒。

(四) 辅助检查

1. 床旁胸部 X 线摄片　可见双肺出现弥散性点片状浸润影,沿肺门周围分布,伴有右心扩大。

2. 床旁心电图　提示右心房、右心室扩大,ST 段下降。

3. 实验室检查　可进行血小板、凝血酶原时间及纤维蛋白原定量等与 DIC 相关的检查。

4. 血涂片查找羊水成分　下腔静脉取血,镜检见到羊水中有形物质可确诊。

(五) 治疗原则及主要措施

羊水栓塞一旦确诊,应立即抢救。主要原则是抗过敏、纠正呼吸循环衰竭、抗休克、纠正凝血功能障碍、防治肾衰竭及感染,正确处理产科问题。主要措施包括:

1. 抗休克维持心肺功能

(1) 纠正呼吸困难:取半卧位,加压给氧,必要时做气管内插管或气管切开人工呼吸机给氧,维持有效呼吸,改善组织缺氧状态。

(2) 抗过敏:在改善缺氧的同时,**早期使用大剂量肾上腺糖皮质激素**。氢化可的松100~200mg 加于 5% 或 10% 葡萄糖注射液 50~100ml 快速静脉推注,以后 300~800mg 加入 5% 葡萄糖注射液 250~500ml 静脉滴注,每日量可达 500~1000mg。也可用地塞米松20mg 加入 25% 葡萄糖注射液静脉推注后,再加 20mg 于 5% 或 10% 葡萄糖注射液中静脉滴注。

(3) 解除肺动脉高压:应用解痉药物,缓解肺动脉高压,改善肺血流灌注,预防右心衰竭所致的呼吸循环衰竭。①**盐酸罂粟碱:首选用药**,30~90mg 加入 10% 或 25% 葡萄糖注射液20ml 中缓慢静脉推注,每日剂量不超过 300mg。②阿托品:1mg 加于 10% 或 25% 葡萄糖注射液 10ml 中,每 15~30 分钟静脉推注一次,直至面色潮红、症状缓解为止,**心率 >120 次 / 分者慎用**。③氨茶碱 250mg 加于 25% 葡萄糖注射液 20ml 缓慢推注。

(4) 补充血容量纠正酸中毒:用低分子右旋糖酐 24 小时内输入 500~1000ml,有条件者行下腔静脉插管及测中心静脉压,以补充血容量。用 5% 碳酸氢钠溶液 250ml 静脉滴注纠正

ER-10-16
羊水栓塞的
病理诊断

ER-10-17
羊水栓塞时
双肺弥散性
渗出

ER-10-18
羊水栓塞的
病理生理

笔记

酸中毒。

（5）纠正心力衰竭：常用毛花苷丙或毒毛花苷 K 静脉缓注。

2. 纠正凝血功能障碍　早期应用肝素等抗凝剂；纤溶亢进时，以补充凝血因子、改善微循环、纠正休克及抗纤溶药物治疗为主。

3. 防治急性肾衰竭　治疗过程中**密切观察尿量**，尿量减少时，应及早补充血容量，如尿量仍少，及时给予利尿剂，同时注意检测电解质。

4. 产科处理　原则上先进行抢救，待病情好转后再处理产科情况。若发生在第一产程，应行剖宫产。若发生在第二产程，行阴道助产结束分娩。对发生难以控制的子宫出血，应在抢救休克的同时行子宫切除术，争取抢救时机。分娩后应用足量抗生素预防感染。

【常见护理诊断 / 问题】

1. 气体交换障碍　与肺动脉高压、肺水肿有关。

2. 组织灌注量不足　与弥散性血管内凝血及失血有关。

3. 恐惧　与病情危重、濒死感有关。

4. 潜在并发症　休克、肾衰竭、DIC。

【护理目标】

1. 产妇胸闷、呼吸困难症状有所改善。

2. 产妇能维持体液平衡，生命体征平稳。

3. 产妇无恐惧感，情绪稳定，能够积极配合治疗与护理。

4. 产妇不发生并发症或并发症得到及时处理。

【护理措施】

1. 治疗配合

（1）吸氧：取**半卧位**，**加压给氧**，必要时行气管插管或气管切开，保证氧供应，减轻肺水肿，改善脑缺氧。

（2）配合医生进行抗过敏、解痉挛、抗休克、纠正酸中毒、纠正心力衰竭、纠正凝血功能障碍的治疗。

（3）产程及病情监测

1）监测产程进展、宫缩强度与胎儿情况。

2）观察出血量、血液凝固情况，如子宫出血不止，做好子宫切除术的术前准备。

3）密切观察尿量，尿量减少时，应及早补充血容量，如尿量仍少，遵医嘱及时给予利尿剂预防和治疗肾衰竭。

4）严密监测患者的生命体征，定时检查并记录。

2. 心理护理　医护人员应沉着冷静，陪伴、鼓励、支持产妇，使其增强信心，相信自己的病情会得到控制。理解和安慰家属的恐惧情绪，向家属介绍病情的严重性，以取得配合。在合适的时候允许家属陪伴。产妇死亡时，尽量做好家属的解释工作，并陪伴在旁，帮助其度过悲伤阶段。

3. 健康教育　做好出院指导。指导产妇加强营养，加强锻炼，产后 42 天检查时应做尿常规和凝血功能检查，做好计划生育指导，想再生育者嘱其避孕 1 年。

【护理评价】

1. 产妇胸闷、呼吸困难是否改善。

2. 产妇的生命体征是否平稳。

3. 产妇恐惧感是否消失，能否积极配合治疗与护理。

4. 产妇是否发生并发症。

ER-10-19
扫一扫，测
一测

思 考 题

1. 张女士，34岁，初孕妇。妊娠33周，臀位，无明显诱因突然出现阴道流水4小时就诊。查体：生命体征无异常，骶左前位，胎心138次/分。消毒行阴道检查，可见液体自宫口流出，色淡黄，阴道液pH值为7.2，诊断为胎膜早破收入院。

请问：

(1) 该孕妇的护理诊断有哪些？

(2) 为防止脐带脱垂，护士应指导孕妇采取何种体位休息？

(3) 为预防感染，护士应做好哪些护理措施？

2. 李女士，28岁，初产妇，妊娠39周，规律宫缩20小时入院。查体：髂棘间径24cm，骶耻外径19cm，坐骨棘间径10cm，坐骨结节间径7.5cm。枕左前位，胎心140次/分，肛查宫口开大8cm，S^{+2}。入院后2小时后产程无进展，产妇呼叫腹痛难忍，检查宫缩1分钟1次，持续40秒，宫缩时胎心116次/分，子宫下段压痛明显。

请问：

(1) 该产妇产程受阻的主要原因是什么？

(2) 目前该产妇的主要护理诊断是什么？

(3) 针对主要护理诊断应给予哪些护理措施？

3. 邵女士，31岁，初孕妇，双胎妊娠，孕38周时经阴道分娩，当第二个胎儿娩出后，阴道出血约600ml，色暗红，伴血块。检查胎盘、胎膜完整，子宫时软时硬，轮廓不清。产妇面色苍白、脉搏快而细弱、血压下降。

请问：

(1) 该产妇发生出血的原因是什么？

(2) 目前该产妇的主要护理诊断是什么？

(3) 针对护理诊断应给予哪些护理措施？

（李淑文）

笔记

第十一章
异常产褥妇女的护理

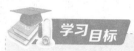
1. 掌握产褥感染、晚期产后出血的护理评估和护理措施。
2. 熟悉产褥感染、产褥病率、晚期产后出血、产后抑郁症的概念。
3. 了解产褥感染、晚期产后出血、产后抑郁症的病因。
4. 学会产褥感染、晚期产后出血、产后抑郁症患者的整体护理。
5. 具有关爱产妇的职业情感，真诚对待产妇的职业态度。

第一节 产褥感染

导入情景

赵女士,29 岁,生完孩子 4 天后突然怕冷、浑身发抖,测体温 40℃,并伴有恶心、呕吐、下腹剧痛。非常担心,为查明原因到医院就诊。

工作任务

1. 请对赵女士进行护理评估。
2. 明确赵女士最主要的护理问题。
3. 为赵女士制订护理计划。

ER-11-1
扫一扫,知
重点

产褥感染(puerperal infection)是指分娩时及产褥期**生殖道受病原体感染**引起局部和全身的炎性变化。**产褥病率**(puerperal morbidity)是指分娩 24 小时以后至 10 日内,用口表每日测量体温 4 次,有 2 次达到或超过 38℃。产褥病率**以产褥感染为主**,也包括产后生殖道以外的感染,如泌尿系统感染、乳腺炎、上呼吸道感染等。

【病因】

(一)诱因

任何导致产妇抵抗力下降或为病原体的入侵与繁殖创造条件的因素均可引起产褥感染,如产妇伴有贫血、营养不良、产程延长、胎膜早破、产道损伤、产后出血、胎盘残留、手术分娩或器械助产等情况。

(二)感染途径

1. 外源性感染　由外界病原体进入产道所引起的感染。可通过被污染的衣物、用具、各种手术器械及产妇临产前性生活等途径侵入机体。

2. 内源性感染　正常孕妇生殖道或其他部位寄生的病原体,当出现感染诱因时,由非致病菌转化为致病菌而引起感染。

笔记

129

（三）病原体

包括需氧菌、厌氧菌、假丝酵母菌及衣原体、支原体等，**常为需氧菌和厌氧菌混合感染**，以厌氧菌为主。厌氧菌主要通过内源性感染致病，主要特征是化脓；需氧菌主要通过外源性感染致病，其中 **β- 溶血性链球菌致病性最强**，能产生多种外毒素与溶组织酶，引起严重感染。**大肠杆菌是引起感染性休克最常见的细菌。**

【护理评估】

（一）健康史

评估产妇在妊娠、分娩及产后有无引起产褥感染的诱因，如胎膜早破、产程延长、贫血、产后出血、产科手术操作等。

（二）身体状况

发热、疼痛、异常恶露是产褥感染的主要症状。 由于感染部位、程度、扩散范围不同，其临床表现也不同。

1. 急性外阴、阴道、宫颈炎　分娩时会阴部损伤或手术切口的感染，以局部红、肿、热、痛为主，伤口发硬、裂开，脓液流出。阴道、宫颈感染表现为黏膜充血、溃疡、脓性分泌物增多，向深部蔓延，可达宫旁组织，引起盆腔结缔组织炎。

2. 急性子宫内膜炎、子宫肌炎　**最为常见**，两者常伴发。子宫内膜炎时，内膜充血、坏死，阴道内有大量脓性分泌物伴臭味；子宫肌炎时，腹痛、恶露增多呈脓性，子宫压痛明显、复旧不良，可出现寒战、高热、头痛、白细胞增高等全身感染症状。

3. 急性盆腔结缔组织炎、急性输卵管炎　病原体沿宫旁淋巴或血行达宫旁组织，出现急性炎性反应，并形成炎性包块，可波及输卵管，形成急性输卵管炎。临床表现为下腹痛伴肛门坠胀，可伴有寒战、高热、头痛等全身症状。体征为下腹明显压痛、反跳痛、肌紧张，宫旁一侧或两侧结缔组织增厚、压痛和触及炎性包块，严重时整个盆腔形成"冰冻骨盆"。淋病奈瑟菌沿生殖道黏膜上行感染，达输卵管和盆腹腔，形成脓肿后，可以高热不退。

4. 急性盆腔腹膜炎及弥散性腹膜炎　炎症继续发展、扩散，形成盆腔腹膜炎及弥散性腹膜炎，出现全身中毒症状，如高热、恶心、呕吐、腹胀，检查时下腹部明显压痛、反跳痛。

5. 血栓性静脉炎

（1）盆腔内血栓静脉炎：主要来源于胎盘剥离面感染，可侵及卵巢静脉、子宫静脉、髂内静脉、髂总静脉及阴道静脉。病变常为单侧，患者多于**产后 1~2 周发病**，呈弛张热，寒战与高热交替，可反复发作，持续数周。

（2）下肢血栓静脉炎：多继发于盆腔静脉炎，病变多在股静脉、腘静脉及大隐静脉，多在**产后 2~3 周发病**，表现为**弛张热**，**下肢持续性疼痛**，局部静脉压痛，触之呈硬索条状，使血液回流受阻，引起下肢水肿，皮肤发白，习称"**股白肿**"。病变轻时无明显阳性体征，彩色多普勒超声可以协助诊断。

6. 脓毒血症及败血症　感染血栓脱落进入血液循环可引起脓毒血症，若病原体大量进入血液循环并繁殖形成败血症，表现为持续高热、寒战、全身明显中毒症状，可危及生命。

（三）心理 - 社会支持状况

由于感染严重，产妇持续高热、疼痛，患者可出现烦躁、沮丧、焦虑等不良情绪，并可因母子分离而不安。

（四）辅助检查

1. 实验室检查　血、尿常规及其他辅助化验检查，其中血清 C- 反应蛋白检查有助于早期诊断。

2. 影像学检查　B 型超声、彩色超声多普勒、CT、磁共振等对炎性包块、脓肿及静脉血栓可做出定位和定性诊断。

3. 细菌培养和药敏试验　取宫腔分泌物、脓肿穿刺物、后穹隆穿刺液等做细菌培养和药敏试验,可确定病原体及抗生素的选择。

（五）治疗原则及主要措施

治疗原则为提高抵抗力,控制感染,正确处理局部病灶。

1. 支持疗法　加强营养,充分休息,纠正贫血和水、电解质失衡。

2. 抗生素治疗　病原体未明确时,选用**广谱高效抗生素**。细菌培养和药敏试验结果出来后选用敏感抗生素,中毒症状严重者,短期选用肾上腺糖皮质激素,提高机体应激能力。

3. 局部病灶处理　腹部或外阴切口感染及时切开引流;盆腔脓肿者可经腹或阴道后穹隆切开引流;宫腔内有胎盘、胎膜残留者,应控制感染后清除宫腔内残留物;子宫感染严重,经积极治疗无效者,应及时行子宫切除术。

4. 血栓性静脉炎　在应用大量抗生素同时,加用肝素、双香豆素、阿司匹林等药物进行抗凝、溶栓治疗。

【常见护理诊断/问题】

1. 体温过高　与感染及产后抵抗力降低有关。

2. 急性疼痛　与会阴切开创口感染有关。

3. 焦虑　与疾病发展、母子分离有关。

【护理目标】

1. 患者感染得到控制,体温逐渐降至正常。

2. 患者疼痛缓解或消失。

3. 患者焦虑减轻,能积极配合治疗和护理。

【护理措施】

1. 治疗配合

（1）给予患者高蛋白、高热量、高维生素饮食,并鼓励患者**多饮水**,必要时遵医嘱静脉输液,以维持水、电解质平衡。**高热者给予物理降温**。

（2）充分休息,盆腔感染者采取**半卧位**或抬高床头,利于恶露排出及炎症局限;**会阴侧切口感染者取健侧卧位**;下肢血栓性静脉炎,**抬高患肢**,局部保暖、湿热敷,促进血液循环,减轻肿胀。

（3）遵医嘱应用敏感、足量、高效抗生素,有效控制感染。

（4）严格执行床边隔离及无菌操作原则,避免院内感染。

（5）需做脓肿切开引流或清宫术时应做好术前准备和术后护理。

2. 心理护理　及时向患者及家属介绍病情及治疗护理知识,解除疑虑,增加治疗信心。鼓励患者说出焦虑的原因及心理感受,给予理解和关心。加强婴儿护理,提供母婴接触机会,减轻焦虑。

3. 健康教育

（1）加强孕期卫生宣教,临产前 2 个月避免性生活及盆浴,加强营养,增强体质。

（2）产褥期注意外阴清洁卫生,内裤勤换洗,产后 1 周内不坐浴,严禁性生活,对有感染可能者及早应用抗生素预防感染。

（3）指导暂停哺乳者定时挤奶,以维持泌乳,感染控制后可继续哺乳。

【护理评价】

1. 患者感染是否得到控制,体温是否逐渐降至正常。

2. 患者疼痛是否缓解或消失。

3. 患者焦虑是否减轻。

ER-11-2
异常产褥妇女的护理

ER-11-3
产褥感染的临床表现

ER-11-4
β 溶血性链球菌

ER-11-5
股白肿

笔记

第二节　晚期产后出血

分娩24小时后，在产褥期内发生的子宫大量出血，称晚期产后出血（late puerperal hemorrhage）。产后1~2周发病最常见，亦有迟至产后2月余发病者。

【病因】

1. 胎盘、胎膜残留　是最常见的原因，多发生于产后10日左右。残留的胎盘、胎膜组织发生变性、坏死、机化，形成胎盘息肉。当其坏死脱落时，基底部血管暴露，引起大量出血。

2. 蜕膜残留　蜕膜剥离不全，长时间残留，影响子宫复旧，继发子宫内膜炎症，引起晚期产后出血。

3. 子宫胎盘附着面复旧不全　可引起血栓脱落，血窦重新开放，导致子宫出血。

4. 感染　以子宫内膜炎症多见。感染引起胎盘附着面复旧不良和子宫收缩欠佳，血窦关闭不全致子宫出血。

5. 剖宫产术后子宫切口裂开　引起切口愈合不良造成出血的原因主要有：①子宫下段横切口两端切断子宫动脉向下斜行分支，造成局部供血不足；②横切口过低或过高；③缝合技术不当；④切口感染。以上因素均可因肠线溶解脱落，血窦重新开放，出现大量阴道流血，甚至引起休克。

6. 其他　产后子宫滋养细胞肿瘤、子宫黏膜下肌瘤等。

【护理评估】

（一）健康史

若为阴道分娩，应注意产程进展及产后恶露变化，有无反复或突然阴道流血病史；若为剖宫产，应了解手术指征、术式及术后恢复情况。

（二）身体状况

1. 症状

（1）阴道流血：胎盘胎膜残留、蜕膜残留引起的阴道流血多在产后10日左右发生。子宫胎盘附着部位复旧不良引起的出血多发生在产后2周左右，可以反复多次阴道流血，也可突然大量阴道流血。剖宫产子宫切口裂开或愈合不良所致的阴道流血，多在术后2~3周发生，常为子宫突然大量出血，可导致失血性休克。

（2）腹痛和发热：常合并感染，伴恶露增多、恶臭。

（3）全身症状：继发性贫血，严重者因失血性休克危及生命。

2. 体征　可有面色苍白、脉细弱及血压下降。子宫复旧不佳可扪及子宫大而软，宫口松弛，有时可触及残留组织和血块，伴有感染者子宫明显压痛。

（三）心理 - 社会支持状况

患者因反复阴道流血、发热、腹痛、母子分离等，出现紧张、恐惧、焦虑、不安、内疚等不良情绪。

（四）辅助检查

1. 血常规　了解贫血和感染情况。

2. B型超声　了解子宫大小、宫腔有无残留物及子宫切口愈合情况。

3. 病原菌确定和药敏试验　可进行宫腔分泌物培养或发热时行血培养，以便选择有效的广谱抗生素。

4. 血HCG测定　有助于排除胎盘残留及绒毛膜癌。

5. 病理检查　宫腔刮出物或切除子宫标本，应送病理检查。

（五）治疗原则及主要措施

治疗原则是抗感染，加强子宫收缩，针对原因行刮宫或剖腹探查手术。

1. 保守治疗　纠正贫血,抗休克,给予宫缩剂和广谱抗生素。

2. 手术治疗　对胎盘胎膜及蜕膜残留或胎盘附着部位复旧不全者,给予刮宫术。对剖宫产子宫切口裂开大量流血者,需积极抢救,剖腹探查。

【常见护理诊断 / 问题】

1. 外周组织灌注无效　与子宫大量流血有关。

2. 焦虑　与担心自身安危和婴儿喂养有关。

3. 潜在并发症:失血性休克。

【护理措施】

1. 治疗配合　密切配合医生进行相关检查,积极查找出血原因,并给予相应处理。

(1) 少量或中等量阴道出血,遵医嘱用止血剂、宫缩剂及广谱抗生素。

(2) 发现大块胎盘胎膜残留者,应在输液、输血的同时行清宫术,将刮出物送病理检查,以明确诊断。

(3) 疑为剖宫产子宫切口裂开,即使少量阴道流血也应收住院,遵医嘱静脉补液、药物治疗;阴道流血多者,做好剖腹探查术准备。

(4) 保持静脉输液通畅,严密观察病情变化,注意生命体征、子宫复旧、阴道出血情况,若阴道出血量增多,应立即报告医生。

2. 心理护理　向患者及家属解释病因及治疗措施,使其树立信心。鼓励患者说出担忧、焦虑,消除不良情绪。关心、安慰患者,帮助护理新生儿,使其情绪稳定,配合治疗和护理。

3. 健康教育　指导患者注意休息,保持会阴清洁,摄入高蛋白、高维生素、富含铁剂、易消化食物。指导产妇早期下床活动,利于恶露排出,促进子宫复旧,恶露异常及时就诊。产褥期禁止性生活,避免感染。

第三节　产后抑郁症

产后抑郁症(postpartum depression,PPD)是指产妇在产褥期出现抑郁症状,是产褥期**非精神病性**精神综合征中最常见的一种类型。多发生在产后 2 周内,国外报道其发病率约为30%。

【护理评估】

(一)健康史

询问有无抑郁症、精神疾病的个人史和家族史,有无重大精神创伤史,有无孕期不良事件。了解本次妊娠经过及分娩情况,有无难产、滞产、手术产、产时及产后并发症、婴儿健康状况、婚姻家庭关系及社会支持系统等可以引起产后抑郁症的因素。

(二)身体状况

1. 症状　产后抑郁症多发病于产后 2 周内,产后 4~6 周症状明显,病程可持续 3~6 个月。典型症状是情感低落、思维迟缓、意志活动减退,多表现为心情压抑、悲伤、沮丧、焦虑、易激惹,注意力不集中,思维迟钝,反应缓慢,健忘,对事物缺乏兴趣,不愿与人交流,常失去生活自理及照料婴儿的能力,自责,自罪,担心自己或婴儿受到伤害,重者可有伤害婴儿或自我伤害的行为,亦可伴有自主神经功能紊乱症状,如食欲减退、心悸、出汗、耳鸣、头晕,还常有早醒或失眠等。

2. 体征　多无阳性体征。

(三)心理 - 社会支持状况

产妇有压抑、沮丧、淡漠、易激惹等不良情绪。重点评估产妇的人际交往能力与社会支

ER-11-7
扫一扫,知重点

笔记

持系统。

（四）辅助检查

1. 爱丁堡产后抑郁症量表（EPDS）　是产后抑郁症的筛查工具，包括 10 个条目，4 级评分，总分≥13 分者可诊断为产后抑郁症。

2. 产后抑郁筛查量表（PDSS）　包括睡眠 / 饮食失调、焦虑 / 担心、情绪不稳定、精神错乱、丢失自我、内疚 / 羞耻及自杀的想法等 7 个因素，35 个条目，5 级评分，一般以总分 60 分作为筛查产后抑郁症的临界值。

（五）治疗原则与主要措施

1. 心理治疗　是产后抑郁症的重要治疗手段。包括心理支持、咨询与社会干预等。

2. 药物治疗　适用于中、重度抑郁症及心理治疗无效者。尽量选用不进入乳汁的抗抑郁药，首选 5- 羟色胺再吸收抑制剂（帕罗西汀、舍曲林等）。

【护理诊断】

1. 家庭运作过程失常　与产妇无法承担母亲角色有关。

2. 有自杀的危险　与产后心理障碍有关。

【护理措施】

1. 治疗配合　遵医嘱指导产妇正确服用抗抑郁药物，耐心解释，解除产妇心理压力，观察药物疗效及不良反应。重症患者需要心理医生或精神科医生进行会诊治疗。

2. 一般护理　保证产妇良好的休息和充足的营养，产后最初几天协助完成日常生活，促进产妇自我护理和哺乳技能的掌握。鼓励或陪伴产妇白天从事多次短暂的活动，嘱产妇入睡前喝热牛奶、洗热水澡等以帮助其入睡。

3. 心理护理

（1）关爱产妇：鼓励产妇宣泄，诉说内心感受，耐心倾听并给予适当陪伴，做好心理疏导，减少不良精神刺激和压力。

（2）提供更多的情感和社会支持：指导产妇对情绪和生活进行自我调节。鼓励家庭成员多陪伴、照顾产妇及婴儿的日常生活，使产妇感受到被支持、被尊重、被理解，增强自信心和自我控制，建立与他人的良好沟通，缓解内心压力和不良情绪。

（3）帮助产妇适应母亲角色：指导其多与婴儿沟通、交流，鼓励产妇多照顾婴儿，转移注意力，培养自信心。

（4）注意安全保护：谨慎安排产妇生活和居住环境，仔细检查病房有无危险用品，高度警惕产妇的伤害性行为，进行安全保护，必要时家人 24 小时陪护，特别注意早醒时刻。

4. 健康教育

（1）加强对家属宣传教育，使其了解产后抑郁症的原因，多关心、陪伴产妇，使其心情愉快。注意观察产妇情绪变化，早期识别产后抑郁症并及早干预。

（2）加强孕期保健，普及妊娠、分娩知识，减轻孕产妇对妊娠、分娩的紧张情绪。有精神疾病家族史的产妇应重点观察，避免不良刺激。对有不良分娩史、死胎、畸形儿的产妇，应加强护理和关心。

（3）分娩过程中，医护人员要充满爱心和耐心，尤其对产程长、精神压力大的产妇。

（4）产妇出院后，社区医护人员应及时进行家庭访视，评估产妇抑郁症的变化，提供心理咨询和指导。

ER-11-8
爱丁堡产后
抑郁量表

ER-11-9
产后抑郁症
的诊断标准

笔 记

思 考 题

1. 汪女士,第 1 胎,产钳助产,产后 5 天。产妇自述发热,下腹微痛 2 天。入院查体:体温 38.4℃,脉搏 84 次 / 分,呼吸 20 次 / 分,血压 105/75mmHg。一般状态良好,营养中等,无贫血外观,心肺未见异常。双乳稍胀,无明显压痛。子宫脐下两横指,轻压痛;恶露多伴脓性,有臭味;余无异常。

请问:

(1) 该患者最可能的医疗诊断是什么?

(2) 该患者目前最主要的护理诊断是什么?

(3) 护士应对汪女士采取哪些护理措施?

2. 孙女士,8 天前顺产一男婴。今早突感阴道流血量增多。查体:体温 37.9℃,脉搏 120 次 / 分,呼吸 24 次 / 分,血压 80/50mmHg。妇科检查:子宫大而软,宫口松弛,有残留组织堵塞。B 型超声示宫腔内有残留物。诊断为晚期产后出血。

请问:

(1) 该患者发生晚期产后出血的原因是什么?

(2) 目前该患者最主要的护理诊断是什么?

(3) 护士针对上述护理诊断应为患者实施哪些护理措施?

(王晋荣)

ER-11-10
扫一扫,测一测

笔 记

第十二章

妇科护理病历

学习目标

1. 掌握妇科病史的采集方法,妇科检查的内容与方法。
2. 熟悉妇科常见症状、体征及常见护理诊断。
3. 了解妇科护理病历的书写方法。
4. 学会妇科病史的采集方法,熟练掌握妇科常用的检查方法。
5. 具有良好的沟通能力和临床评判性思维,关心、体贴、尊重患者。

　　妇科护理病历是护理人员应用护理程序,采集病史,进行体格检查,评估和分析患者的心理社会状态,根据不同服务对象需求,制订相应护理计划并实施。妇科护理病史和妇科检查既有与其他科相同之处,又有本身的特点。

第一节　妇科护理病史的采集及妇科检查

【病史采集方法】

　　病史是病历的重要组成部分,病史采集是护理评估的重要内容。由于女性生殖系统疾病常涉及患者隐私及与性生活有关的内容,采集病史时患者常感到害羞和不适,甚至隐瞒真情,因此,应做到**态度和蔼、语言亲切、耐心细致、关心体贴和尊重患者,注意保护患者隐私**。询问病史要有目的性,切勿遗漏关键性的内容,以免造成漏诊或误诊。遇到不愿说出实情者,可采用启发式提问,但应避免暗示或主观臆测。遇到危重患者时,在初步了解病情后,应立即抢救。转诊患者,应查阅外院病历作为重要参考资料。对不能亲自口述的患者,可询问最了解病情的家属或亲友。

【病史内容】

　　1. 一般项目　包括患者姓名、年龄、籍贯、职业、民族、婚姻、受教育程度、宗教信仰、家庭住址、入院日期、病史记录日期、病史陈述者、可靠程度等。若非患者陈述,应注明陈述者及其与患者的关系。

　　2. 主诉　为患者就诊的主要症状(或体征)与持续时间。主诉力求简明扼要,通常不超过 20 字。常见症状有外阴瘙痒、阴道流血、白带增多、闭经、不孕、下腹痛、下腹部包块等。如患者有停经、阴道流血及腹痛 3 种主要症状,应按其发生时间顺序,将主诉书写为:停经40 日后,阴道流血 2 日,腹痛 3 小时。

　　3. 现病史　为患者本次疾病发生、演变和诊疗全过程,为病史主要组成部分。应以主诉症状为核心,按时间顺序书写,包括起病时间、主要症状特点、有无诱因、伴随症状、发病后诊疗情况及结果,睡眠、饮食、体重、活动能力及大小便等一般情况的变化。对有鉴别意义的阳性或阴性资料也应提及。

　　4. 月经史　包括初潮年龄、月经周期及经期持续时间、经量、经期伴随症状等。询问末次月经时间(LMP)及其经量和持续时间。若其流血情况不同于以往正常月经时,还应问清前次月经日期(PMP)。绝经患者应询问绝经年龄,绝经后有无阴道流血、阴道分泌物增多或其他不适。如 13 岁初潮,月经周期 28~30 日,持续 4~5 日,50 岁绝经,可简写为 $13\frac{4-5}{28-30}50$。

5. 婚育史 包括结婚年龄、婚次、是否近亲结婚、男方健康状况、有无性病史及双方性生活情况等。生育史包括足月产、早产、流产次数及现存子女数,可简写为**足月产 - 早产 - 流产 - 现存子女数**,如足月产 1 次,无早产,流产 1 次,现存子女 1 人,可记录为 1-0-1-1;也可用孕 $_2$ 产 $_1$(G_2P_1)表示。同时记录分娩方式、有无难产史、新生儿出生情况、有无产后出血或产褥感染史,末次分娩或流产日期,采用何种避孕措施及其效果。

6. 既往史 指患者过去的健康和疾病情况。包括以往健康状况、疾病史、传染病史、预防接种史、手术外伤史、输血史、药物过敏史等。

7. 个人史 询问生活和居住情况,出生地和曾居住地区,有无烟、酒嗜好。有无毒品使用史。

8. 家族史 了解父母、兄弟、姐妹及子女健康状况。家族成员有无遗传性疾病(如血友病、白化病等)、可能与遗传有关的疾病(如糖尿病、高血压、癌症等)以及传染病(如结核等)。

【体格检查】

体格检查常在采集病史后进行,主要包括全身检查、腹部检查和盆腔检查。体格检查前需向患者解释检查目的,以取得配合。除病情危急外,应按照下列顺序进行。

(一)全身检查

测量体温、脉搏、呼吸、血压、身高、体重;观察精神状态、全身发育、毛发分布、皮肤、淋巴结、头部器官、颈、乳房、心、肺、脊柱及四肢。

(二)腹部检查

是妇科疾病体格检查的重要组成部分,应在盆腔检查前进行。视诊观察腹部形状和大小,有无隆起、瘢痕、静脉曲张、妊娠纹、手术瘢痕等。触诊腹部有无压痛、反跳痛及肌紧张,有无包块,如触及包块,应了解其部位、大小、形状、质地、活动度、表面是否光滑以及有无压痛等。叩诊注意鼓音和浊音分布区,有无移动性浊音。听诊了解肠鸣音情况。若合并妊娠,应检查腹围、子宫底高度、胎位、胎心等。

(三)盆腔检查

为妇科特有的检查,又称妇科检查,包括外阴、阴道、宫颈、宫体及双侧附件检查。

1. 基本要求

(1)检查者应关心体贴患者,态度严肃,语言亲切,检查仔细,动作轻柔。检查前告知患者可能引起不适,避免紧张并放松腹肌。

(2)除尿失禁患者外,**检查前应排空膀胱**,必要时导尿。大便充盈者在排便或灌肠后检查。

(3)为避免感染或交叉感染,臀下垫单、无菌手套、检查器械应**一人一换**,一次性使用。

(4)除尿瘘患者有时需取膝胸位外,体位一般**取膀胱截石位**。患者臀部置于台缘,头部略抬高,两手平放于身旁,使腹肌松弛。检查者面向患者,立在患者两腿之间。不宜搬动的危重患者,可在病床上检查。

(5)**月经期一般不做盆腔检查**。若为阴道异常流血必须检查时,应消毒外阴,使用无菌手套及器械,以防发生感染。

(6)**对无性生活史者禁做阴道窥器检查及双合诊检查**,一般仅限于直肠 - 腹部诊。确有检查必要时,应征得患者及其家属同意后,用示指入阴道扪诊。

(7)疑有盆腔内病变而腹壁肥厚、高度紧张不合作患者,若检查不满意,可在麻醉下进行,或改用超声检查。

(8) 男性医护人员对患者进行妇科检查时,应有一名女性医护人员在场,以减轻患者紧张心理,避免不必要的误会。

2. 检查方法　一般按下列步骤进行:

(1) 外阴部检查:观察外阴发育、阴毛分布情况,有无畸形、皮炎、溃疡、赘生物或肿块,注意皮肤和黏膜色泽或色素减退及质地变化,有无增厚、变薄或萎缩。然后分开小阴唇,暴露阴道前庭,观察尿道口和阴道口,查看周围黏膜色泽及有无赘生物、处女膜是否完整。最后让患者向下用力屏气,观察有无阴道前后壁膨出、子宫脱垂或尿失禁等。

(2) 阴道窥器检查:应根据患者阴道壁松弛情况选用合适的阴道窥器。放置窥器时,将窥器前后两叶并拢,蘸润滑剂,一手拇指和示指分开两侧小阴唇,另一手持窥器,斜行沿阴道侧后壁缓慢插入阴道,边进边将窥器两叶转正并逐渐张开,暴露宫颈、阴道壁及穹隆部,然后旋转窥器,充分暴露阴道各壁(图 12-1)。若拟做宫颈细胞学检查或取阴道分泌物检查,不宜用润滑剂,应改用生理盐水,以免影响涂片质量。取出窥器前,先将前后叶合拢再沿阴道侧后壁缓慢取出。检查内容包括:①**观察阴道**:黏膜有无充血、水肿、溃疡、赘生物等,有无阴道隔或双阴道等先天畸形;注意阴道分泌物量、性质、色泽,有无臭味。②**观察宫颈**:位置、大小、颜色、

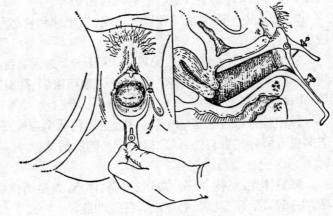

图 12-1　阴道窥器检查

外口形状,有无出血、糜烂样改变、撕裂、外翻、腺囊肿、息肉、赘生物,宫颈管内有无出血或分泌物。同时可采集宫颈外口鳞-柱交接部脱落细胞做宫颈细胞学检查和人乳头瘤病毒(HPV)检测。

(3) 双合诊检查:**是盆腔检查中最重要的项目**。检查者一手两指或一指放入阴道,另一手在腹部配合检查,称双合诊。目的在于检查阴道、宫颈、宫体、输卵管、卵巢、宫旁结缔组织以及骨盆腔内壁有无异常。

检查方法:检查者戴无菌手套,一手示、中两指蘸润滑剂,顺阴道后壁轻轻插入,检查阴道是否通畅,有无畸形、瘢痕、肿块,阴道穹隆是否饱满、有无触痛等。再扪触宫颈大小、形状、硬度、外口情况及有无接触性出血。随后将阴道内两指放在宫颈后方,向上向前抬举宫颈,另一手在腹部往下往后按压腹壁,并逐渐向耻骨联合部位移动,两手配合扪清子宫位置、大小、形状、软硬度、活动度及有无压痛(图12-2)。扪清子宫后,将阴道内两指移至一侧穹隆部,尽量往上扪触,另一手移到相应的侧腹部往下按压,与阴道内的手相互对合,触摸该侧附件区有无肿块、增厚或压痛。同法检查另一侧(图12-3)。若扪及肿块,应查清其位置、大小、形状、软硬度、活动度、与子宫的关系以

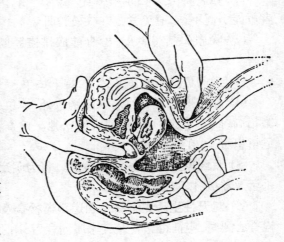

图 12-2　双合诊检查子宫

ER-12-2
妇科护理病历

ER-12-3
阴道窥器检查

ER-12-4
双合诊检查子宫

ER-12-5
双合诊检查附件

ER-12-6
三合诊检查

笔记

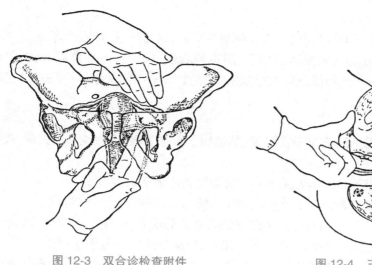

图 12-3　双合诊检查附件　　　　　　图 12-4　三合诊检查

ER-12-7
直肠 - 腹部诊

ER-12-8
双合诊检查

ER-12-9
检查记录

ER-12-10
妇科护理病历摘要

及有无压痛等。正常卵巢偶可扪及,触后稍有酸胀感,正常输卵管不能扪及。

(4)三合诊检查:**经直肠、阴道、腹部联合检查**,称三合诊。检查时,一手示指放入阴道,中指放入直肠,其余检查步骤与双合诊相同(图 12-4)。是对双合诊检查不足的重要补充,能更清楚地扪清后倾或后屈子宫的大小,发现子宫后壁、宫颈旁、直肠子宫陷凹、宫骶韧带和盆腔后部病变,估计盆腔内病变范围,特别是癌肿与盆壁间的关系,以及扪诊阴道直肠隔、骶骨前方或直肠内有无病变。在生殖器官肿瘤、结核、子宫内膜异位症、炎症的检查时尤显重要。

(5)直肠 - 腹部诊:**一手示指伸入直肠,另一手在腹部配合检查**,称直肠 - 腹部诊(简称肛 - 腹诊)。适用于无性生活史、阴道闭锁或有其他原因不宜行双合诊的患者。

3. 记录　盆腔检查结束后,应将检查结果按解剖部位先后顺序记录。

(1)外阴:婚产式、发育情况、阴毛分布及异常发现。

(2)阴道:是否通畅,黏膜情况,分泌物量、色、性状及有无气味等。

(3)宫颈:大小、硬度,有无糜烂样改变、息肉、腺囊肿,有无接触性出血、举痛等。

(4)宫体:位置、大小、硬度、形态、活动度及有无压痛等。

(5)附件:有无肿块、增厚、压痛,若扪及肿块,记录其位置、大小、硬度、表面光滑与否、活动度、有无压痛及与子宫的关系。左右两侧分别记录。

第二节　妇科常见症状及体征

妇科疾病的常见症状有**阴道流血、白带异常、下腹痛、外阴瘙痒及下腹部肿块**等。

一、阴道流血

为妇科患者最常见的主诉之一。女性生殖器任何部位,包括阴道、宫颈、宫体及输卵管均可发生出血,绝大多数来自宫体。除正常月经外,均称阴道流血。

(一)原因

1. 卵巢内分泌功能失调　功能失调性子宫出血最常见。

2. 与妊娠有关的子宫出血　常见的有流产、异位妊娠、葡萄胎、产后胎盘部分残留、胎盘息肉和子宫复旧不全等。

3. 生殖器炎症　如阴道炎、急性子宫颈炎、宫颈息肉和子宫内膜炎等。

4. 生殖器肿瘤　如子宫肌瘤、卵巢肿瘤、阴道癌、子宫颈癌、子宫内膜癌、子宫肉瘤、妊娠滋养细胞肿瘤、输卵管癌等。

5. 全身疾病　如血小板减少性紫癜、再生障碍性贫血、白血病、肝功能损害等。

6. 其他　如性交所致处女膜或阴道损伤、阴道骑跨伤、放置宫内节育器、幼女阴道内放入异物等均可引起出血。使用雌激素或孕激素(包括含性激素的保健品)可引起"突破性出血"。

（二）临床表现

1. 经量增多　**最常见的疾病是子宫肌瘤**,其他如子宫腺肌病、排卵性月经失调、放置宫内节育器等。

2. 周期不规则的阴道流血　多为无排卵性功能失调性子宫出血所致。

3. 长期持续阴道流血　多为生殖道恶性肿瘤所致,如宫颈癌或子宫内膜癌。

4. 停经后阴道流血　育龄妇女首先**考虑与妊娠有关的疾病**,如流产、异位妊娠、葡萄胎等;围绝经期妇女多为无排卵性功能失调性子宫出血,但应排除生殖道恶性肿瘤。

5. 阴道流血伴白带增多　多考虑晚期宫颈癌、子宫内膜癌或子宫黏膜下肌瘤伴感染。

6. 接触性出血　考虑急性宫颈炎、**宫颈癌**、宫颈息肉或子宫黏膜下肌瘤。

7. 经间出血　多为排卵期出血,偶可伴有下腹疼痛和不适。

8. 经前或经后点滴出血　见于排卵性月经失调、放置宫内节育器。

9. 绝经后阴道流血　考虑**子宫内膜癌**、萎缩性阴道炎等。

10. 间歇性阴道排出血性液体　警惕输卵管癌的可能。

11. 外伤后阴道流血　常见于骑跨伤后,流血量可多可少。

二、白带异常

生殖道炎症如阴道炎、急性子宫颈炎或发生癌变时,白带量、色、质发生改变,称病理性白带。

1. 透明黏性白带　外观正常,量显著增多,可见于卵巢功能失调、阴道腺病、宫颈高分化腺癌等疾病。

2. 灰黄色泡沫状稀薄白带　为**滴虫性阴道炎**的特征,可伴外阴瘙痒。

3. 凝乳块状或豆渣样白带　为外阴阴道**假丝酵母菌病**的特征,常伴严重外阴瘙痒或灼痛。

4. 灰白色匀质鱼腥味白带　常见于细菌性阴道病,伴轻度外阴瘙痒。

5. 脓性白带　多有臭味,为细菌感染所致。可见于淋病奈瑟菌阴道炎、急性子宫颈炎及子宫颈管炎、阴道癌或子宫颈癌并发感染、宫腔积脓或阴道内异物残留等。

6. 血性白带　见于子宫颈癌、子宫内膜癌、宫颈息肉、子宫黏膜下肌瘤等。

7. 水样白带　见于晚期宫颈癌、阴道癌、输卵管癌等。

三、下腹痛

下腹痛为妇科常见症状,应根据下腹痛的性质和特点进行鉴别。

1. 起病缓急　起病缓慢,逐渐加重者,考虑内生殖器炎症、恶性肿瘤;发病急骤者,考虑卵巢囊肿蒂扭转或破裂、子宫浆膜下肌瘤蒂扭转;反复隐痛突发撕裂样剧痛者,首先考虑异位妊娠破裂或流产。

2. 疼痛部位　下腹正中疼痛,多为子宫病变引起;一侧下腹痛,考虑该侧附件病变,如卵巢囊肿蒂扭转、输卵管卵巢急性炎症、异位妊娠等;右侧下腹痛还应考虑急性阑尾炎;双侧下腹痛常见于盆腔炎性病变;整个下腹痛甚至全腹疼痛,考虑卵巢囊肿破裂、输卵管妊娠破裂或盆腔腹膜炎。

3. **疼痛性质**　持续性钝痛多为炎症或腹腔内积液所致;顽固性疼痛难以忍受,常为晚期生殖器官癌肿所致;阵发性绞痛见于子宫或输卵管等空腔脏器收缩;撕裂样锐痛考虑输卵管妊娠或卵巢肿瘤破裂;下腹坠痛考虑宫腔内积液。

4. **疼痛时间**　经间期出现一侧下腹隐痛,考虑排卵性疼痛;经期腹痛,可能是原发性痛经或子宫内膜异位症;周期性下腹痛但无月经来潮,见于先天性生殖道畸形或术后宫腔、宫颈管粘连等。

5. **腹痛放射部位**　放射至肩部,考虑为腹腔内出血;放射至腰骶部,多为宫颈、子宫病变所致;放射至腹股沟及大腿内侧,多为该侧附件病变所引起。

6. **腹痛伴随症状**　伴停经史,多为妊娠并发症;伴恶心、呕吐,考虑卵巢囊肿蒂扭转;伴畏寒、发热,常为盆腔炎性疾病;伴休克,考虑有腹腔内出血;伴肛门坠胀,系直肠子宫陷凹积液所致;伴恶病质,常为生殖器晚期癌肿的表现。

四、外阴瘙痒

外阴瘙痒是妇科常见症状,多由外阴不同病变引起。当瘙痒严重时,患者坐卧不安,影响生活与工作。

（一）原因

1. **局部原因**　外阴阴道假丝酵母菌病和滴虫性阴道炎是引起外阴瘙痒最常见的原因。还可见于细菌性阴道病、萎缩性阴道炎、湿疹、阴虱、疥疮、蛲虫病、寻常疣、疱疹、外阴鳞状上皮增生、药物过敏、护肤品刺激及不良卫生习惯等。

2. **全身原因**　糖尿病、黄疸、维生素（A、B）缺乏、重度贫血、白血病、妊娠期肝内胆汁淤积症等。

（二）临床表现

1. **瘙痒部位**　多位于阴蒂、小阴唇、大阴唇、会阴甚至肛周等皮损区。长期搔抓可出现抓痕、血痂或继发毛囊炎。

2. **瘙痒特点**　外阴阴道假丝酵母菌病、滴虫性阴道炎以外阴瘙痒、白带增多为主要症状。外阴上皮非瘤样病变以外阴奇痒为主要症状,伴有外阴皮肤色素脱失。蛲虫病引起的外阴瘙痒以夜间为甚。糖尿病患者并发外阴阴道假丝酵母菌病时,外阴瘙痒特别严重。

五、下腹部肿块

下腹部肿块是妇科常见主诉。根据肿块质地不同,分为囊性和实性。囊性肿块多为良性病变,实性肿块除妊娠子宫、子宫肌瘤、卵巢纤维瘤、盆腔炎性包块等为良性病变外,其他实性肿块均考虑恶性病变。

1. **子宫增大**

（1）妊娠子宫:育龄妇女有停经史,下腹正中扪及包块,首先考虑为妊娠子宫。停经后出现不规则阴道流血,且子宫增大超过停经周数,可能为葡萄胎。

（2）子宫肌瘤:子宫均匀增大,表面可有单个或多个球形隆起,典型症状为月经过多。

（3）子宫腺肌病:子宫均匀增大,通常不超过妊娠 3 个月大,质硬。多伴有逐年加剧的痛经、经量增多及经期延长。

（4）子宫恶性肿瘤:老年患者子宫增大且伴有不规则阴道流血,应考虑子宫内膜癌。子宫增长迅速伴有腹痛及不规则阴道流血,可能为子宫肉瘤。有生育史或流产史,特别是有葡萄胎史,子宫增大且外形不规则及子宫不规则出血时,应考虑妊娠滋养细胞肿瘤的可能。

（5）子宫畸形:双子宫或残角子宫可扪及子宫一侧有与其对称或不对称的包块,两者相连,硬度也相似。

笔记

（6）宫腔、阴道积血或宫腔积脓：青春期无月经来潮伴有周期性下腹痛，下腹正中扪及肿块，应考虑处女膜闭锁或阴道无孔横隔。子宫增大也可见于子宫内膜癌合并宫腔积脓。

2. 附件肿块　当附件出现肿块时，多属病理现象。

（1）输卵管妊娠：肿块位于子宫旁，大小、形状不一，有明显触痛。患者多有短期停经史，随后出现阴道持续少量流血及腹痛。

（2）附件炎性肿块：多为双侧性，位于子宫两旁，与子宫有粘连，有压痛。急性附件炎症患者有发热、腹痛。慢性附件炎患者多有不育及下腹隐痛史。

（3）卵巢子宫内膜异位囊肿：多为与子宫粘连、活动受限、有压痛的囊性肿块，可有继发性痛经、性交痛、不孕等病史。

（4）卵巢非赘生性囊肿：多为单侧、可活动的囊性包块，直径通常不超过 8cm。黄体囊肿可出现于早期妊娠。葡萄胎常并发一侧或双侧卵巢黄素囊肿。输卵管卵巢囊肿常有不孕或盆腔感染病史。

（5）卵巢赘生性肿块：表面光滑、囊性且可活动者，多为良性肿瘤。肿块为实性，表面不规则，活动受限，特别是盆腔内扪及其他结节或伴有胃肠道症状者，多为卵巢恶性肿瘤。

第三节　妇科常见护理诊断

护理诊断是对患者生命历程中所遇到的生理、心理、精神、社会和文化等方面问题的阐述，这些问题可以通过护理措施解决。我国多采用北美护理诊断协会（NANDA）认可的护理诊断。在第 11 版《护理健康手册》中，NANDA 将护理诊断分类为 13 个领域的功能性健康型态，共 201 项。针对不同组织器官的功能性健康形态可提出不同的护理诊断。

妇科患者常见的护理诊断有：舒适度减弱、急性疼痛、慢性疼痛、焦虑、恐惧、自我认同紊乱、知识缺乏、皮肤完整性受损、活动无耐力、有感染的危险、外周组织灌注无效等。

护理诊断的排序原则，一般是将**急需医护合作解决的护理诊断放在首位**，如阴道流血所致的休克，首要护理诊断是外周组织灌注无效。另据患者个人生理、病理、心理、社会等因素全面评估患者，做出个性化的护理诊断；并根据这些护理诊断的轻重缓急制订护理计划，提出护理目标，实施护理措施，评价护理效果。

思　考　题

1. 李女士，35 岁，主诉因白带增多、外阴瘙痒 2 天就诊。患者 2 天前出现白带增多，呈白色豆渣状，外阴瘙痒，伴烧灼感，未使用药物。既往体健，无药物过敏史。平素月经规律，月经史：$13 \frac{4-5}{28-30}$，末次月经 2015 年 11 月 12 日。24 岁结婚，孕产史：1-0-0-1。

请问：

（1）该患者月经史和生育史描述的含义是什么？

（2）对患者进行妇科检查的顺序是什么？

（3）阴道窥器检查可了解患者哪些情况？

2. 林女士，65 岁，绝经 8 年。近两年来白带增多，时而呈血性。近半年来反复阴道少量出血、色红，不伴腹痛。

请问:

(1)为确诊,还需采集患者哪些病史?

(2)对患者进行妇科检查时,门诊护士需做好哪些护理配合?

(3)对患者进行双合诊检查可了解到哪些情况?

(任瑞芳)

ER-12-11

扫一扫,测
一测

笔记

第十三章
女性生殖系统炎症患者的护理

ER-13-1
扫一扫,知
重点

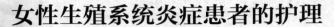

学习目标

1. 掌握阴道炎症、子宫颈炎症和盆腔炎性疾病的护理评估及护理措施。
2. 熟悉外阴部炎症的护理评估、护理措施。
3. 了解女性生殖系统的自然防御功能;女性生殖系统炎症的病因、传播途径。
4. 学会运用所学知识对女性生殖系统炎症患者实施整体护理。
5. 具有良好的沟通能力以及健康教育的能力。

第一节 概 述

女性生殖系统炎症是女性的常见病、多发病,可发生于任何年龄。主要包括外阴炎、阴道炎、子宫颈炎和盆腔炎性疾病。

【女性生殖系统的自然防御功能】

1. 外阴 两侧大阴唇自然合拢遮盖阴道口、尿道口,可防止外界病原体的污染。

2. 阴道 在盆底肌肉的作用下,阴道口闭合、阴道前后壁紧贴,可防止外界微生物的侵入。在生理情况下,卵巢分泌的雌激素使阴道上皮增生变厚、糖原含量增加,阴道乳酸杆菌将糖原转化为乳酸,维持阴道正常的酸性环境(pH≤4.5,多在 3.8~4.4),使大部分病原体的活动和繁殖受到抑制,称**阴道自净作用**。此外,阴道分泌物可维持巨噬细胞活性,防止病原体侵入阴道黏膜。

3. 子宫颈 宫颈内口紧闭,宫颈管分泌大量黏液形成"黏液栓",成为预防上生殖道感染的机械屏障。

4. 子宫内膜 生育年龄妇女子宫内膜周期性剥脱可及时消除宫腔内感染。此外,子宫内膜分泌的乳铁蛋白、溶菌酶也可清除少量进入宫腔的病原体。

5. 输卵管 输卵管黏膜上皮细胞的纤毛向宫腔方向摆动以及输卵管肌层的蠕动,均有利于阻止病原体侵入。

6. 生殖道免疫系统 生殖道黏膜聚集有不同数量的淋巴组织和散在的淋巴细胞(包括T 细胞、B 细胞)。此外,巨噬细胞、中性粒细胞、补体和一些细胞因子,均在局部发挥抗感染的作用。

当生殖系统的自然防御功能遭受破坏(如分娩、手术或损伤),或机体免疫功能降低、内分泌发生变化(如妊娠期)或外源性病原体侵入,均可导致炎症发生。

【病原体】

1. 细菌 如葡萄球菌、链球菌、大肠杆菌、厌氧菌、结核杆菌、淋病奈瑟菌。以化脓菌多见。

2. 原虫 以阴道毛滴虫多见,可导致滴虫阴道炎。

笔记

3. 真菌　以假丝酵母菌多见,可导致外阴阴道假丝酵母菌病。

4. 病毒　以疱疹病毒、人乳头瘤病毒多见。

5. 螺旋体　多见苍白密螺旋体,可导致梅毒。

6. 衣原体　以沙眼衣原体多见,可导致输卵管黏膜结构及功能损害,并可引起盆腔粘连。

【感染途径】

1. 沿生殖道黏膜上行蔓延　病原体由外阴侵入阴道后,或阴道内的病原体可沿子宫颈黏膜、子宫内膜、输卵管黏膜蔓延至卵巢及腹腔。葡萄球菌、淋病奈瑟菌、衣原体常沿此途径扩散。是非妊娠期、非产褥期盆腔炎性疾病的主要感染途径。

2. 经血液循环播散　病原体先侵入人体的其他系统,再通过血液循环感染生殖器官,是**结核杆菌感染的主要途径**。

3. 经淋巴系统蔓延　病原体由外阴、阴道、宫颈及宫体创伤处的淋巴管侵入盆腔结缔组织及内生殖器其他部分,是产褥感染、流产后感染的主要途径,多见于链球菌、厌氧菌等。

4. 直接蔓延　腹腔脏器感染后,其病原体可直接蔓延到内生殖器,如阑尾炎可引起右侧输卵管炎。

第二节　外阴部炎症

一、非特异性外阴炎

非特异性外阴炎(non-specific vulvitis),由物理、化学因素而非病原体所致的外阴皮肤或黏膜的炎症。外阴与肛门、尿道邻近,经常受到经血、阴道分泌物、尿液、粪便刺激,若不注意外阴清洁易引起外阴炎;此外,穿紧身化纤内裤、经期使用卫生巾不当导致局部通透性差、潮湿,也易引起非特异性外阴炎。

【护理评估】

(一)健康史

询问有无导致外阴不洁、外阴局部潮湿等诱因。

(二)身体状况

1. 症状　外阴皮肤黏膜瘙痒、疼痛、烧灼感,活动、性交、排尿及排便时加重。

2. 体征　急性炎症时可见外阴充血、水肿、糜烂,甚至形成溃疡、湿疹,常伴抓痕。慢性炎症时皮肤增厚、粗糙、皲裂,甚至苔藓样变。

(三)心理 - 社会支持状况

患者常因局部瘙痒与疼痛而产生焦虑情绪,部分患者因涉及隐私部位不愿就诊。

(四)治疗原则及主要措施

1. 消除病因　积极治疗糖尿病、尿瘘、粪瘘、阴道炎等。

2. 局部治疗　保持外阴清洁、干燥。可用 1∶5000 **高锰酸钾溶液**坐浴(具体操作见实训十三坐浴),坐浴后患处涂抗生素软膏或紫草油。

【常见护理诊断 / 问题】

1. 舒适度减弱　与外阴瘙痒和阴道分泌物增多有关。

2. 有皮肤完整性受损的危险　与溃疡、湿疹及搔抓有关。

3. 焦虑　与疾病影响性生活及治疗效果不佳有关。

【护理措施】

1. 治疗配合　教会患者坐浴的方法,注意高锰酸钾溶液的浓度、温度及坐浴的时间,月

ER-13-2
女性生殖系统炎症患者的护理

ER-13-3
炎症经血液循环播散

ER-13-4
炎症沿生殖道黏膜上行蔓延

ER-13-5
炎症经淋巴系统播散

ER-13-6
扫一扫,知重点

笔记

经期禁止坐浴。

2. 健康教育 指导患者注意个人卫生,保持外阴清洁、干燥,穿纯棉内裤并经常更换,做好月经期、妊娠期、分娩期和产褥期卫生。治疗期间避免吃刺激性食物。局部严禁搔抓,勿用刺激性药物或肥皂擦洗。外阴破溃者要预防感染,使用柔软无菌会阴垫。

二、前庭大腺炎

ER-13-7
前庭大腺炎

前庭大腺炎(bartholinitis)是由病原体侵入前庭大腺而引起的炎症。常见于生育期妇女,在性交、分娩等情况污染外阴部时易发生。由于腺管充血、水肿,炎性渗出物堵塞管口,脓液积聚不能外流,形成前庭大腺脓肿。急性炎症消退后,腺管口粘连堵塞,脓液转清、分泌物排出不畅,形成前庭大腺囊肿。

【护理评估】

（一）健康史

询问患者有无不洁性交史,既往有无前庭大腺炎或外阴阴道炎等病史。

（二）身体状况

ER-13-8
前庭大腺囊肿

1. 症状 急性期可出现发热,局部肿胀、疼痛、灼热感、行走不便,有时可致大小便困难。慢性期轻时常无症状,囊肿大时可有性交不适或外阴坠胀感。

2. 体征 大阴唇下 1/3 处皮肤红肿、压痛明显。脓肿形成时,脓肿直径可达 3~6cm,可触及波动感。前庭大腺囊肿多呈椭圆形,大小不等,位于外阴部后下方。

（三）治疗原则及主要措施

保持局部清洁,根据病原体种类选用抗生素,脓肿形成及囊肿较大者需行切开引流及造口术。

ER-13-9
前庭大腺囊肿造口术

【常见护理诊断 / 问题】

1. 疼痛 与局部肿胀及炎性刺激有关。

2. 有皮肤完整性受损的危险 与手术及脓肿破溃有关。

【护理措施】

1. 治疗配合 脓肿切开引流术和囊肿造口术术后要引流,每日更换引流条。

2. 健康教育 保持外阴部清洁。月经期、产褥期禁止性生活,使用消毒卫生巾或会阴垫。急性期患者应卧床休息,每日清洗外阴,切口愈合后指导患者坐浴。

第三节 阴道炎症

一、滴虫阴道炎

导入情景

李女士,22 岁,10 天前突然感觉到外阴瘙痒,阴道分泌物增多,呈泡沫状,黄绿色。身体不舒服让她很焦虑,可又不好意思来医院看病。最后终于在丈夫劝说下来到医院就诊。

工作任务

1. 对李女士进行相关知识教育。

2. 指导李女士进行相关的检查。

3. 指导李女士配合诊治,尽快恢复健康。

ER-13-10
扫一扫,知重点

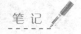

笔记

滴虫阴道炎（trichomonal vaginitis）是由**阴道毛滴虫**引起的常见阴道炎症。阴道毛滴虫呈梨形,适宜在温度 25~40℃、pH 值为 5.2~6.6 的潮湿环境中生长繁殖。月经前、后阴道的pH 值发生改变,月经后接近中性,隐藏在阴道腺体及皱襞中的滴虫常得以繁殖,引起炎症的发作。滴虫不仅寄生于阴道,还常侵入尿道、尿道旁腺、膀胱、肾盂以及男性的尿道、包皮皱褶或前列腺中。

【传播方式】

1. 经性交直接传播　是**主要的传播方式**。男性感染滴虫后常无症状,易成为感染源。

2. 间接传播　通过公共浴池、浴盆、浴巾、坐式便器、游泳池、污染的衣物,以及污染的妇科检查器具、敷料等间接传播。

【护理评估】

（一）健康史

询问有无不洁性生活史,有无间接接触史。

（二）身体状况

1. 症状　潜伏期为 4~28 天,患者感染初期多无症状,典型症状为**阴道分泌物增多及外阴瘙痒,**间或有灼痛、性交痛,若合并尿道感染,可出现尿频、尿痛,甚至血尿。**典型分泌物特点为灰黄色、稀薄泡沫状**,如合并其他细菌感染,分泌物可呈脓性、黄绿色、有臭味。阴道毛滴虫能吞噬精子、阻碍乳酸生成,可致不孕。

2. 体征　阴道黏膜充血,严重者可见散在出血斑点,甚至宫颈也有出血点,形似草莓,称"草莓样"宫颈。后穹隆可见大量脓性、灰黄色泡沫状分泌物。

（三）心理 - 社会支持状况

患者常因外阴瘙痒影响到工作和性生活而焦虑,因治疗效果不佳,疾病反复发作而烦躁不安。

（四）辅助检查

1. 湿片法（悬滴法）　取温 0.9% 氯化钠溶液 1 滴置于玻片上,在阴道侧壁取典型分泌物混于 0.9% 氯化钠溶液中,立即在低倍光镜下寻找滴虫。显微镜下可见到呈波状运动的滴虫及增多的白细胞被推移,阳性率 60%~70%。

2. 培养法　症状典型而湿片法未见滴虫者,可用培养基培养,准确性可达 98% 左右。

（五）治疗原则及主要措施

切断传染途径,杀灭阴道毛滴虫,恢复阴道自净作用,防止复发。

1. 全身用药　初次治疗者单次口服**甲硝唑** 2g **或替硝唑** 2g;或甲硝唑 400mg,每日 2 次,连服 7 日。性伴侣同时进行治疗。

2. 局部用药　先用**酸性溶液**(1% 乳酸、0.5% 醋酸等)阴道灌洗,然后将甲硝唑阴道泡腾片 200mg 放入阴道后穹隆,每晚 1 次,7~10 日为一疗程。

【常见护理诊断 / 问题】

1. 舒适度减弱　与外阴瘙痒和阴道分泌物增多有关。

2. 焦虑　与疾病影响性生活、疗效不佳或反复发作有关。

3. 知识缺乏　缺乏预防、治疗滴虫阴道炎相关的知识。

【护理目标】

1. 患者外阴瘙痒消失,舒适度增加。

2. 患者焦虑感减轻或消失。

3. 患者能正确叙述预防及治疗滴虫阴道炎的相关知识,性伴侣能同时接受治疗。

【护理措施】

1. 治疗配合

（1）检查指导：告知患者取分泌物前 24~48 小时避免性交、阴道灌洗或局部用药。分泌物取出后应及时送检并注意保暖。

（2）全身用药指导：口服甲硝唑或替硝唑后偶见食欲减退、恶心、呕吐、头痛、皮疹及白细胞减少等，一旦发现应报告医师并停药；甲硝唑用药期间及停药 24 小时内（替硝唑用药期间及停药 72 小时内）禁止饮酒；因甲硝唑可透过胎盘到达胎儿体内，也可通过乳汁排泄，所以孕 20 周前禁用，哺乳期用药不宜哺乳。

（3）阴道用药指导：先用酸性溶液灌洗阴道，洗手、戴手套，用示指将药放入阴道后穹隆部，宜在晚上睡前放置。月经期间暂停坐浴、阴道灌洗及阴道用药。

2. 心理护理　耐心向患者讲解疾病发生的原因，嘱其按医嘱规范用药。

3. 健康教育　加强卫生知识宣教，指导患者养成良好卫生习惯，保持外阴清洁、干燥，内裤及洗涤用物应煮沸 5~10 分钟，以免重复感染。指导患者坚持用药，治疗后检查滴虫阴性时，仍应在下次月经干净后继续治疗一疗程，以巩固疗效。滴虫性阴道炎常于月经后复发，故治疗后检查滴虫阴性时，应在每次月经后复查白带，**连续 3 个月检查均阴性为治愈**。指导患者性伴侣同时治疗，治疗期间禁止性交。

【护理评价】

1. 患者外阴瘙痒是否消失，舒适度是否增加。

2. 患者焦虑是否减轻或消失。

3. 患者是否能正确叙述滴虫阴道炎的相关知识，其性伴侣能否同时治疗。

二、外阴阴道假丝酵母菌病

外阴阴道假丝酵母菌病（vulvovaginal candidiasis，VVC）是由假丝酵母菌引起的常见外阴阴道炎症。**80%~90% 病原体为白假丝酵母菌，适宜在酸性环境下生长**，对热的抵抗力不强，但对日光、干燥、紫外线及化学制剂抵抗力较强。

【传播方式】

1. 内源性传染　是**主要的传播方式**。假丝酵母菌属条件致病菌，阴道 pH<4.5 时易生长繁殖，可寄生于阴道、口腔和肠道，一旦条件适宜可引起感染。这 3 个部位的假丝酵母菌可互相传染。

2. 直接传播　少部分患者可通过性交直接传染。

3. 间接传播　极少可通过接触污染的浴盆、浴巾、衣物、医疗器械等间接传染。

【护理评估】

(一) 健康史

询问患者是否妊娠，有无糖尿病、长期应用抗生素及雌激素等诱因。

(二) 身体状况

1. 症状　**主要为外阴瘙痒、灼痛、性交痛以及尿痛**。部分患者阴道分泌物增多，其特征为白色稠厚呈**凝乳或豆腐渣样**。

2. 体征　外阴红肿，常伴抓痕；小阴唇内侧和阴道黏膜附有白色块状物，擦除后露出红肿黏膜面，炎症急性期还可能见到糜烂及浅表溃疡。

(三) 心理 - 社会支持状况

外阴严重瘙痒使患者坐卧不安，苦不堪言，病情反复使患者产生焦虑、悲观的心理。

(四) 辅助检查

1. 湿片法　取 1 滴 10% 氢氧化钾溶液放于玻片上，在阴道侧壁取典型分泌物混于溶液中，立即在低倍光镜下检查，找到**芽生孢子和假菌丝**，可确诊。

2. 培养法　适用于有症状而湿片法检查结果为阴性者。

笔 记

（五）治疗原则及主要措施

治疗原则是消除诱因、根据患者情况局部或全身应用抗真菌药物。

1. 消除诱因　积极治疗糖尿病,及时停用广谱抗生素、雌激素、肾上腺糖皮质激素。

2. 阴道局部用药　是主要的治疗方法。常用咪康唑栓剂、克霉唑栓剂或制霉菌素栓剂,每晚 1 粒放入阴道。唑类药物的疗效高于制霉菌素。

3. 全身用药　适用于未婚妇女、不能耐受局部用药及不愿采用局部用药者,常用氟康唑 150mg 顿服。

【常见护理诊断 / 问题】

1. 舒适度减弱　与外阴瘙痒、灼痛及阴道分泌物增多有关。

2. 焦虑　与疾病影响性生活及疗效不佳有关。

【护理措施】

1. 治疗配合

（1）局部用药指导:为提高疗效,先用 2%~4% 碳酸氢钠溶液阴道灌洗或坐浴后再阴道用药。洗手、洗外阴、戴手套,用示指将药放入阴道后穹隆部,宜在晚上睡前放置。月经期间暂停坐浴、阴道灌洗及阴道用药。

（2）全身用药指导:嘱患者遵医嘱按正规疗程用药,反复发作者需延长治疗时间,向其解释坚持治疗的重要性,嘱治疗期间定期复查,监测疗效和药物副作用。

（3）妊娠合并假丝酵母菌病:局部治疗为主,7 日疗法效果好,阴道上药时动作要轻柔。禁止口服唑类药物。

2. 心理护理　耐心向患者讲述疾病发生的病因及诱因,打消其顾虑,积极就医。告知患者只要坚持按医嘱规范治疗即可治愈,增加其治疗信心。

3. 健康教育　指导患者养成良好卫生习惯,勤换内裤,内裤及洗涤用物应煮沸消毒。积极治疗糖尿病,正确使用抗生素、雌激素等药物,避免诱发因素。性伴侣无需常规治疗,对有症状的男性伴侣应进行检查和治疗,预防女性重复感染。

三、细菌性阴道病

细菌性阴道病(bacterial vaginosis,BV)是阴道内正常菌群失调所致的一种混合感染,**临床及病理特征无炎症改变**。患者阴道内乳酸杆菌减少,加德纳菌、厌氧菌以及人型支原体等大量繁殖。

【护理评估】

（一）健康史

询问有无可能导致患者发生菌群失调的相关因素,如频繁性交、多个性伴侣或过度阴道灌洗等。

（二）身体状况

1. 症状　主要为有**鱼腥臭味**的阴道分泌物增多,性交后加重,可伴轻度外阴瘙痒、烧灼感。分泌物典型的性状为**灰白色、均匀、稀薄**。

2. 体征　**阴道黏膜无充血**;灰白色、均匀、稀薄的阴道分泌物常黏附于阴道壁,由于黏度较低,容易拭去。

（三）心理 - 社会支持状况

由于阴道分泌物有鱼腥臭味,性交后臭味加重,患者容易心情低落、焦虑不安。

（四）辅助检查

1. 胺臭味试验　取少量阴道分泌物置于玻片上,加入 10% 氢氧化钾溶液 1~2 滴,如产生烂鱼肉样腥臭气体,为胺臭味试验阳性。

2. 线索细胞试验 将少量阴道分泌物置于玻片上,加 1 滴 0.9% 氯化钠溶液混合,在高倍镜下寻找线索细胞。诊断细菌性阴道病时线索细胞需 >20%。

3. 阴道 pH 测定 阴道分泌物 pH>4.5。

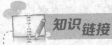

知识链接

细菌性阴道病的临床诊断标准

目前主要采用 Amsel 临床诊断标准,下列 4 项中有 3 项为阳性,即临床诊断为细菌性阴道病:①匀质、稀薄、白色阴道分泌物,常黏附于阴道壁;②阴道 pH>4.5;③胺臭味试验阳性;④线索细胞阳性。

(五)治疗原则及主要措施

选用抗厌氧菌药物,主要有**甲硝唑**(首选)、替硝唑、克林霉素。可根据疗程选择口服或局部给药。性伴侣一般不需要治疗。

1. 口服药物 甲硝唑 400mg 口服,每日 2 次,连用 7 日;或替硝唑 2g 口服,每日 1 次,连服 3 日;或克林霉素 300mg 口服,每日 2 次,连用 7 日。

2. 局部用药 甲硝唑栓剂 200mg,每晚临睡前放入阴道,连用 7 日;或 2% 克林霉素软膏涂抹阴道,每次 5g,每晚 1 次,连用 7 日。

【常见护理诊断 / 问题】

1. 舒适度减弱 与阴道分泌物增多、外阴瘙痒有关。

2. 焦虑 与阴道分泌物有鱼腥臭味,影响到性生活有关。

【护理措施】

1. 治疗配合 向患者讲解口服用药和阴道用药的方法及注意事项。

2. 健康教育 指导患者养成良好卫生习惯,保持外阴清洁干燥,避免不洁性生活,避免过度灌洗阴道。**性伴侣不需要常规治疗**。

四、萎缩性阴道炎

萎缩性阴道炎(atrophic vaginitis)又名老年性阴道炎,是由于体内雌激素水平降低而导致的常见阴道炎症。常见于自然绝经或人工绝经后妇女,也可见于产后闭经或者药物假绝经治疗的妇女。

【病因】

女性体内**雌激素水平降低**,阴道黏膜层变薄,上皮细胞内糖原含量减少,阴道 pH 值增高,阴道自净作用受到破坏,其他致病菌过度繁殖或外部病原体入侵引起炎症。

【护理评估】

(一)健康史

评估患者年龄、月经史,询问患者有无自然绝经或人工绝经史、产后闭经史或药物假绝经治疗史。

(二)身体状况

1. 症状 主要为**外阴灼热不适、瘙痒和阴道分泌物增多**。阴道分泌物稀薄,呈淡黄色,严重时呈脓血性。可有性交痛。

2. 体征 阴道黏膜充血、呈萎缩性改变,有时可见散在出血点或浅表溃疡。溃疡面可与对侧粘连,严重时可造成狭窄甚至闭锁。

(三)心理 - 社会支持状况

由于外阴瘙痒、病情反复或久治不愈,患者时常焦虑。有血性白带者,担心自己可能患

ER-13-11
阴道毛滴虫

ER-13-12
滴虫阴道炎
分泌物

笔记

有恶性肿瘤而紧张、甚至恐惧。

（四）辅助检查

1. 阴道分泌物检查　显微镜下可见大量基底层细胞和白细胞，无滴虫和假丝酵母菌。

2. 宫颈细胞学检查　有血性白带者须常规进行此项检查，必要时行分段诊刮术，排除子宫颈癌和子宫内膜癌。

3. 局部活组织检查　阴道壁肉芽组织及溃疡需要与阴道癌鉴别时，行局部活组织检查。

（五）治疗原则及主要措施

治疗原则为**补充雌激素增加阴道抵抗力**，应用**抗生素抑制细菌生长**。

1. 增加阴道抵抗力　补充雌激素。可局部或全身给药。可用雌三醇软膏局部涂抹，每日 1~2 次，连用 14 日。全身用药者可口服替勃龙 2.5mg，每日 1 次。

2. 抑制细菌生长　用酸性溶液灌洗阴道，每日 1 次，灌洗后阴道内放入甲硝唑 200mg 或诺氟沙星 100mg，每日 1 次，7~10 日为一疗程。

【常见护理诊断 / 问题】

1. 舒适度减弱　与外阴瘙痒、灼痛有关。

2. 焦虑　与出现血性白带，担心发生恶性肿瘤有关。

【护理措施】

1. 治疗配合　指导患者严格遵医嘱补充雌激素，乳腺癌和子宫内膜癌患者禁用；指导患者局部用药的方法及注意事项。

2. 心理护理　耐心向患者讲解疾病发生及治疗的相关知识，鼓励患者说出内心感受，给予理解和关心，消除患者焦虑、紧张和恐惧的心理。

3. 健康教育　向患者说明雌激素治疗的适应证和禁忌证，指导其规范用药。保持外阴部清洁，勤换内裤。外阴瘙痒时禁止用刺激性药物和肥皂水擦洗，避免用手搔抓。

第四节　子宫颈炎症

子宫颈炎症（cervicitis）是妇科常见疾病之一。按发病部位可分为子宫颈管黏膜炎症和子宫颈阴道部炎症。按发病时间长短可分为急性子宫颈炎和慢性子宫颈炎。

【病因及病原体】

1. 急性子宫颈炎　可由多种病原体、物理因素、化学因素刺激和机械性损伤引起。常见的病原体分为两类：①性传播疾病病原体：以淋病奈瑟菌及沙眼衣原体多见；②内源性病原体：部分子宫颈炎的病原体可能与阴道炎症引起上行性感染有关。

2. 慢性子宫颈炎　多见于分娩、流产或手术损伤宫颈后，病原体侵入而引起感染，或急性子宫颈炎症迁延而来。病原体与急性子宫颈炎的病原体相似。

【护理评估】

（一）健康史

询问有无阴道分娩史、流产及手术损伤宫颈史，有无不洁性生活史及阴道炎症病史，性伴侣有无性传播疾病史。

（二）身体状况

1. 急性子宫颈炎

（1）症状：多数患者无症状。有症状者主要表现为**阴道分泌物增多，**呈黏液脓性；阴道分泌物刺激引起外阴瘙痒、灼热感；还可有经间期出血、性交后出血等；合并尿路感染可引起尿急、尿痛、尿频。

ER-13-13
"草莓样"宫颈

ER-13-14
假丝酵母菌菌丝及孢子

ER-13-15
外阴阴道假丝酵母菌病阴道分泌物

ER-13-16
细菌性阴道病分泌物

ER-13-17
线索细胞

ER-13-18
扫一扫，知重点

笔记

(2) 体征：子宫颈充血、水肿、黏膜外翻。子宫颈管黏膜质脆，易诱发出血。子宫颈表面有黏液脓性分泌物附着，甚至可见黏液脓性分泌物从宫颈管流出。

2. 慢性子宫颈炎

(1) 症状：多数患者无症状，少数患者可有阴道分泌物增多，淡黄色或脓性，性交后出血，月经间期出血，偶有外阴瘙痒或不适。

(2) 体征：**子宫颈呈糜烂样改变**，或有黄色分泌物覆盖子宫颈口或从子宫颈口流出。也可表现为子宫颈息肉或子宫颈肥大。

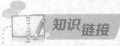

子宫颈糜烂样改变

子宫颈糜烂样改变可为生理性改变，也可为病理性改变。除慢性子宫颈炎外，子宫颈的生理性柱状上皮异位、子宫颈上皮内瘤变及早期子宫颈癌也可呈现子宫颈糜烂样改变。生理性柱状上皮异位多见于青春期、生育期妇女雌激素分泌旺盛者，也可见于口服避孕药者或妊娠期妇女。在雌激素作用下，子宫颈管的柱状上皮外移，部分宫颈阴道部表面被柱状上皮覆盖，由于柱状上皮菲薄，其下间质透出而成红色。曾将此种情况称"宫颈糜烂"，但目前已明确其并不是病理学上的真性糜烂。此外，子宫颈上皮内瘤变及早期子宫颈癌也可呈现出子宫颈糜烂样改变。因此对于子宫颈糜烂样改变者需进行子宫颈癌筛查，常用的方法有宫颈刮片细胞学检查、HPV 检测及新柏液基细胞学检测（TCT）等。

(三) 心理 - 社会支持状况

阴道分泌物增多且有异味的患者，既担心影响性生活，又害怕受到别人的歧视。接触性出血的患者，害怕出血而拒绝性生活，同时又担心癌变而焦虑。

(四) 辅助检查

对于宫颈糜烂样改变的患者，需做子宫颈刮片细胞学检查和（或）TCT 检测，必要时行阴道镜和活组织检查，以除外子宫颈上皮内瘤变或子宫颈癌。

(五) 治疗原则及主要措施

1. 急性子宫颈炎　主要为**抗生素药物治疗**。可根据情况，采用针对病原体的抗生素治疗或进行经验性抗生素治疗。若诊断为沙眼衣原体或淋病奈瑟菌的感染，性伴侣要同时进行相应的诊疗。

2. 慢性子宫颈炎

(1) 物理治疗：**是治疗慢性子宫颈炎最常用的方法**，包括激光、冷冻、微波等。主要适用于**有症状的宫颈糜烂样改变者**，若为无症状的生理性柱状上皮异位无需处理。

(2) 手术治疗：主要适用于子宫颈息肉的患者，可行息肉摘除术。术后将摘除息肉送病理组织学检查。

(3) 抗生素治疗：主要适用于慢性子宫颈管黏膜炎。

【常见护理诊断 / 问题】

1. 舒适度减弱　与阴道分泌物增多、外阴瘙痒有关。

2. 组织完整性受损　与子宫颈糜烂样改变及炎性刺激有关。

3. 焦虑　与接触性出血、病程长、担心癌变有关。

【护理措施】

1. 治疗配合

(1) 急性子宫颈炎：按医嘱规范使用抗生素。

（2）慢性子宫颈炎：向患者说明**物理治疗的注意事项**：①治疗前常规行子宫颈癌筛查；②有急性生殖道炎症列为禁忌；③治疗时间应选择在**月经干净后 3~7 日内进行**；④在创面未完全愈合期间(4~8 周)禁止阴道灌洗、盆浴和性生活；⑤术后阴道分泌物较多呈黄水样，术后 1~2 周脱痂时可有少量出血，若出血量较多则为异常，应立即来院就诊；⑥两次月经干净后 3~7 天复查，未痊愈者可择期行第二次治疗。

2. 心理护理　耐心向患者及家属说明病情、治疗方法及护理措施，增加其治疗信心。鼓励患者说出担忧的问题和心理感受，给予安慰和解释，缓解患者的焦虑情绪。

3. 健康教育　注意经期及性生活卫生，避免不洁性交。及时治愈急性子宫颈炎症，避免迁延成慢性。指导妇女采取有效的避孕措施，减少人工流产对子宫颈的损伤；已婚妇女定期做妇科检查，发现炎症和癌前病变应及时治疗。

ER-13-19
急性子宫颈炎

ER-13-20
正常子宫颈

第五节　盆腔炎性疾病

导入情景

　　李女士，25 岁，平素月经规律，但这次来月经来了 10 天还没完，月经血有臭味，下腹部也疼了好几天了。经询问得知小李在月经的第 3 天进行过性生活。就诊时测得体温 38.3℃，妇科检查发现宫颈举痛、子宫压痛明显。

　　工作任务

　　1. 根据上述表现告诉李女士最可能发生的情况。

　　2. 为了明确诊断，协助李女士进行辅助检查。

　　3. 确诊后对李女士进行正确的护理。

ER-13-21
生理性子宫颈糜烂样改变

　　盆腔炎性疾病（pelvic inflammatory disease，PID）是女性上生殖道的一组感染性疾病，好发于性活跃期妇女，主要包括子宫内膜炎、输卵管炎、输卵管卵巢炎、输卵管卵巢脓肿、盆腔腹膜炎，以**输卵管炎和输卵管卵巢炎**最为常见。炎症可局限于一个部位，也可同时累及几个部位。

ER-13-22
炎性子宫颈糜烂样改变

【病原体】

1. 外源性病原体　主要为性传播疾病的病原体，如沙眼衣原体、淋病奈瑟菌。

2. 内源性病原体　来自寄居于阴道内的菌群，包括需氧菌和厌氧菌，可以仅为需氧菌或仅为厌氧菌的感染，但以两者混合感染多见。

ER-13-23
子宫颈息肉

【高危因素】

　　盆腔炎性疾病的常见高危因素：①性活跃期妇女；②不良性行为；③下生殖道感染；④宫腔内手术操作后感染；⑤邻近器官炎症直接蔓延；⑥经期不良卫生习惯；⑦盆腔炎性疾病再次急性发作。

ER-13-24
扫一扫，知重点

【护理评估】

（一）健康史

　　询问有无分娩、流产及宫腔内手术后感染史，有无性生活紊乱及经期性生活史，有无阑尾炎、腹膜炎蔓延至盆腔或慢性盆腔炎急性发作病史。

（二）身体状况

1. 症状　可因炎症轻重及范围大小而有不同的表现。轻者无症状或症状轻微。常见症状为**下腹痛、阴道分泌物增多**。腹痛为持续性，活动或性交后加重。病情严重时可出现发热甚至高热、寒战、头痛及食欲缺乏。月经期发病可出现经量增多、经期延长。腹膜炎

笔记

时,可出现恶心、呕吐、腹泻等消化系统症状。伴泌尿系统感染时可有尿频、尿急、尿痛症状。若有脓肿形成,可有下腹包块及局部压迫刺激症状。包块位于子宫前方可出现膀胱刺激症状,如排尿困难、尿频;包块位于子宫后方可出现直肠刺激症状,如排便困难、里急后重感。

2. 体征 轻者可无明显异常。严重者呈急性病容,体温升高,心率加快,下腹部有压痛、反跳痛及肌紧张,肠鸣音减弱或消失。盆腔检查:阴道可见脓性臭味分泌物;宫颈充血、水肿、举痛明显,将宫颈表面分泌物拭净,可见脓性分泌物从宫颈口流出;后穹隆触痛明显;宫体稍大,有压痛,活动受限;子宫两侧压痛明显,若为单纯输卵管炎,可触及增粗、压痛明显的输卵管,若为输卵管积脓或输卵管卵巢脓肿,则可触及包块且压痛明显;宫旁结缔组织炎时,可扪到宫旁一侧或两侧有片状增厚,或两侧宫骶韧带增粗,压痛明显;若脓肿位置较低时,可扪及穹隆部有肿块且有波动感,可进行三合诊检查,进一步了解盆腔情况。

ER-13-25
盆腔炎性疾
病体征

(三)心理 - 社会支持状况

患者发病急,病情重,烦躁不安,因担心治疗效果不佳或发生后遗症而焦虑。

(四)辅助检查

血常规检查见白细胞升高,脓液或血液细菌培养显示致病菌,B 型超声和腹腔镜有助于诊断。

(五)治疗原则及主要措施

主要为**抗生素治疗**,必要时手术治疗。

1. 支持疗法 卧床休息,**半卧位**有利于炎症局限。给予高热量、高蛋白、高维生素流食或半流食,补充液体,注意纠正电解质紊乱及酸碱失衡。**高热时采用物理降温**。避免不必要的妇科检查,若有腹胀进行胃肠减压。

2. 抗生素治疗 根据细菌培养和药敏试验选择细菌敏感的抗生素,在实验室结果出来前根据经验选择抗生素。

3. 手术治疗 对于药物治疗无效的输卵管卵巢脓肿或盆腔脓肿可行手术治疗。

【常见护理诊断 / 问题】

1. 急性疼痛 与盆腔炎性改变、脓肿形成有关。

2. 焦虑 与担心治疗效果不佳,可能会影响生育有关。

【护理措施】

1. 治疗配合

(1)遵医嘱给予足量有效的抗生素,通常静脉给药,注意观察有无用药反应,并在 72 小时内随诊以确定疗效。

(2)指导患者取**半卧位**休息,有利于炎症局限;给予高热量、高蛋白、高维生素、流食或半流食。

(3)监测生命体征,严密观察患者下腹痛的部位、持续时间,以及阴道分泌物的性状。

(4)对高热患者给予物理降温,若有腹胀可行胃肠减压。

(5)做好床边隔离,保持外阴清洁干燥,避免不必要的盆腔检查。

(6)对药物治疗无效、脓肿持续存在或脓肿破裂需手术切除病灶者,及时做好术前准备。

2. 心理护理 鼓励患者诉说内心感受,缓解焦虑情绪;告知患者经恰当、及时的抗生素治疗,能彻底治愈,使其建立信心,积极配合治疗。

3. 健康教育 注意月经期卫生,月经期禁止性交;减少因流产、分娩引起的感染;告知患者盆腔炎性疾病应及时治疗、彻底治愈,防止盆腔炎性疾病后遗症的发生。

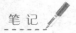
笔记

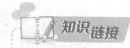

盆腔炎性疾病后遗症

　　若盆腔炎性疾病未得到及时、彻底治疗,可能会发生盆腔炎性疾病后遗症,既往称慢性盆腔炎。主要的病理改变包括组织破坏、广泛粘连、增生及瘢痕形成,病理类型包括慢性输卵管炎、输卵管积水、输卵管卵巢炎、输卵管卵巢囊肿、慢性盆腔结缔组织炎。临床表现有不孕、异位妊娠、慢性盆腔痛和盆腔炎性疾病反复发作等,给患者造成很大的痛苦。根据患者的临床表现选择不同的治疗方案,例如物理治疗、中药治疗、抗生素治疗及手术治疗等。

思 考 题

　　1. 李女士,35 岁,G_2P_1。自述游泳后白带增多,外阴瘙痒伴灼痛 5 天,尿频、尿急、尿痛 1 天就诊。妇科检查:外阴发育正常,已婚已产型,阴道通畅,阴道黏膜充血,并有散在出血点,白带呈灰黄色泡沫状,稀薄,有腥臭味,子宫及附件无异常。

　　请问:

　　(1) 该患者最可能的医疗诊断是什么?

　　(2) 为确诊下一步应指导该患者做哪项辅助检查?

　　(3) 确诊后对该患者进行健康教育的内容有哪些?

　　2. 张女士,29 岁,G_1P_1。因扁桃体感染用抗生素 10 天,外阴瘙痒难忍伴豆渣样阴道分泌物增多 2 天。妇科检查:外阴已婚已产式,大阴唇处有抓痕,阴道黏膜充血,阴道内有大量白色豆渣样白带且阴道黏膜有白色膜状物,擦除后可见阴道黏膜充血。

　　请问:

　　(1) 该患者的主要护理诊断是什么?

　　(2) 针对主要护理诊断应该如何护理?

　　3. 王女士,25 岁,G_2P_0。自述下腹痛伴发热 2 天,人工流产后 15 天。查体:急性病容,体温 38.5℃,心率 90 次 / 分;下腹部压痛、反跳痛及肌紧张。盆腔检查:阴道黏膜及宫颈充血,宫颈口可见脓性分泌物,宫颈举痛及后穹隆触痛明显;宫体稍大,有压痛;子宫两侧压痛明显。

　　请问:

　　(1) 该患者最可能的医疗诊断是什么?

　　(2) 该患者的治疗方法有哪些?

　　(3) 应该如何对该患者进行护理?

(刘淑荣)

ER-13-26
扫一扫,测一测

第十四章

妇产科手术患者的护理

学习目标

1. 掌握妇产科手术术前、术中、术后的护理措施。
2. 熟悉妇产科腹部手术的病情观察。
3. 了解妇产科手术类型。
4. 学会各类手术的术前准备及手术后护理。
5. 具有高度的责任感、良好的沟通能力及健康教育的能力。

妇产科手术是妇科疾病常见的治疗手段之一,主要包括腹部手术和外阴、阴道手术两大类。手术既是治疗的过程,也是创伤的过程。围手术期的护理是手术成功的重要环节。围手术期的护理目标是通过充分的术前准备和精心的术后护理,保证手术顺利进行,减少并发症,使患者平稳地度过围手术期。

第一节　腹部手术患者的护理

导入情景

王女士,43岁,已有两个孩子,近半年不明原因出现月经过多。原来行经每次用一包半卫生巾,现在需要两包,在门诊行B型超声检查发现子宫肌瘤近拳大小,医生建议入院手术治疗。明天患者将经腹行全子宫切除术,因担心手术效果患者非常焦虑,心情沉重而哭泣。

工作任务
1. 请对王女士进行心理护理。
2. 请对王女士进行正确的术前准备。

妇产科腹部手术根据手术的范围,可以分为剖腹探查术、附件切除术、次全子宫切除术、全子宫切除术、全子宫及附件切除术、子宫根治术、肿瘤减灭术、剖宫产术等。根据手术的急缓程度,可以分为择期手术、限期手术和急诊手术。按手术方式分为常规手术和腹镜手术。

一、术前护理

【护理评估】

（一）健康史

了解患者的年龄、职业、月经史、婚育史、既往史、药物过敏史、饮食及生活习惯等。根据患者所患疾病了解患者目前需要解决的主要问题、手术范围和可能的手术名称等。

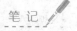

（二）身体状况

1. 症状 不同的疾病出现不同的症状,如子宫肌瘤患者可出现月经改变、腹部包块和继发性贫血等。

2. 体征 评估生命体征、呼吸道有无感染、手术野皮肤有无感染;评估阴道流血量、颜色、味;评估子宫及附件的情况等。

（三）心理 - 社会支持状况

评估患者有无因对疾病不了解或担心手术治疗效果而出现的紧张、焦虑等心理反应;评估患者是否担心手术引起的疼痛;对生殖器官切除的患者,评估其是否因担心影响夫妻生活和第二性征缺失而出现焦虑、失眠等;对老年患者,评估其是否产生了恐惧、孤独等缺乏安全感的表现。

（四）辅助检查

包括血、尿、便三大常规、肝肾功能测定、生化检查、胸部 X 线摄片、B 型超声、心电图等。

【常见护理诊断 / 问题】

1. 知识缺乏 缺乏疾病发生、发展和手术治疗的相关知识。

2. 焦虑 与担心手术的危险和手术治疗效果有关。

【护理目标】

1. 患者了解疾病和手术的相关知识。

2. 患者的焦虑程度减轻。

【护理措施】

1. 术前指导

（1）手术指导:向患者讲解与疾病和手术相关的知识,纠正其错误认识。

（2）预防术后并发症的指导:教会患者有效咳嗽,指导患者双手按住切口两侧,用胸式呼吸用力咳嗽,反复练习。教会患者术后翻身、肢体运动的方法,避免腹部用力。教会卧床排尿、排便的方法。

（3）饮食指导:术前营养状况直接影响术后康复。术前应指导患者进高蛋白、高热量、富含维生素、低脂肪的膳食。必要时静脉补充营养。

2. 手术前一天准备

（1）签署手术同意书:尊重患者或家属知情同意的权利,一方面保护患者,避免接受不恰当的手术;另一方面也为了保护院方,避免患者因不了解病情和手术的危险性,引发对院方的指责,甚至引起法律纠纷。签署后的手术同意书要妥善保管。

（2）皮肤准备:应淋浴、更衣、剪指（趾）甲。根据手术和麻醉部位,做好手术野的备皮,其范围一般是**上至剑突,两侧至腋中线,下至大腿上 1/3 及外阴部的皮肤**,脐窝用溶剂擦拭。

（3）肠道准备:遵医嘱在术前 3 日或前 1 日进行肠道准备。**术前 8 小时禁止由口进食,术前 4 小时禁饮。**

1）一般手术:如子宫切除术,前一日灌肠 1~2 次,或口服导泻剂,患者能排便 3 次以上,术前一晚流质饮食。

2）可能涉及肠道的手术:如卵巢癌肠道转移者,术前 3 日无渣半流质饮食,遵医嘱给肠道制菌药。术前 1 日清洁灌肠,直至排出的灌肠液无大便残渣。目前常用口服番泻叶水,代替多次灌肠,效果良好,应少量试服,避免造成水泻导致脱水。

（4）休息:为保证良好的休息,减轻患者的焦虑程度,手术前遵医嘱给予适量镇静剂,常用地西泮 5mg 睡前服用。为患者提供安静、舒适的环境。夜班护士巡视病房时注意动作轻巧、说话低声,以免影响患者休息。

（5）其他:完善术前检查,认真核对生命体征和各项检查结果,有异常及时报告医师,完成血型鉴定和交叉配血,做好输血准备。

3. **手术日准备**

(1) 测量生命体征:术晨测体温、脉搏、呼吸、血压。

(2) 了解患者自我感受,有无月经来潮,如有要报告医生。

(3) 取下患者活动义齿、发夹、首饰及贵重物品,交家属妥善保管。

(4) 术前半小时给基础麻醉药:通常为苯巴比妥和阿托品,以缓解患者的紧张情绪及减少腺体的分泌。

(5) 留置导尿管:术前半小时安置导尿管,保持引流通畅,避免术中损伤膀胱、术后尿潴留。

(6) 行全子宫切除术者,术前 3 日开始阴道准备,每日 2 次阴道冲洗,术晨行宫颈阴道消毒,消毒后用大棉签蘸干,用 2% 甲紫涂宫颈及阴道穹隆。

(7) 送患者进手术室前,再次核对患者姓名、床号,准备好病历和术中用药。

(8) 患者入手术室后,护士根据手术种类及麻醉方式,铺好麻醉床,备好术后监护用具和急救用物。

4. **心理护理** 手术患者的心理护理实施越早越好。用通俗易懂的语言解答患者的疑问,说明手术的必要性和可靠性。向患者介绍医务人员和医疗设备,加深对手术的信心。纠正患者的错误认识,如切除子宫会引起早衰、失去性功能等。对痛阈较低的患者,可用暗示疗法分散其注意力。对有抑郁的患者,要认真分析,做到安慰和细心相结合,关心、体贴、尊重她们,多陪伴,增强患者安全感,增强其战胜疾病的信心,使患者以良好的心态接受手术治疗。

【护理评价】

1. 患者是否了解疾病和手术的相关知识。

2. 患者焦虑程度是否减轻或消失。

二、术后护理

术后护理应从手术完毕至患者出院。术后的短时间内,应以观察患者生命体征为护理重点,以后则应注意各系统功能的恢复情况。目的是使患者能尽快康复,防止各种手术并发症的发生。

【护理评估】

(一) 健康史

仔细听取麻醉师或手术室护士的交代,详细阅读手术记录单,了解患者的手术情况,如术式、术中经过、麻醉方式及效果、术中出血量、尿量、输血输液量及用药情况等。

(二) 身体状况

1. **生命体征** 及时测量患者血压、脉搏、呼吸和体温。观察术后血压并与术前、术中比较;观察呼吸的频率和深度;观察心律是否整齐,脉搏跳动是否有力;了解体温的变化情况。

2. **神志** 观察全麻醉患者的神志,以了解麻醉恢复的情况;对腰麻及硬膜外麻醉患者,了解有无神志的异常变化。

3. **皮肤** 评估皮肤的颜色和温度,特别应观察切口、麻醉针孔处敷料是否干燥,有无渗血;手术过程中受压部位皮肤及骨突出处皮肤是否完整。

4. **疼痛** 评估患者术后疼痛的部位、性质、程度,了解患者的止痛方式。如采用硬膜外置管和自控镇痛装置,需观察管道是否通畅、固定;采用注射或口服药物时,要了解药物剂量和使用间隔时间,观察止痛后患者的缓解程度。

5. **引流管** 了解引流管的放置部位和作用,观察引流管是否固定通畅,评估引流液的质、色、量,是否有异味等。妇科腹部手术患者常见的引流管有尿管、腹腔引流管、盆腔引流管、胃肠减压管等。

（三）心理 - 社会支持状况

术后患者多因伤口疼痛、躯体不能自主活动、担心伤口裂开等,而产生焦虑、紧张的心情,还会担心手术是否成功和有无并发症等。护士应了解患者有无家属或丈夫陪伴及其他支持情况。

（四）辅助检查

不做常规要求,根据患者具体情况进行相应的检查。

【常见护理诊断 / 问题】

1. 急性疼痛　与手术创伤有关。

2. 舒适度减弱　与虚弱、疼痛、各种留置管影响活动度有关。

3. 有感染的危险　与手术创伤有关。

4. 体像紊乱　与生殖器官切除有关。

【护理目标】

1. 患者疼痛缓解。

2. 患者舒适度如期恢复。

3. 患者术后未发生感染。

4. 患者能够正确面对现实。

【护理措施】

1. 准备环境　为术后患者提供安静、舒适、空气清新的休息环境,备好麻醉床,据不同手术做好物品的准备,如输液架、心电监护仪、各种引流袋、吸氧设备等。

2. 交接患者　与麻醉师或手术室护士交接患者,测量血压与脉搏,检查静脉通路及各类引流管是否通畅,评估皮肤的完整性。

3. 安置体位　根据手术及麻醉的方式决定体位。

（1）全麻未清醒的患者取去枕平卧位,头偏向一侧,保持呼吸道通畅,防止呕吐物和分泌物呛入气管引起窒息或吸入性肺炎。

（2）**硬膜外麻醉者应平卧 6~8 小时**,第 2 日改为半卧位。半卧位有利于腹腔引流;有利于降低腹部切口张力,减轻疼痛;促进肺扩张,有利于呼吸、咳嗽、排痰,减少术后肺部的并发症。

4. 观察病情　主要观察生命体征、腹部切口、麻醉恢复情况。

（1）生命体征:认真观察并记录生命体征。通常术后每 30 分钟监测一次血压、脉搏和呼吸,直至平稳。平稳后,改为 4~6 小时一次;24 小时后,每日 4 次,正常后再测 3 日。术后有心电监护仪者,根据医嘱监测血压、脉搏、呼吸至平稳,每 4 小时监测一次直至停止使用心电监护。若测得生命体征异常或有出血征象,应增加监测的次数,及时报告医生。术后 1~2 日体温会稍有升高,一般不超过 38℃,为吸收热,属于正常反应。如果体温持续升高,提示有感染。

（2）切口:术后 24 小时内观察切口有无渗血、渗液,切口敷料是否干燥,切口周围皮肤有无红、肿、热、痛等感染征象,敷料污染或渗出多时要请示医生予以更换。对子宫全切的患者,观察有无阴道流血及阴道分泌物的量、质、色。

（3）麻醉的恢复:观察全麻患者意识的恢复情况,观察椎管腰麻患者下肢感觉的恢复情况。一般情况下,停药 6 小时后麻醉作用消失。

5. 缓解疼痛　**疼痛是术后主要的护理问题**,麻醉作用消失至术后 24 小时内疼痛最明显。患者常常因为疼痛而拒绝翻身、检查,甚至产生焦虑、恐惧、失眠等。护士向患者解释疼痛的原因及持续时间,指导患者减轻疼痛的方法,如听音乐转移注意力,保持病室安静,环境舒适,6小时以后用腹带帮助固定伤口,并帮助患者采取半卧位以减轻疼痛,遵医嘱使用止痛剂或镇痛泵。

6. 留置管的护理　包括导尿管护理和引流管护理。

(1) 导尿管的护理:导尿管留置时间根据手术种类而不同,**一般手术为 24~48 小时**,广泛全子宫切除加盆腔淋巴清扫术 7~14 日。定期观察并记录尿液的色、质、量。保持外阴清洁,每天用 0.1% 苯扎溴铵溶液擦拭 1~2 次,鼓励患者多饮水,防止感染。集尿袋每周更换 2次,保持引流通畅、避免导尿管扭曲或受压,避免尿潴留及逆流。拔管后鼓励患者多饮水、及时排尿,排尿有困难者要测残余尿量。

(2) 引流管的护理:妇科术后通常留置腹腔或盆腔引流管,要保持引流管固定,避免牵拉、受压、打折,保持通畅,保持引流管周围皮肤清洁干燥,同时观察引流液的量、质、色,并做好记录。每日更换引流袋防止逆行感染,并利于观察。一般 24 小时内引流液不超过 200ml。

7. 饮食护理　一般手术患者,术后 6 小时方可饮水,肛门排气前避免吃产气食物,如牛奶、豆浆等,以免肠胀气,进流质饮食。肛门排气后由流质改为半流质和普通饮食。涉及肠道的手术,术后应禁食,排气后逐渐进流质、半流质、普通饮食。术后要进易消化、高热量、高蛋白、富含维生素等营养丰富的饮食。

8. 促进休息与活动　保证患者良好的休息和充足的睡眠,同时按循序渐进的原则,鼓励患者早期活动。每 2 小时协助卧床患者翻身一次,生命体征平稳后鼓励患者尽早下床活动,改善循环,促进肺功能恢复,防止下肢静脉血栓形成。活动时,注意防止患者特别是老年患者因体位变化引起血压不稳定,防止突然起床或站立时发生跌倒。

9. 常见问题护理

(1) 腹胀:常因手术、麻醉使肠蠕动减弱所致。通常患者在术后 48 小时排气,超过 48 小时未排气的患者应查找原因并进行处理。出现腹胀者排除肠梗阻后可采取热敷腹部、肛管排气、针灸、肌内注射新斯的明 0.5mg 等措施刺激肠蠕动,缓解腹胀。炎症或低钾者可给予抗生素或补钾。同时,鼓励患者早期下床活动预防或减轻腹胀。

(2) 便秘:术后由于活动减少,胃肠蠕动减弱,患者容易便秘。除鼓励活动外,能进食的患者应多饮水,吃蔬菜、水果,必要时根据患者情况给予麻仁丸、液状石蜡、番泻叶等缓泻剂,保持大便通畅,避免用力大便造成切口疼痛、切口裂开或愈合不良。

(3) 尿潴留:主要原因是不习惯卧床排尿和留置尿管的机械性刺激。预防措施包括:术前床上解便的有效训练;术后鼓励患者坐位排尿;增加液体入量;拔尿管前夹管并定时开放,训练膀胱功能。若以上措施无效,给予导尿。

10. 心理护理　关心、体贴患者,加强沟通,减轻患者疼痛,解除不适,告知手术情况及术后注意事项,帮助患者提高自理能力;做好家属的健康教育,取得其积极的配合,有效降低术后患者不良的心理反应。

11. 健康教育　指导患者进行腹部肌肉运动,术后 2 个月避免提举重物,指导患者出院后的用药、饮食、性生活、复查时间等,出现阴道流血或其他异常情况应及时就诊,指导家属一些护理方法,协助患者早日康复。

【护理评价】

1. 患者疼痛是否缓解。

2. 患者舒适度是否如期恢复。

3. 患者术后是否发生感染,体温和白细胞计数是否正常。

4. 患者能否正确面对生殖器官切除的现实。

ER-14-2
妇产科手术
患者的护理

第二节　外阴、阴道手术患者的护理

导 入 情 景

　　王阿姨,64 岁,外阴癌根治术后一天,神志清醒,有合作能力,她因伤口疼痛让家属找护士给予处理。

工作任务

1. 请对王阿姨的会阴切口进行评估。
2. 请对王阿姨进行正确的疼痛护理。

　　外阴手术是指女性外生殖器部位的手术,包括外阴癌根治术、处女膜切开术、前庭大腺脓肿切开引流术等。阴道手术是指阴道局部手术及经阴道的手术,如阴道成形术、会阴裂伤修补术、尿瘘修补术、子宫黏膜下肌瘤摘除术、阴式子宫切除术等。

一、术前护理

【护理评估】

（一）健康史

　　了解患者的年龄、月经史、婚育史、手术史、药物过敏史等。评估患病部位,拟施行的麻醉方法、手术方式、手术范围及手术时间等。

（二）身体状况

　　评估患者全身及局部情况,与腹部手术前评估相似。评估重点是手术部位皮肤的完整性、有无感染等。

（三）心理 - 社会支持状况

　　外阴、阴道手术的患者因担心手术效果和术后性生活质量,会出现焦虑、自卑等心理问题。由于手术失去生育能力,有的患者会感到绝望,对未来生活失去信心,给家庭和社会带来压力。

（四）辅助检查

　　同腹部手术,已婚妇女应进行白带和阴道脱落细胞检查,排除炎症。

【常见护理诊断 / 问题】

1. 焦虑　与手术及手术效果有关。
2. 情景性低自尊　与外阴、阴道疾病,手术暴露或手术切除外阴有关。
3. 知识缺乏　缺乏疾病和手术的相关知识。

【护理目标】

1. 患者焦虑程度减轻。
2. 患者能表述和讨论心理的担忧和顾虑,维护良好心情。
3. 患者获得相关的疾病治疗及护理知识。

【护理措施】

1. 皮肤准备　皮肤准备范围**上至耻骨联合上 10cm**,下至外阴部、肛门周围、臀部及大腿内侧上 1/3,防止皮肤刮伤。外阴局部皮肤感染或有湿疹者,治愈后方能手术。若手术需要植皮的患者,应遵医嘱做好供皮区的准备。

2. 肠道准备　涉及肠道的手术需进行肠道的准备,如阴道成形术。准备的内容和方法与腹部手术前的肠道准备基本相同。

3. 阴道准备　术前 3 日开始准备,一般行阴道冲洗或坐浴,每日 2 次。术晨行宫颈阴道消毒,消毒后用大棉签蘸干,必要时涂 2% 甲紫。

4. 特殊用物准备　根据患者手术所采取的体位准备相应的物品,膀胱截石位需准备软垫,避免压迫腘窝处的血管、神经,致血液循环障碍;膝胸卧位者,应为患者准备支托;根据术后患者的具体需要准备灭菌的棉垫、绷带、阴道模型等。

5. 术前训练　训练患者床上排便,指导深吸气、有效咳嗽训练,指导术后抬臀、翻身、移动身体等训练。

6. 其他护理　术前禁食 8 小时、禁饮 4 小时,术前半小时常规用药。术前不常规留置导尿管,嘱患者排空膀胱。

7. 心理护理　做好解释、咨询工作,配合医生讲解手术的疗效,纠正患者的错误认识,鼓励其面对现实,尊重患者隐私权。有条件者,患者宜住单间或病员数相对少的房间。术前准备、检查、各种操作时宜用屏风遮挡,避免闲杂人员,尽量减少暴露部位。协助做好家属特别是丈夫的工作,让其理解患者,配合治疗及护理。

【护理评价】

1. 患者焦虑程度是否减轻。

2. 患者能否表述和讨论心理的担忧和顾虑,维护良好心情。

3. 患者是否能说出治疗方式、护理要点并能积极配合。

二、术后护理

【护理评估】

评估内容与方法同腹部手术患者。但因手术部位接近尿道口、阴道口及肛门,需要注意观察局部切口早期感染的征象。

【常见护理诊断 / 问题】

1. 急性疼痛　与外阴、阴道疾病及手术创伤有关。

2. 情景性低自尊　与术后局部护理过程中隐私部位暴露所致的羞愧、内疚有关。

3. 有感染的危险　与疾病及手术的部位接近阴道口、尿道口及肛门有关。

【护理目标】

1. 患者疼痛逐渐减轻。

2. 患者低自尊的心理状态得到纠正。

3. 患者无感染发生。

【护理措施】

术后护理措施基本同腹部手术,由于外阴、阴道局部血管、神经丰富,前后毗邻尿道口和肛门,应注意以下几个方面:

1. 体位　根据不同手术采取相应的体位。外阴癌行外阴根治术的患者术后采取平卧位,双腿外展屈膝,膝下垫软枕,可减轻腹股沟及外阴部的张力;膀胱阴道瘘患者术后相对瘘口位置采取健侧卧位,减少尿液对修补瘘口处的浸泡;阴道壁修补术后以平卧为宜,禁止半卧位,以免增加局部压力。子宫脱垂患者术后要求平卧,3 日内尽量不取坐位,以免引起阴道和会阴部的水肿。处女膜闭锁和有子宫无阴道患者,术后应取半卧位,有利于经血的流出。

2. 切口的护理　外阴、阴道肌肉组织少,张力大,切口不易愈合。护士应观察切口有无出血、渗液、红肿热痛等感染征象,同时还要观察局部皮肤的颜色、温度、湿度、有无坏死等。注意阴道分泌物的量、性质、颜色及气味。阴道内留置纱条压迫止血者,**纱条一般于术后 12~24 小时内取出**。外阴加压包扎者,应观察双下肢的皮温,观察足背动脉搏动等,若有异常及时报告医生。

3. 疼痛的护理 外阴神经末梢丰富,对疼痛特别敏感,护士要理解患者,采取不同的方法缓解疼痛。安慰患者、创造舒适环境、更换体位减轻伤口的张力等。遵医嘱给予止痛剂或者使用自控镇痛泵,并注意观察用药后的止痛效果。

4. 外阴的护理 使用消毒会阴垫,保持外阴清洁干燥,每日行外阴擦洗 2 次,保持床单及接触外阴部的物品清洁干燥,大小便后清洁会阴。术后 3 日可行外阴烤灯,保持伤口干燥,促进血液循环。

5. 保持大小便通畅 一般留置导尿管 5~7 日,按保留尿管患者的护理常规进行护理,特别注意导尿管的通畅;为防止大便对切口的污染和牵拉,一般控制**手术 5 天以后排便**为宜。一般从术后第 5 日口服缓泻剂,软化大便,避免排便困难。

6. 避免增加腹压的动作 告诉患者腹压加大会增加局部切口的张力,影响切口的愈合,患者避免下蹲,避免用力大便等增加腹压的动作。

7. 心理护理 术后疼痛和不适是引起不良反应的主要原因,护士应积极采取措施,减轻患者疼痛,缓解不适。告知患者手术情况和术后恢复情况,应用医学知识,耐心解答患者及家属的疑问,解除其思想顾虑。

8. 健康教育 外阴部伤口常需间断拆线,回家后应保持外阴清洁;术后 3 个月内避免重体力劳动,加强休息,避免用力排便、剧烈咳嗽等增加腹压的动作;禁止性生活,经检查确定伤口完全愈合后方可恢复性生活;出院后 1 个月回院复查,了解伤口愈合情况;3 个月内若发现会阴部出现异常情况应及时就诊。

【护理评价】

1. 患者疼痛是否减轻。

2. 患者能否正确面对疾病和自我评价。

3. 患者是否发生感染。

思 考 题

1. 李女士,44 岁,因性生活后阴道流血 1 个月就诊。妇科检查:宫颈为菜花样组织,宫体大小正常,活动度差,宫颈活检提示为宫颈癌,收入院。拟定 3 日后做广泛性子宫切除和盆腔淋巴结清扫术,患者思想负担重。

请问:

(1) 该患者的护理诊断有哪些?

(2) 该患者的术前护理措施有哪些?

2. 王小姐,20 岁,未婚,处女膜切开术后第 2 天。患者生命体征平稳,切口无渗血和感染征象,患者自诉切口疼痛。

请问:

(1) 该患者目前主要的护理诊断是什么?

(2) 针对主要护理诊断应给予哪些护理措施?

(李甲荣)

ER-14-3
扫一扫,测
一测

笔记

第十五章
女性生殖系统肿瘤患者的护理

1. 掌握子宫颈癌、子宫肌瘤、子宫内膜癌和卵巢肿瘤的护理评估和护理措施。

2. 熟悉子宫颈癌的临床分期;子宫肌瘤的分类及变性;卵巢肿瘤的并发症及良恶性肿瘤的鉴别。

3. 了解子宫肌瘤的病理;卵巢肿瘤的分类;子宫颈癌、子宫内膜癌和卵巢癌的病因及预防措施。

4. 学会生殖系统肿瘤的识别;运用所学知识对上述患者实施整体护理。

5. 具有良好的沟通能力和健康教育的能力;关心、体贴患者;具有临床评判性思维。

第一节 子宫颈癌

导入情景

张女士,45 岁,近 3 个月性生活后出现阴道少量流血,白带稀薄如水样。月经一直比较规律,按月来,来月经时肚子不疼。为查明原因来医院就诊。

工作任务

1. 根据上述表现告诉张女士最可能发生的情况。

2. 为了帮助明确诊断,指导张女士进行必要的检查。

3. 确诊后对张女士进行正确的护理。

子宫颈癌(cervical cancer),习称宫颈癌,是**妇科最常见的恶性肿瘤**。子宫颈癌以鳞状细胞癌为最多见,**好发于宫颈外口鳞-柱交界部**。高发年龄为 50~55 岁。近几十年来,由于宫颈细胞学筛查的普遍应用,使子宫颈癌和癌前病变得以早期发现和早期治疗,子宫颈癌发病率和死亡率均明显下降。

【病因】

流行病学调查发现子宫颈癌**与人乳头瘤病毒(HPV)感染**、多个性伴侣、性生活过早(<16 岁)、性传播疾病、高危男性接触和免疫抑制等因素相关。

【病理】

1. 鳞状细胞浸润癌　占子宫颈癌的 75%~80%。

(1)巨检:微小浸润癌在肉眼观察中无明显异常,或类似子宫颈柱状上皮异位。随病情发展,可有以下 4 种类型(图 15-1):①外生型:最常见,癌灶向外生长呈乳头状或菜花样,质脆,触之易出血,常累及阴道;②内生型:癌灶向子宫颈深部组织浸润,子宫颈表面光滑,子宫

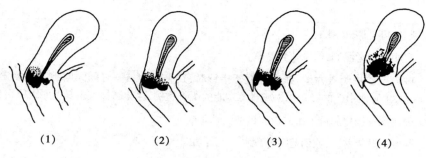

图 15-1　子宫颈癌类型(巨检)
(1)外生型;(2)内生型;(3)溃疡型;(4)颈管型

颈肥大变硬呈桶状,常累及子宫旁组织;③溃疡型:上述两型癌组织进一步发展合并感染坏死,可形成溃疡或空洞,如火山口状;④颈管型:癌灶发生在宫颈管内,常侵入子宫颈管及子宫峡部供血层并转移至盆腔淋巴结。

(2)显微镜检:①微小浸润癌:在原位癌的基础上浸润间质;②浸润癌:癌灶多呈网状或团块状浸润间质。

2. 腺癌　占子宫颈癌的 20%~25%。

(1)巨检:来自于宫颈管内常浸润管壁;或自子宫颈管内向子宫颈外口突出生长;常侵犯宫旁组织;病灶向子宫颈管内生长时,子宫颈外观正常,但因子宫颈管膨大可呈桶状。

(2)显微镜检:主要组织学类型有 2 种:①黏液腺癌:最常见,癌细胞可呈乳突状突入腺腔;②恶性腺癌:呈点状突起伸入子宫颈间质深层,常有淋巴结转移。

3. 腺鳞癌　占子宫颈癌 3%~5%。癌组织中含有腺癌和鳞癌两种成分。

【转移途径】

1. 直接蔓延　**最常见**,癌组织局部浸润向邻近器官及组织扩散。向下累及阴道壁;向上由子宫颈管累及宫腔;癌灶可向两侧扩散累及主韧带及子宫颈旁、阴道旁组织直至骨盆壁;晚期可向前、后蔓延侵犯膀胱或直肠,形成膀胱阴道瘘或直肠阴道瘘。

2. 淋巴转移　癌灶局部浸润后侵入淋巴管形成瘤栓,随淋巴液引流进入局部淋巴结并经淋巴管内扩散。

3. 血行转移　极少见,晚期可转移至肺、肝或骨骼等。

【临床分期】

采用国际妇产科联盟(FIGO,2009 年)临床分期标准(表 15-1、图 15-2)。

表 15-1　宫颈癌临床分期(FIGO,2009 年)

Ⅰ期	肿瘤局限在子宫颈(扩展至宫体将被忽略)
ⅠA	镜下浸润癌(所有肉眼可见的病灶,包括表浅浸润,均为ⅠB 期) 间质浸润深度 <5mm,宽度≤7mm
ⅠA1	间质浸润深度≤3mm,宽度≤7mm
ⅠA2	间质浸润深度 >3mm 且 <5mm,宽度≤7mm
ⅠB	临床癌灶局限在子宫颈,或者镜下病灶 >ⅠA
ⅠB1	临床癌灶≤4cm
ⅠB2	临床癌灶 >4cm
Ⅱ期	肿瘤超越子宫,但未达骨盆壁或未达阴道下 1/3
ⅡA	肿瘤侵犯阴道上 2/3,无明显宫旁浸润
ⅡA1	临床可见癌灶≤4cm

续表

ⅡA2	临床可见癌灶 >4cm
ⅡB	有明显宫旁浸润,但未达到盆壁
Ⅲ期	肿瘤已扩展到骨盆壁,在进行直肠指诊时,在肿瘤和盆壁之间无间隙。肿瘤累及阴道下1/3,由肿瘤引起的肾盂积水或肾无功能的所有病例,除非已知道由其他原因所引起
ⅢA	肿瘤累及侵犯阴道下 1/3,没有扩散到骨盆壁
ⅢB	肿瘤扩散骨盆壁,或引起肾盂积水或无肾功能
Ⅳ期	肿瘤超出了真骨盆范围,或侵犯膀胱和(或)直肠黏膜
ⅣA	肿瘤侵犯邻近的盆腔器官
ⅣB	远处转移

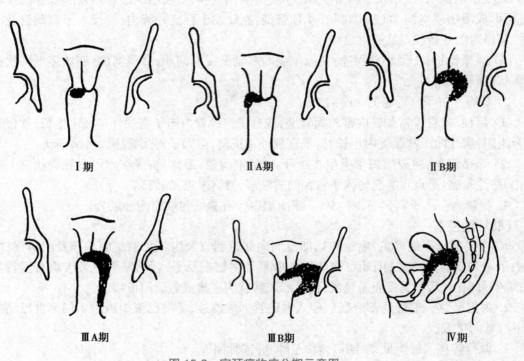

图 15-2　宫颈癌临床分期示意图

 知识链接

HPV 疫苗研究进展

　　人乳头瘤病毒(HPV)感染与子宫颈上皮内瘤变(CIN)和子宫颈癌发生有直接影响。目前已知 HPV 有 120 多个型别,约 30 余种与生殖道感染有关,其中 10 余种与 CIN 和子宫颈癌发病有密切关系。高危型 HPV 感染患者中,约 70% 与 HPV16 和18 型相关。2006 年,HPV 疫苗问世,在全球 100 多个国家试行,使子宫颈癌正在向预防、检测和控制 HPV 感染的方向发展。大量临床试验显示 HPV 疫苗能有效防止HPV16、18 相关 CIN 的发生。因此,当条件成熟时推广 HPV 疫苗注射(一级预防),可通过阻断 HPV 感染预防子宫颈癌的发生。

笔记

【护理评估】

（一）健康史

评估患者性生活史、婚育史、高危男性接触史；有无早育、多产或宫颈创伤史。

（二）身体状况

1. 症状

（1）阴道流血：**早期常表现为接触性出血**，即在性生活或妇科检查后阴道流血，也可表现为不规则阴道流血或经量增多、经期延长。**老年患者常为绝经后出现不规则阴道流血**。一般外生型出血较早，量较多，内生型出血较晚。

（2）阴道排液：多数患者有白色或血性、稀薄如水样或米泔状伴有腥臭味的阴道排液。晚期因癌组织坏死伴感染，可有大量米泔样或脓性恶臭白带。

（3）晚期症状：癌灶累及邻近器官或神经时，可出现尿频、尿急、便秘、下肢肿痛等症状；癌肿压迫或累及输尿管时，可引起输尿管梗阻、肾积水及尿毒症；晚期可出现贫血、恶病质等。

2. 体征　早期无明显病灶，宫颈光滑或糜烂样改变。随病情发展，可出现不同体征。外生型呈息肉状、菜花状赘生物，常伴感染，质脆易出血；内生型表现为子宫颈肥大、质硬、子宫颈管膨大；晚期癌组织坏死脱落形成空洞伴恶臭。阴道壁受累时可见赘生物生长或阴道壁变硬；宫旁组织受累时，双合诊或三合诊检查可扪及子宫颈旁组织增厚、结节状、质硬或形成冰冻骨盆。

（三）心理-社会支持状况

子宫颈癌确诊早期，患者会感到震惊和恐惧，害怕疼痛，担心死亡。继而会经历否认、愤怒、忧郁、接受等心理反应阶段。患者家属的关心和支持对缓解压力、配合治疗起着至关重要的作用。

（四）辅助检查

1. 子宫颈细胞学检查　**是发现宫颈上皮内瘤变（CIN）及早期子宫颈癌的主要筛查方法**，也是诊断的必须步骤。可选用巴氏染色涂片法或液基细胞涂片法。相对于高危 HPV 检测，细胞学检查特异性高，但敏感性较低。子宫颈细胞学检查的报告方式主要有巴氏 5 级分类法和 TBS（the Bethesda system）分类系统。

2. 高危型 HPV DNA 检测　相对于细胞学检查，敏感性较高，特异性较低。可与细胞学检查联合应用于子宫颈癌的筛查。

3. 阴道镜检查　若细胞学检查为不典型鳞状细胞（ASCUS）、高危 HPV DNA 检测阳性，或低度鳞状上皮内瘤变（LSIL）及以上者，应做阴道镜检查。

4. 子宫颈活组织检查　**是确诊子宫颈癌的最可靠方法**。若无明显病变，可选择在宫颈转化区 3、6、9、12 点处活检，或在碘试验不染色区取材，或在阴道镜下取材以提高确诊率。

5. 子宫颈锥形切除术　适用于子宫颈细胞学检查多次阳性而子宫颈活检阴性者，或子宫颈活检需要确诊原位癌者。

（五）治疗原则及主要措施

根据临床分期、年龄、生育要求和全身情况等综合考虑，采用**手术和放疗为主，化疗为辅**的治疗方案。

1. 手术治疗　主要适用于早期宫颈癌（ⅠA~ⅡA 期）患者。根据临床分期不同，可选择全子宫切除术、广泛性子宫切除术及盆腔淋巴结切除术。未绝经、年龄 <45 岁的鳞癌患者可保留卵巢。对年轻患者要求保留生育功能者，ⅠA1 期可行子宫颈锥切术；ⅠA2 期及肿瘤直径 <2cm 的ⅠB1 期，可行广泛性子宫颈切除术和盆腔淋巴结切除术。

2. 放射治疗　适用于：①部分ⅠB2 期、ⅡA2 期和ⅡB~ⅣA 期患者；②因全身情况不宜手

笔记

术的早期患者;③子宫颈大块病灶的术前放疗;④术后病理检查有高危因素的辅助治疗。

3. 化疗 适用于晚期或复发转移的患者和同期放化疗。常用的抗癌药物有顺铂、卡铂、紫杉醇和氟尿嘧啶等,多采用静脉化疗或动脉局部灌注化疗。

【常见护理诊断/问题】

1. 恐惧 与确诊宫颈癌需要手术治疗、担心疾病预后有关。
2. 有感染的危险 与阴道流血、阴道排液、手术操作及留置尿管有关。
3. 排尿障碍 与手术涉及范围广,影响膀胱正常张力有关。
4. 舒适度减弱 与长期留置尿管影响肢体活动有关。

【护理目标】

1. 患者情绪稳定,恐惧缓解,能够配合治疗和护理。
2. 患者未发生感染或原有感染症状减轻并消失。
3. 患者膀胱功能已恢复,能正常排尿。
4. 患者能适当活动,舒适度增加。

【护理措施】

1. 治疗配合

(1) 术前护理:按妇科腹部手术、外阴和阴道手术的要求,做好术前准备。

1)保持外阴清洁:注意观察阴道流血、排液情况,指导患者勤换会阴垫,便后及时清洗外阴,保持外阴清洁干燥。

2)消毒宫颈和阴道:术前 3 日开始用消毒剂消毒阴道和宫颈;外生型宫颈癌患者有活动性出血可能,需用纱条填塞止血,并及时更换或取出,做好交接班记录;拟行全子宫切除术者,术晨行宫颈、阴道消毒,消毒后用大棉签蘸干,用 2% 甲紫涂宫颈及阴道穹隆。

(2) 术后护理:按照妇产科手术患者的护理要求做好患者术后体位、饮食、伤口及止痛等护理,注意以下内容。

1)严密观察病情:因宫颈癌根治术涉及范围广,患者术后反应也较一般腹部手术者明显,为此,要求每 15~30 分钟记录 1 次患者的生命体征及出入量,病情稳定后改为每 4 小时 1 次。

2)保持引流管通畅:术后注意保持导尿管、腹腔、盆腔引流管及阴道引流的通畅,认真观察引流液的量及性状,通常于术后 48~72 小时取出引流管,**术后 7~14 天拔出导尿管**,留置尿管期间尿道口周围每日擦洗 2 次。

3)促进膀胱功能的恢复:拔除尿管前 3 天开始夹管,每 2 小时开放 1 次,训练膀胱功能。患者于拔管后 1~2 小时排尿 1 次,若不能自行排尿必要时重新留置尿管。拔尿管后 4~6 小时测量残余尿量 1 次,如超过 100ml 则需继续留置尿管;2~4 次均在 100ml 以内者说明膀胱功能已恢复。

4)放疗和化疗护理:遵医嘱按照放疗和化疗护理常规对患者实施整体护理。

2. 心理护理 关心体贴患者,为患者提供安全、舒适的环境,多陪伴,认真倾听患者的心理感受和对疾病的了解程度,和家属一起帮助患者顺利度过震惊和恐惧等心理反应阶段。采用通俗易懂的语言耐心解答患者的疑问,帮助纠正患者对疾病的错误认识,提供良好的信息支持,让患者能够配合治疗和护理,提高战胜疾病的信心和勇气。

3. 健康教育

(1) 告知患者宫颈癌的高危因素及防范措施。教育患者养成良好的卫生习惯,避免不洁及无保护性生活。

(2) 指导已婚妇女定期进行防癌普查。积极治疗癌前病变,阻断宫颈癌的发生。有条件者可注射 HPV 疫苗来预防宫颈癌的发生。

ER-15-2
女性生殖系统肿瘤患者的护理

ER-15-3
子宫颈癌病因

ER-15-4
传统巴氏涂片

ER-15-5
液基细胞学筛查技术

ER-15-6
HPVDNA 检测

ER-15-7
宫颈癌外生型

笔记

ER-15-8
宫颈癌内生型

ER-15-9
宫颈浸润癌（高分化浸润性腺癌）

ER-15-10
宫颈浸润癌（鳞癌）

ER-15-11
宫颈癌直接蔓延

ER-15-12
子宫颈癌淋巴转移途径

ER-15-13
宫颈癌接触性出血

ER-15-14
宫颈癌阴道排液

ER-15-15
宫颈多点取材活检

（3）向患者提供术后生活方式及饮食指导，指导患者适当增加活动强度，患者性生活的恢复应依据术后复查情况而定。

（4）指导患者定期随访。第 1 年内，患者出院 1 月随访 1 次，以后每 2~3 个月复查 1 次；第 2 年每 3~6 月复查 1 次；第 3~5 年，每 6 个月复查 1 次；第 6 年起，每年复查 1 次。除询问病情、进行临床检查外，定期进行胸透及血常规检查。

【护理评价】

1. 患者情绪是否稳定，恐惧感是否减轻。

2. 患者是否发生感染。

3. 患者膀胱功能是否恢复，是否能正常排尿。

4. 患者是否能在床上适当活动，舒适度是否有所增加。

第二节 子宫肌瘤

导入情景

小张，28 岁，第 1 次怀孕，现妊娠 37 周。1 周前到医院产前检查，做 B 型超声检查发现子宫肌壁有个直径约 5cm 的子宫肌瘤，胎儿为臀位，医生告诉她要提前 1~2 周入院待产。1 小时前突然出现腹部剧烈疼痛伴恶性、呕吐，急诊入院。

工作任务

1. 根据上述表现告诉小张最可能发生的情况。

2. 为了帮助明确诊断，指导小张进行必要的检查。

3. 根据目前的情况对小张进行正确的护理。

ER-15-16
扫一扫，知重点

子宫肌瘤（uterine myoma）是**女性生殖器官最常见的良性肿瘤**，由平滑肌及结缔组织组成。多见于 30~50 岁妇女。因肌瘤多无明显症状，临床报道的发病率远低于肌瘤真实发病率。

【病因】

确切病因尚未明了，因肌瘤好发于生育年龄，绝经后萎缩或消退，提示其发生可能与女性性激素有关。

【分类】

1. 按肌瘤生长部位 分为宫体肌瘤（占 90%）和宫颈肌瘤（10%）。

2. 按肌瘤与子宫壁的关系 分 3 类：

笔记

(1) 肌壁间肌瘤：占 60%~70%，肌瘤位于子宫肌壁间，周围被肌层包围。

(2) 浆膜下肌瘤：占 20%，肌瘤向子宫浆膜面生长，并突出于子宫表面，仅由浆膜层覆盖。有时肌瘤仅有一蒂与子宫相连，称带蒂浆膜下肌瘤。

(3) 黏膜下肌瘤：占 10%~15%，肌瘤向宫腔方向生长突出于宫腔，表面仅为黏膜层覆盖。黏膜下子宫肌瘤易形成蒂脱出宫颈外口而突入阴道。

子宫肌瘤常为多个，各种类型的肌瘤可发生在同一子宫，称多发性子宫肌瘤（图 15-3）。

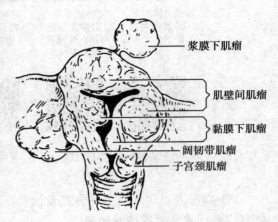

图 15-3　子宫肌瘤分类

【病理】

1. 巨检　肌瘤为实质性球形包块，表面光滑，质地较子宫肌层硬，压迫周围肌壁纤维形成**假包膜**，故手术容易剥出。肌瘤切面呈灰白色，可见漩涡状或编织状结构。

2. 镜检　主要由梭形平滑肌细胞与不等量纤维结缔组织组成。肌细胞大小不均，排列成漩涡状或栅状，核为杆状。

【肌瘤变性】

1. 玻璃样变　又称透明样变，**最常见**。肌瘤剖面漩涡状结构消失，由均匀透明样物质取代。

2. 囊性变　常继发于玻璃样变。肌瘤内出现大小不等的囊腔，有结缔组织相隔，也可融合成大囊腔，腔内含清亮无色液体或可凝固胶冻状。

3. 红色样变　**多见于妊娠期或产褥期**，为一种特殊类型的坏死。发生机制不清，可能与肌瘤内小血管退行性变，引起血栓及溶血、血红蛋白渗入肌瘤内有关。患者表现为剧烈腹痛伴恶心、呕吐、发热，白细胞计数升高，检查发现肌瘤迅速增大伴有局部压痛。

4. 肉瘤样变　为**恶性变**，较少见，仅为 0.4%~0.8%，多见于绝经后伴腹痛和出血的患者。恶变后肌瘤组织脆而软，与周围界限不清，切面漩涡状结构消失，呈灰黄色，似生鱼肉。

5. 钙化　多见于蒂部细小、血供不足的浆膜下肌瘤或绝经后妇女的肌瘤。

【护理评估】

(一) 健康史

评估患者年龄、月经史、生育史、既往史与现病史。是否有压迫症状及腹部包块史；是否有因子宫肌瘤引起不孕或自然流产史；确定贫血程度及治疗经过。

(二) 身体状况

1. 症状　多数患者无症状，仅在体检时发现。症状与肌瘤的生长部位、生长速度及有无变性有关。

(1) 经量增多及经期延长：**是子宫肌瘤最常见症状**，多见于较大的肌壁间肌瘤和黏膜下肌瘤。黏膜下肌瘤伴坏死感染时，可有不规则阴道流血或脓血样排液。长期经量增多可继发贫血，出现乏力、心悸等症状。

(2) 下腹部包块：当肌瘤增大使子宫超过 3 个月妊娠大时，可从腹部触及包块。

(3) 白带增多：肌壁间肌瘤使宫腔面积增大，内膜腺体增多并伴有盆腔充血致使白带增多。黏膜下肌瘤一旦感染，可有大量脓样白带。若有溃烂、坏死及出血时，可有血性或脓血性伴恶臭的阴道溢液。

(4) 压迫症状：子宫前壁下段肌瘤可出现尿频、尿急；宫颈肌瘤可有排尿困难、尿潴留；子宫后壁肌瘤可引起下腹部坠胀不适、便秘等症状。

（5）其他：可引起不孕或流产，肌瘤发生蒂扭转或合并红色样变时，可发生急性腹痛等症状，黏膜下肌瘤由宫腔向外排出时，也可引起腹痛。

2. 体征 妇科检查**子宫增大**，表面不规则单个或多个结节状突起。浆膜下肌瘤可扪及单个实质性球状肿块，与子宫有蒂相连。黏膜下肌瘤位于子宫腔内者子宫均匀增大，脱出宫颈外口者，若伴感染时可有坏死、出血及脓性分泌物。

（三）心理 - 社会支持状况

多数患者得知患有子宫肌瘤时，首先担心的是肿瘤性质和预后。继之担心手术能否失去女性特征及影响性生活。有生育要求的年轻患者会担心之后的月经情况和生育问题，对治疗方案的选择犹豫不决，焦虑不安。

（四）辅助检查

B 型超声检查是最常用的检查方法。MRI 可确定肌瘤大小、数目和部位。还可选择宫腔镜、腹腔镜、子宫输卵管造影等协助诊断。

（五）治疗原则及主要措施

根据患者的年龄、症状和生育要求，以及肌瘤的大小、数目、类型选择适宜的治疗方案。主要措施包括：

1. 随访观察 无症状者，特别是近绝经期妇女一般不需要治疗，每 3~6 个月随访 1 次。

2. 药物治疗 适用于症状轻、近绝经期或全身情况不宜手术者。

（1）促性腺激素释放激素类似物（GnRH-a）：可抑制 FSH 和 LH 分泌，降低雌激素水平至绝经后水平，以缓解症状使肌瘤萎缩。常用药物：亮丙瑞林每次 3.75mg，或戈舍瑞林每次 3.6mg，每月皮下注射 1 次。

（2）其他药物：米非司酮（mifepristone），每日 12.5mg 口服，可作为术前用药或提前绝经使用。

3. 手术治疗 手术适应证包括：月经过多继发贫血，药物治疗无效；有蒂肌瘤扭转引起的急腹症；体积较大出现膀胱或直肠压迫症状；不孕或反复流产排除其他原因。手术途径可经腹、经阴道或经宫腔镜及腹腔镜进行。手术方式：

（1）肌瘤切除术：适用于年轻希望保留生育功能的患者。黏膜下肌瘤可宫腔镜下切除，浆膜下肌瘤或肌壁间肌瘤可经腹腔镜切除。

（2）子宫切除术：适用于肌瘤较大或疑有恶变、不要求保留生育功能的患者。必要时术前行宫颈细胞学检查，排除宫颈上皮内瘤变或宫颈癌。

4. 其他治疗 包括子宫动脉栓塞术、宫腔镜子宫内膜切除术。

【常见护理诊断／问题】

1. 有感染的危险 与阴道出血、肌瘤脱出阴道及手术伤口有关。

2. 焦虑 与担心肿瘤的性质、手术效果、影响生育问题有关。

3. 知识缺乏 缺乏疾病及手术治疗的相关知识。

4. 潜在并发症 贫血。

【护理目标】

1. 患者阴道排液正常，手术伤口未发生感染。

2. 患者情绪稳定，自述焦虑减轻。

3. 患者了解疾病的特点，能接受子宫切除的事实。

4. 患者贫血得到预防或纠正。

【护理措施】

1. 随访观察的护理 告知患者随访的目的、时间及联系方式，指导其按时接受随访指导，根据病情变化修正治疗方案。

2. 症状护理

（1）阴道出血：①密切观察患者生命体征，了解有无头晕、乏力等症状，收集患者会阴垫，评估阴道出血量；②协助医生完成血常规、凝血功能、血型检查，交叉配血备血；③遵医嘱给予止血药、宫缩剂、输血、抗生素等；④保持外阴清洁。

（2）压迫症状：排尿困难、尿潴留者，给予导尿；便秘者，可用缓泻剂。

（3）白带增多：保持外阴清洁，勤换会阴垫。

（4）腹痛：观察腹痛的部位、性质、程度，如出现剧烈腹痛，应及时报告医生，必要时做好急症手术的准备。

3. 用药护理 告知促性腺激素释放激素类似物、米非司酮等的用药方法和副作用，嘱不宜长期应用。

4. 手术治疗的护理 按腹部及阴道手术患者常规护理。若黏膜下肌瘤脱出阴道内，应保持局部清洁，做好会阴护理。采用腹腔镜手术的患者，术后禁食产气食物，鼓励患者尽早下床活动，排除腹腔气体，缓解不适。

5. 心理护理 建立良好的护患关系，向患者及家属进行知识宣教，纠正其错误认识，鼓励参与治疗方案的制订，积极配合治疗和护理。为患者提供表达心理顾虑和感受的机会与环境，帮助分析诊疗方法和护理过程，消除不必要的顾虑，增强康复信心。

6. 健康教育

（1）随访的患者，应每 3~6 个月随访 1 次。

（2）对于接受药物治疗的患者，应详细说明服药目的、剂量、方法，可能出现的副反应及注意事项，嘱患者不能自行停药或改变剂量。

（3）手术的患者出院以后根据自身恢复情况适当活动，注意劳逸结合。指导患者术后 1 个月复诊，根据阴道残端愈合情况给予性生活的指导，一般术后 2~3 个月恢复性生活。注意个人卫生，每日清洁外阴，勤换内裤。全子宫切除患者，术后 1~2 周可因阴道残端肠线吸收而引起阴道少量出血，为正常表现。如果出血量多、伴有发热，可能出现残端感染，应嘱患者及时就诊。

【护理评价】

1. 患者是否发生感染，阴道排液及手术伤口有无异常。

2. 患者情绪是否稳定，焦虑是否减轻。

3. 患者是否了解疾病相关知识，能否接受子宫切除的事实。

4. 患者贫血是否得到预防或纠正。

第三节　子宫内膜癌

子宫内膜癌（endometrial carcinoma）是发生于子宫内膜的上皮性恶性肿瘤，以**腺癌最常见**。是女性生殖道三大恶性肿瘤之一，占女性生殖道恶性肿瘤 20%~30%，近年发病率呈上升趋势，平均发病年龄为 60 岁。

【病因】

病因不十分清楚，目前认为有 2 种发病类型：

1. **雌激素依赖型** 其发生可能与**长期雌激素作用无孕激素拮抗**，致使子宫内膜过度增生，继而癌变。这种类型多见，均为子宫内膜样腺癌，预后好。该类患者较年轻，常伴有肥胖、高血压、糖尿病、不孕、不育或绝经延迟。

2. **非雌激素依赖型** 发病与雌激素无明显关系，多见老年体瘦妇女，肿瘤恶性程度高，分化差，预后不良。

ER-15-17
子宫肌瘤的分类

ER-15-18
子宫肌瘤的病理

ER-15-19
腹腔镜下子宫肌瘤手术

ER-15-20
肌瘤与子宫肌层关系分类

ER-15-21
扫一扫，知重点

笔记

约 20% 子宫内膜癌患者有家族史。

【病理】

1. 巨检　大体可分为：①弥散型：子宫内膜大部或全部为癌组织侵犯并突向宫腔，不易浸润肌层；②局灶型：多见于宫底部或宫角部，呈息肉状或菜花状，易浸润肌层。

2. 病理类型　包括**内膜样腺癌**（占 80%~90%）、腺癌伴鳞状上皮分化、透明细胞癌和浆液性乳头状腺癌。

【转移途径】

多数子宫内膜癌生**长缓慢转移较晚**。部分特殊病理类型（浆液性腺癌、腺鳞癌和低分化癌）发展快，短期内可发生转移，转移途径主要是直接蔓延和淋巴转移（**主要转移途径**），晚期可血行转移。

【分期】

采用国际妇产科联盟（FIGO，2009 年）修订的手术病理分期（表 15-2）。

表 15-2　子宫内膜癌手术病理分期（FIGO，2009 年）

Ⅰ期	肿瘤局限于子宫体
ⅠA	肿瘤浸润深度 <1/2 肌层
ⅠB	肿瘤浸润深度 ≥1/2 肌层
Ⅱ期	肿瘤侵犯宫颈间质，但无宫体外蔓延
Ⅲ期	肿瘤局部和（或）区域扩散
ⅢA	肿瘤累及浆膜层和（或）附件
ⅢB	阴道和（或）宫旁受累
ⅢC	盆腔淋巴结和（或）腹主动脉旁淋巴结转移
ⅢC1	盆腔淋巴结阳性
ⅢC2	腹主动脉旁淋巴结阳性伴（或不伴）盆腔淋巴结阳性
Ⅳ期	肿瘤侵及膀胱和（或）直肠黏膜，和（或）远处转移
ⅣA	肿瘤侵及膀胱和（或）直肠黏膜
ⅣB	远处转移，包括腹腔内和（或）腹股沟淋巴结转移

【护理评估】

(一)健康史

评估患者年龄、月经史和婚育史。有无肥胖、高血压、糖尿病、不孕、不育或绝经延迟等高危因素存在；有无长期服用雌激素或家族史。

(二)身体状况

1. 症状

(1)阴道流血：主要表现为**绝经后阴道流血**，出血量一般不多。尚未绝经者可表现为月经增多、经期延长或月经紊乱。

(2)阴道排液：多为血性液体或浆液性分泌物，合并感染则呈脓血性排液，恶臭，约 25% 的患者因阴道排液异常就诊。

(3)下腹疼痛及其他：若癌肿累及宫颈内口可引起宫腔积脓，出现下腹胀痛及痉挛性疼痛。晚期浸润周围组织或压迫神经，可引起下腹及腰骶部疼痛。晚期可出现贫血、消瘦及恶病质等相应症状。

2. 体征　早期妇科检查无异常发现，晚期可有明显的子宫增大，合并宫腔积脓时压痛明显,宫颈管内偶有癌组织脱出,触之易出血。当癌灶浸润周围组织时,子宫多固定或在宫旁扪及不规则结节状物。

(三) 心理 - 社会支持状况

子宫内膜癌多发生在绝经后妇女,由于此年龄段妇女处于生理特殊时期,常有孤独无助感,在诊疗过程中面对各种检查表现出紧张不安和恐惧心理。

(四) 辅助检查

1. B 型超声检查　经阴道 B 型超声检查可了解子宫大小、宫腔形状、宫腔内有无赘生物以及子宫内膜厚度、肌层有无浸润及深度,为进一步检查提供参考。

2. 诊断性刮宫　是最有价值的诊断方法。如果临床怀疑有宫颈转移或鉴别子宫内膜癌和子宫颈癌,应行分段诊刮。**组织学检查是确诊子宫内膜癌的主要依据。**

3. 宫腔镜检查　可直视观察宫腔及宫颈管内有无癌灶,其大小及部位,且可活检取材,对局灶型子宫内膜癌的确诊更为准确。

(五) 治疗原则及主要措施

根据患者年龄、全身情况、肿瘤累及范围和组织学类型制订适宜的治疗方案。早期以手术治疗为主,术后根据高危因素选择辅助治疗。晚期采用手术、放疗及药物等综合治疗。

1. 手术治疗　**是首选治疗方法**,手术目的是进行手术 - 病理分期,确定病变范围及预后相关因素,还可以切除病变子宫及可能存在的其他转移病灶。Ⅰ期行筋膜外全子宫及双附件切除术;Ⅱ期行改良广泛全子宫及双附件切除术及盆腔淋巴结切除及腹主动脉旁淋巴结取样术。

2. 放疗　是治疗子宫内膜癌的有效方法之一,可进行腔内照射及体外照射。适用于已有转移、可疑淋巴结转移或复发的患者。

3. 化疗　是晚期或复发子宫内膜癌综合治疗措施之一。也可用于有术后复发高危因素患者的治疗,以减少盆腔外远处转移。

4. 孕激素治疗　主要用于晚期或复发癌,也可试用于极早期需要保留生育功能的年轻患者。**孕激素以高效、大剂量、长期应用为宜**,至少用 12 周以上才可评价疗效。常用药物:口服醋酸甲羟孕酮 200~400mg/d;己酸孕酮 500mg,每周 2 次肌内注射。

【常见护理诊断 / 问题】

1. 恐惧　与确诊子宫内膜癌,担心手术及预后有关。
2. 知识缺乏　缺乏疾病发生、发展和治疗的相关知识。
3. 舒适度减弱　与阴道排液及癌肿浸润周围组织导致疼痛有关。

【护理目标】

1. 患者能叙述恐惧的心理感受,恐惧感减轻。
2. 患者了解疾病发生、发展和治疗的相关知识。
3. 患者舒适度增加,阴道分泌物减少,疼痛减轻。

【护理措施】

1. 治疗配合

(1) 手术治疗的护理:按照妇科腹部手术的要求,做好术前准备和术后护理。尤其注意术后阴道残端愈合情况,严密观察阴道流血量、颜色、性状等,若有出血或感染应及时通知医生处理,并做好记录。

(2) 药物治疗的护理:用化疗者,按化疗护理常规护理;孕激素用药时间长,用药量大,鼓励患者应具备足够的信心配合治疗,告知患者长期使用可有水钠潴留、水肿或药物性肝炎等副作用,但停药后可恢复,不必担心。

(3) 放疗的护理:患者按放疗常规护理。接受盆腔内放疗者,为避免放射性损伤,事先灌肠并留置导尿管,以保持直肠及膀胱空虚。腔内放置放射源期间,在保证患者绝对卧床同时,在床上适当进行肢体活动,以免因长期卧床出现并发症。取出放射源后,鼓励患者渐进性下床活动。

2. 一般护理　提供安静舒适的病房环境,充分休息,合理饮食,增强疾病抵抗能力。阴道流血及排液多时,嘱患者取半卧位,保持外阴清洁,勤换会阴垫,每天擦洗会阴 2 次。

3. 心理护理　积极做好沟通工作,介绍疾病的相关知识,让患者及家属能正确认识疾病,增强治疗信心。关心体贴患者,尽量陪伴,缓解恐惧心理。

4. 健康教育

(1) 普及防癌知识,40 岁以上妇女每年接受 1 次防癌检查。

(2) 积极治疗高血压、糖尿病等高危因素,绝经后阴道流血者应及时就诊。

(3) 严格掌握雌激素应用指征,指导患者正确用药及自我监护。

(4) 指导患者定期随访。子宫内膜癌术后 2~3 年内每 3 个月随访 1 次;3 年后每 6 个月 1 次;5 年后每年 1 次。随访内容包括详细询问病史、妇科检查、阴道细胞学涂片、胸部 X 线摄片及血清 CA125 检测等。

【护理评价】

1. 患者恐惧感是否缓解或减轻。

2. 患者是否了解疾病发生、发展和治疗的相关知识。

3. 患者舒适度是否增加。

ER-15-22
子宫内膜癌
弥散型

第四节　卵　巢　肿　瘤

导 入 情 景

孙女士,36 岁,已婚,怀过 2 次孕,生过 1 个孩子,平时月经按月来。今天早晨起床时无意间发现左侧下腹部有一肿块,约鸡蛋大小,感觉挺光滑,按压不疼,活动度挺好。不知道是什么东西,内心很害怕,于是来到医院看病。

工作任务

1. 根据上述表现初步判断孙女士最可能发生的情况。

2. 为了帮助明确诊断,指导孙女士进行必要的检查。

3. 根据目前的情况对孙女士进行必要的心理护理。

ER-15-23
扫一扫,知
重点

卵巢肿瘤(ovarian tumor)是妇科常见的肿瘤,可发生于任何年龄。卵巢恶性肿瘤是女性生殖器常见的三大恶性肿瘤之一,由于卵巢位于盆腔深部,早期病变不易被发现,晚期缺乏有效治疗手段,因此**卵巢恶性肿瘤死亡率居妇科恶性肿瘤之首**,已成为当今严重威胁妇女生命和健康的主要肿瘤。

【病因】

卵巢肿瘤确切病因尚不清楚,可能与生育史、高胆固醇饮食、内分泌因素、持续排卵及家族遗传等有关。

【分类及主要卵巢肿瘤病理特点】

卵巢肿瘤组织学类型繁多,**是全身各脏器原发肿瘤类型最多的器官**。分类方法很多,最常用的是世界卫生组织(WHO)的卵巢肿瘤组织学分类(2003 年)。

1. 卵巢上皮性肿瘤　最常见,占原发性肿瘤 50%~70%,占卵巢恶性肿瘤 85%~90%。多见于中老年妇女。

(1) 浆液性肿瘤

1) 浆液性囊腺瘤:约占卵巢良性肿瘤的25%。单侧居多,大小不等,呈球形,表面光滑,多为单房,囊内充满淡黄色清亮液体。镜下见囊壁为纤维结缔组织,内衬单层柱状上皮。

2) 交界性浆液性囊腺瘤:多为双侧,中等大小。镜下见乳头分支纤细而密,无间质浸润,预后好。

3) 浆液性囊腺癌:占卵巢上皮性癌75%。多为双侧,体积较大,囊实性,腔内充满乳头状物。镜下囊壁上皮增生明显,复层排列,癌细胞异型明显,并向间质浸润。

(2) 黏液性肿瘤

1) 黏液性囊腺瘤:占卵巢良性肿瘤的20%。多为单侧,体积较大,圆形或卵圆形,表面光滑,切面常为多房,囊内充满胶冻样黏液。镜下囊壁为纤维结缔组织,内衬单层柱状上皮。

2) 交界性黏液性囊腺瘤:一般较大,多为单侧,表面光滑。常为多房,镜下见细胞轻度异型性,细胞核大,无间质浸润。

3) 黏液性囊腺癌:占卵巢上皮癌20%,单侧居多,瘤体较大,囊液混浊或呈血性。镜下见腺体密集,细胞异型明显,并有间质浸润。

2. 卵巢生殖细胞肿瘤 来源于原始生殖细胞,占卵巢肿瘤的20%~40%,多发生于儿童及年轻妇女。

(1) 畸胎瘤:由多胚层组织构成,偶见只含有一个胚层成分。分为成熟畸胎瘤和未成熟畸胎瘤两类,肿瘤的良恶性及恶性程度取决于组织的分化程度。

1) 成熟畸胎瘤:又称皮样囊肿,属于良性肿瘤,可发生于任何年龄,以20~40岁多见。多为单侧,中等大小,呈圆形或卵圆形。切面多为单房,腔内充满油脂和毛发,有时可见牙齿和骨质。恶变率2%~4%,多见绝经后妇女。

2) 未成熟畸胎瘤:属于恶性肿瘤,多见于青少年,肿瘤多为实性,由分化程度不同的未成熟胚胎组织构成,主要为原始神经组织。

(2) 无性细胞瘤:中度恶性,好发于青春期及生育期妇女,中等大小,实性,触之如橡皮样。表面光滑,切面淡棕色。**对放疗敏感**。

(3) 卵黄囊瘤:又称内胚窦瘤,较罕见,常见于儿童及年轻妇女。多为单侧,肿瘤较大,圆形或卵圆形。镜下见疏松网状和内皮窦样结构。瘤细胞能产生甲胎蛋白(AFP),故患者**血清AFP升高是诊断及病情监测的重要标志物**。该肿瘤恶性程度高,预后差。

3. 卵巢性索间质肿瘤 来源于原始性腺中的性索间质组织。此类肿瘤能分泌性激素,又称**功能性卵巢肿瘤**。

(1) 颗粒细胞瘤:低度恶性肿瘤,可发生于任何年龄,**肿瘤能分泌雌激素**。青春期前患者可出现性早熟,生育年龄患者出现月经紊乱,绝经后患者可出现不规则阴道流血,常合并子宫内膜增生,甚至癌变。镜下见颗粒细胞环绕成小圆形囊腔呈菊花样排列。预后较好,5年生存率达到80%。

(2) 卵泡膜细胞瘤:常与颗粒细胞瘤同时存在。切面为实性、灰白色。镜下见瘤细胞呈梭形,细胞交错排列呈漩涡状。恶性较少见,预后比卵巢上皮性癌好。

(3) 纤维瘤:常见于中年妇女,中等大小,表面光滑或呈结节状。镜下可见梭形瘤细胞排列呈编织状。若纤维瘤伴有胸腔积液或腹腔积液者,称梅格斯综合征(Meigs syndrome),一旦手术切除后,腹腔积液、胸腔积液自行消失。

4. 转移性肿瘤 体内任何部位如乳腺、胃、肠、生殖道、泌尿道等的原发性癌,均可能转移到卵巢。库肯勃瘤(Krukenberg tumor)是一种特殊的转移性腺癌,原发部位在胃肠道,肿瘤为双侧,中等大小,保持卵巢原状或呈肾形。一般与周围器官无粘连,切面实性、胶质状,镜下见典型的能产生黏液的印戒细胞。

笔记

【恶性肿瘤的转移途径】

主要通过直接蔓延、腹腔种植及淋巴转移。其转移特点是盆、腹腔内广泛转移灶，以上皮性癌表现最为典型。晚期可通过血行转移至肺、胸膜及肝实质。

【恶性肿瘤分期】

目前多采用国际妇产科联盟（FIGO）的手术病理分期（表 15-3）。

表 15-3　卵巢恶性肿瘤的手术病理分期（FIGO，2006 年）

Ⅰ期	肿瘤局限于卵巢
ⅠA	肿瘤局限于一侧卵巢，包膜完整，卵巢表面无肿瘤；腹腔积液中未找到恶性细胞
ⅠB	肿瘤局限于双侧卵巢，包膜完整，卵巢表面无肿瘤；腹腔积液中未找到恶性细胞
ⅠC	肿瘤局限于单侧或双侧卵巢并伴有如下任何一项：包膜破裂；卵巢表面有肿瘤；腹腔积液或腹腔冲液有恶性肿瘤
Ⅱ期	肿瘤累及一侧或双侧卵巢，伴有盆腔扩散
ⅡA	扩散和（或）转移至子宫和（或）输卵管
ⅡB	扩散至其他盆腔器官
ⅡC	ⅡA 或ⅡB，伴有卵巢表面有肿瘤，或包膜破裂，或腹腔积液或腹腔冲洗液有恶性细胞
Ⅲ期	肿瘤侵犯一侧或双侧卵巢，并有组织学证实的盆腔外腹膜种植和（或）局部淋巴结转移；肝表面转移；肿瘤局限于真骨盆，但组织学证实肿瘤细胞已扩散至小肠或大网膜
ⅢA	肉眼见肿瘤局限于真骨盆，淋巴结阴性，但组织学证实腹腔腹膜表面存在镜下转移，或组织学证实肿瘤细胞已扩散至小肠或大网膜
ⅢB	一侧或双侧卵巢肿瘤，并有组织学证实的腹腔腹膜表面肿瘤种植，但直径≤2cm，淋巴结阴性
ⅢC	盆腔外腹膜转移灶直径 >2cm，和（或）区域淋巴结转移
Ⅳ期	肿瘤侵犯一侧或双侧卵巢，伴有远处转移。有胸腔积液且胸腔肿瘤细胞阳性为Ⅳ期；肝实质转移为Ⅳ期

【并发症】

1. 蒂扭转　为常见的妇科急腹症。约 10% 卵巢肿瘤可发生蒂扭转。好发于瘤蒂较长、中等大小、活动良好、重心偏于一侧的肿瘤，如成熟畸胎瘤。常在体位突然改变或妊娠期、产褥期子宫大小、位置发生改变时发生（图 15-4）。扭转的蒂由骨盆漏斗韧带、卵巢固有韧带和输卵管组成。典型症状为患者突发一侧下腹部剧痛，伴恶心、呕吐甚至休克。妇科检查可触及张力较大、压痛明显的肿物，并有肌紧张。**确诊后立即手术切除**。

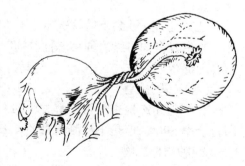

图 15-4　卵巢肿瘤蒂扭转

2. 破裂　包括自发性破裂和外伤性破裂。症状的轻重主要取决于破裂口大小及流入腹腔囊液的量和性质。轻者无症状，严重者囊液流入腹腔，产生剧烈疼痛和腹膜刺激症状，疑有破裂，应立即剖腹探查，**切除肿瘤并彻底清洗腹腔**。

3. 感染　较少见，多继发于蒂扭转或破裂后，或邻近器官感染（如阑尾脓肿）扩散。患者可有发热、腹膜刺激征及白细胞升高等。**控制感染后行肿瘤切除术**。

4. 恶变　若肿瘤生长迅速尤其是双侧性的，应考虑有恶变的可能，应**尽早手术**。

【护理评估】

（一）健康史

评估患者有无发病的高危因素，如卵巢癌家族史，高胆固醇饮食，有无乳腺癌、胃癌等其

笔记

他恶性肿瘤史。了解患者的月经史和生育史。

（二）身体状况

1. 症状

（1）卵巢良性肿瘤：肿瘤较小时一般多无症状，常在妇科检查时偶然发现。肿瘤增大时，可感觉腹胀或在腹部扪及肿块。肿瘤继续增大占据盆、腹腔时，可出现尿频、便秘、气急、心悸等压迫症状。

（2）卵巢恶性肿瘤：早期常无症状，晚期主要症状为腹胀、腹部肿块、腹腔积液及消化道症状。肿瘤向周围组织浸润或压迫时，可引起腰腹部疼痛或下肢疼痛；压迫盆腔静脉可出现下肢水肿；功能性肿瘤可出现不规则阴道流血或绝经后出血。部分患者可有消瘦、贫血等恶病质表现。

2. 体征

（1）卵巢良性肿瘤：检查见腹部膨隆，包块活动度好，叩诊实音，无移动性浊音。盆腔检查可在子宫一侧或双侧触及圆形或类圆形肿块，多为囊性，活动，表面光滑，与子宫无粘连。

（2）卵巢恶性肿瘤：肿块多为双侧，三合诊检查在直肠子宫陷凹处可触及质硬结节或肿块，表面凹凸不平，实性或囊实性，与子宫分界不清，活动差，常伴有腹腔积液。有时可在腹股沟、腋下或锁骨上触及肿大的淋巴结。

卵巢良性肿瘤和恶性肿瘤的鉴别见表15-4。

表15-4　卵巢良性肿瘤和恶性肿瘤的鉴别

鉴别内容	良性肿瘤	恶性肿瘤
病史	病程长，逐渐增大	病程短，迅速增大
体征	多为单侧，活动，囊性，表面光滑	多为双侧，固定；实性或囊实性，表面不平
一般情况	良好	恶病质
B 型超声	为液性暗区，可有间隔光带，边缘清晰	液性暗区内有杂乱光团、光点，肿块边界不清

（三）心理 - 社会支持状况

当患者得知可能患卵巢恶性肿瘤时，会感到恐惧和不安，迫切需要疾病相关知识的介绍和心理支持。

（四）辅助检查

1. B 型超声检查　可了解肿块的大小、部位、形态，囊性或实性，囊内有无乳头。临床诊断符合率 >90%，但是不易测出直径 <1cm 的实性肿瘤。

2. 肿瘤标志物

（1）血清 CA125：80% 卵巢上皮性癌患者血清 CA125 水平升高，90% 以上患者 CA125 水平与病程进展相关，故可用于病情监测及疗效评估。

（2）血清 AFP：对卵黄囊瘤有特异性诊断价值。

（3）血清 HCG：对非妊娠性卵巢绒癌具有特异性。

（4）性激素：颗粒细胞瘤、卵泡膜细胞瘤可产生较高水平雌激素。浆液性囊腺瘤、黏液性囊腺瘤或勃勒纳瘤有时也可分泌一定量的雌激素。

（5）血清 HE4：是继 CA125 后被高度认可的卵巢上皮性肿瘤标志物。可与 CA125 联合应用判断盆腔肿块的良恶性。

3. 腹腔镜检查　可直接观察肿块外观和盆腔、腹腔及横膈等部位，可在可疑部位进行多点活检，抽取腹腔积液进行细胞学检查。

4. 细胞学检查　可抽取腹腔积液或腹腔冲洗液和胸腔积液，行细胞学检查。

（五）治疗原则及主要措施

卵巢肿瘤一经发现，首选手术治疗。根据患者年龄、生育要求、肿瘤性质及对侧卵巢情况决定手术范围。

1. 良性肿瘤 年轻患者单侧肿瘤可行患侧卵巢肿瘤剔除或卵巢切除术；双侧肿瘤应行肿瘤剔除术。绝经后妇女宜行全子宫及双侧附件切除术。术中需判断肿瘤良恶性，必要时做冰冻切片组织学检查，明确肿瘤的性质以确定手术范围。

2. 交界性肿瘤 主要采用手术治疗。对年轻希望保留生育功能的Ⅰ期患者，可保留子宫和对侧卵巢。

3. 恶性肿瘤 以手术为主，辅以化疗、放疗。晚期卵巢上皮性癌行肿瘤细胞减灭术，手术目的是切除所有原发灶，尽可能切除所有转移灶，使残余的肿瘤直径越小越好。常用的化疗药物有顺铂、卡铂、紫杉醇、环磷酰胺等。

【常见护理诊断/问题】

1. 恐惧 与卵巢癌诊断有关。

2. 舒适度减弱 与肿瘤压迫、腹腔积液、术后伤口疼痛等有关。

3. 营养失调：低于机体需要量 与肿瘤晚期恶病质和化疗副作用等有关。

4. 体像紊乱 与子宫和卵巢切除，雌激素分泌不足和化疗脱发等有关。

【护理目标】

1. 患者能向医护人员描述恐惧的心理感受，情绪稳定。

2. 患者腹胀、腹痛和伤口疼痛减轻。

3. 患者在家属的帮助下，能维持适当的饮食方式，营养失调得到纠正。

4. 患者能正确面对失去子宫和卵巢的事实，能乐观看待脱发。

【护理措施】

1. 心理护理 护士应该关心体贴患者，为患者提供安静、舒适、整洁环境，避免各种不良刺激。耐心向患者及家属介绍疾病特点及治疗方法，及时解答患者和家属提出的问题，指导患者应对压力的方式和方法，以减轻焦虑和恐惧。鼓励家属关心、陪伴、照顾患者，和医护人员一起帮助患者树立战胜疾病的信心。

2. 治疗配合

（1）促进舒适：根据病情协助患者采取舒适的体位，如侧卧位、半卧位等。腹胀、腹痛的患者，注意观察病情变化，如发现并发症及时报告医生，做好术前准备，不要盲目使用止痛剂，以免掩盖病情。腹腔积液需放腹水者，备好腹腔穿刺用物，协助医生完成操作过程，**一次放水量不宜超过** 3000ml，放水速度宜慢，术后用腹带包扎腹部，以免腹压骤降发生虚脱。

（2）手术护理

1）术前护理：按妇科腹部手术常规进行术前准备。帮助患者接受术前各项检查，协助医生联系冰冻切片病理，向患者和家属介绍拟定术式和注意事项。

2）术后护理：按妇科腹部手术常规进行术后护理。加强腹腔引流管和导尿管的护理，术后腹腔化疗者，应注意局部清洁，避免感染，注药后嘱患者变换体位，有利于药物接近于病灶。术后伤口疼痛者，指导患者包扎腹带、翻身及有效的咳嗽方法，遵医嘱应用止痛药物或镇痛泵止痛。

3. 饮食指导 鼓励患者进高蛋白、高热量、高维生素、易消化食物，避免高胆固醇饮食，必要时静脉补营养，如输血、白蛋白、氨基酸等。每周测量体重，了解患者的营养状况。

4. 健康教育

（1）指导患者术后 2 个月内注意休息，逐步增加运动量，避免重体力劳动。

（2）根据术后恢复情况指导性生活，全子宫切除一般术后 3 个月内禁止性生活，以免发

笔记

ER-15-24
卵巢肿瘤

ER-15-25
浆液性囊腺瘤

ER-15-26
腹腔镜下切除卵巢肿瘤

ER-15-27
扫一扫,测一测

生感染。

(3) 开展卫生宣教,提倡高蛋白、富含维生素 A 饮食,避免高胆固醇饮食,高危妇女可口服避孕药预防卵巢癌的发生。

(4) 及早手术切除实质性或囊实性,或直径 >8cm 的囊性附件包块。

(5) 卵巢恶性肿瘤易复发,应长期监测和随访。术后第 1 年,每 3 个月随访 1 次;术后第 2 年每 4~6 个月 1 次;第 5 年后每年随访 1 次。

【护理评价】

1. 患者恐惧是否减轻。

2. 患者腹胀、腹痛和伤口疼痛是否减轻。

3. 患者是否能摄入足够热量,营养是否维持平衡。

4. 患者是否能正确面对失去子宫和卵巢的事实,能否乐观看待脱发。

思　考　题

1. 王女士,39 岁,已婚,G_4P_1,因不规则阴道流血 1 年就诊。一年前无明显诱因出现性生活后少量阴道流血,未治疗,近 1 个月性生活后流血增多。妇检:外阴已婚已产型,阴道内有少量暗红色血。宫颈 3 点处可见一菜花样肿物,约黄豆粒大,子宫大小正常,双侧附件未见异常,宫颈刮片查到癌细胞。

请问:

(1) 该患者最可能的医疗诊断是什么? 为确诊下一步应做何项检查?

(2) 目前该患者的主要护理诊断是什么?

(3) 针对护理诊断应给予哪些护理措施?

2. 刘女士,40 岁,已婚,G_2P_1,月经增多 1 年就诊。一年前无明显诱因出现月经明显增多,为原来月经量 2 倍,经期延长,由原来持续 3~5 天变为持续 10~12 天。近半年出现头晕、身体乏力。盆腔检查:外阴阴道无异常,宫颈光滑,子宫前位,增大如孕 14 周大,质硬,无压痛。双侧附件无异常。血常规:血红蛋白 80g/L。

请问:

(1) 该患者最可能的医疗诊断是什么? 为确诊下一步应做何项检查?

(2) 该患者的护理诊断有哪些?

(3) 护士应做好哪些护理措施?

3. 江女士,48 岁,已婚,G_2P_1,平素月经规律。因晨起发现左侧下腹部有一肿块 2 天而入院就诊。妇科检查:外阴已婚经产型,阴道通畅,分泌物正常,子宫大小正常,左侧附件区扪及一约手拳大小、表面光滑、活动好的囊性包快,右侧附件区无异常。

请问:

(1) 该患者可能的医疗诊断是什么?

(2) 为确诊应做何项检查?

(3) 该患者应如何治疗? 如何做好治疗的护理配合?

(李翠玲)

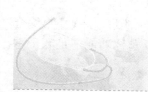

第十六章
月经失调患者的护理

ER-16-1
扫一扫，知重点

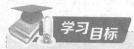

1. 掌握功能失调性子宫出血的概念、护理评估及护理措施。
2. 熟悉闭经、痛经、围绝经期综合征的概念、护理评估及护理措施。
3. 了解功能失调性子宫出血和闭经的病因与分类。
4. 学会对月经失调患者实施整体护理和健康指导。
5. 具有良好的沟通能力及临床评判性思维。

月经失调是妇科常见病，临床常表现为月经周期不规律、经期或经量异常、或伴发某些异常症状，可由器质性病变或月经调节机制失常引起。主要包括功能失调性子宫出血、闭经、痛经、围绝经期综合征等。

第一节 功能失调性子宫出血

导入情景

小吕，18岁，本次月经推迟2个月才来，阴道流血10多天还未干净，量较多。她12岁来月经，平时1~2个月来1次，每次流血3~10天，经量时多时少，伴血块，无痛经。小吕是大学一年级学生，正在准备英语四级考试，担心病情影响考试，来医院就诊希望尽快查明原因得到治疗。

工作任务
1. 根据上述表现告诉小吕最可能发生的情况。
2. 为了明确诊断，指导小吕进行必要的检查。
3. 确诊后对小吕进行正确的护理。

功能失调性子宫出血（dysfunctional uterine bleeding，DUB），简称功血，是由于调节生殖的神经内分泌机制失常引起的异常子宫出血，而全身及内外生殖器官**无器质性病变**，为妇科常见病。**分为无排卵性和有排卵性两类**，无排卵性功血约占85%，多见于青春期和绝经过渡期妇女；有排卵性功血常发生于生育期妇女。

【病因】

机体受内部和外部各种因素，如精神紧张、营养不良、过度肥胖、环境气候变化、过度运动以及药物等影响时，均可通过大脑皮质和中枢神经系统，引起下丘脑-垂体-卵巢轴的功能调节异常而导致月经失调。

1. 青春期 下丘脑-垂体-卵巢轴间的调节功能尚未发育成熟，大脑中枢对雌激素的正反馈作用存在缺陷，FSH呈持续低水平，无LH高峰形成，导致不能排卵。

2. 绝经过渡期　因卵巢功能逐渐衰退,卵巢对垂体促性腺激素的敏感性降低,卵泡发育受阻而不排卵。

3. 生育期　可因内、外环境中某种刺激引起短暂性不排卵,也可因肥胖、多囊卵巢综合征等引起持续无排卵。有的患者卵巢虽有排卵但黄体功能异常,包括黄体功能不足和子宫内膜不规则脱落两种情况。

【护理评估】

(一)健康史

询问患者的年龄、月经史、婚育史、避孕措施、既往史等,了解发病前有无精神紧张、过度劳累和环境气候改变等诱发因素,了解发病时间、阴道流血、诊治经过等情况。

(二)身体状况

1. 症状

(1)无排卵性功血:**最常见的症状是子宫不规则出血**,特点为月经周期紊乱,经期长短不一,出血量时多时少,甚至大量出血。有时先有数周或数月停经,然后发生阴道流血,血量往往较多,持续 2~3 周或更长时间,不易自止。出血期**无下腹疼痛**或其他不适,出血多或时间长者常致贫血。

(2)有排卵性功血:①黄体功能不全:表现为**月经周期缩短,月经频发**。患者不易受孕或易发生早期流产。②子宫内膜不规则脱落:表现为**月经周期正常**,但经期延长,可长达 9~10日,经量增多,多发生于产后或流产后。

2. 体征　**妇科检查无器质性病变**,出血量多或时间长者呈贫血貌。

(三)心理 - 社会支持状况

长时间流血因影响工作、学习和生活而烦恼和焦虑;大量出血的患者表现为紧张、恐惧;绝经过渡期患者常因担心疾病性质而焦虑不安。

(四)辅助检查

1. 诊断性刮宫　简称诊刮,**可达到止血和明确子宫内膜病理诊断的目的**。适用于年龄>35 岁尤其存在子宫内膜癌高危因素者。①无排卵性功血:不规则出血或大量出血可随时刮宫,子宫内膜呈增生期或增生过长,无分泌期出现;②黄体功能不足:应在**月经来潮前 1~2日或月经来潮 6 小时内刮宫**,内膜显示分泌反应不良;③子宫内膜不规则脱落:应在**月经来潮第 5~6 日刮宫**,可见增生期和分泌期内膜共存。

2. 基础体温测定(BBT)　①无排卵性功血:**基础体温呈单相型**(图 16-1);②黄体功能不足:基础体温呈双相型,但高温相上升缓慢、上升幅度偏低,高温相持续≤11 日(图 16-2);③子宫内膜不规则脱落:基础体温呈双相型,但高温相下降缓慢(图 16-3)。

3. 宫颈黏液结晶检查　经前出现羊齿植物叶状结晶提示无排卵。

4. 阴道脱落细胞检查　反映卵巢功能,雌激素水平。无排卵性功血时阴道脱落细胞无

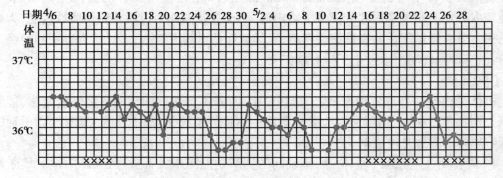

图 16-1　基础体温单相型(无排卵性功血)

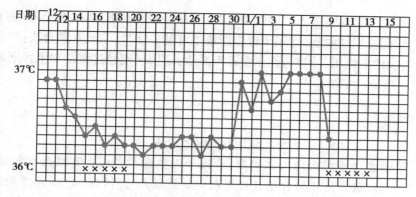

图 16-2　基础体温双相型(黄体功能不足)

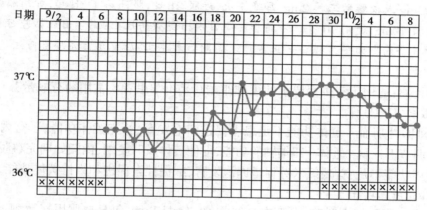

图 16-3　基础体温双相型(子宫内膜不规则脱落)

周期性变化。

5. **激素测定**　测定雌激素、孕激素、雄激素、FSH、LH 等,可了解有无排卵及黄体功能。

6. **其他**　如全血细胞计数和凝血功能检查确定有无贫血、血小板减少,排除凝血和出血功能障碍性疾病;宫腔镜、B 型超声检查排除宫腔及其他生殖道器质性病变。

(五) 治疗原则及主要措施

1. **无排卵性功血**　青春期患者以**止血、调整月经周期、促排卵**为主;绝经过渡期患者以止血、调整月经周期、减少月经量、防治子宫内膜病变为治疗原则。常采用性激素治疗。

(1) 止血:对大量出血患者,要求性激素治疗 8 小时内见效,24~48 小时内出血基本停止,若 96 小时以上仍不止血,应考虑有器质性病变存在。

1)性激素:①孕激素:适用于流血不多,无贫血的患者。可使增生期或增生过长的子宫内膜转化为分泌期,停药后出现撤药性出血,此种内膜脱落较彻底,故又称"药物性刮宫"。常用甲羟孕酮、甲地孕酮、炔诺酮等。②雌激素:可使子宫内膜增生,修复创面而止血。常用己烯雌酚或妊马雌酮,**血止后逐渐减量**,当血红蛋白达到 90g/L 时需加用孕激素。③雌孕激素联合用药:效果明显好于单一用药,适用于青春期和生育期无排卵性功血,可服用第三代短效口服避孕药。

2)刮宫术:绝经过渡期和病程长的生育期患者的首选方法,能迅速止血,并将刮出的内膜送病理,还可明确诊断。

3)辅助治疗:①一般止血药:氨甲环酸、酚磺乙胺和维生素 K 等;②雄激素(丙酸睾酮):拮抗雌激素作用,减少盆腔充血和增加子宫血管张力,从而减少出血,适用于绝经过渡期功血。

(2) 调整月经周期:止血后继续通过性激素人为控制周期,一般连用 **3 个周期**。常用方法：①雌、孕激素序贯疗法：即人工周期，模拟自然月经周期中雌、孕激素变化，使子宫内膜发生相应改变，引起周期性脱落，适用于青春期或生育期。②雌、孕激素联合法：孕激素可限制雌激素的促内膜增生作用，使撤药性出血逐渐减少，适用于绝经过渡期和生育期雌激素水平较高患者。

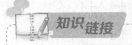

人工周期用药方法

雌、孕激素序贯疗法即人工周期，常用于调整青春期或生育期无排卵性功血患者的月经周期。该方法模拟自然月经周期中卵巢激素的周期性变化，序贯应用雌、孕激素，使子宫内膜发生周期性变化和脱落。用药方法：从撤药性出血第 5 日开始，妊马雌酮 1.25mg 或戊酸雌二醇 2mg，每晚 1 次，连服 21 日，服药第 11 日起，加用醋酸甲羟孕酮，每日 10mg，连用 10 日。停药后 3~7 日内出现撤药性出血，于出血第 5 日重复用药，连续 3 个周期为一疗程。若正常月经周期仍未建立，应重复上述序贯疗法。

（3）促排卵：适用于有生育要求的无排卵尤其是不孕患者。常用药有氯米芬（CC）、绒毛膜促性腺激素（HCG）等。

2. 有排卵性功血　黄体功能不足患者促进卵泡发育、补充黄体功能；子宫内膜不规则脱落患者，调节下丘脑 - 垂体 - 卵巢轴的功能，促使黄体及时萎缩，内膜如期完整脱离。

（1）黄体功能不足：首选氯米芬促进卵泡发育，绒促性素促进和维持黄体功能，或选用天然黄体酮补充黄体功能。

（2）子宫内膜不规则脱落：自下次月经前 10~14 日开始，每日口服甲羟孕酮 10mg，有生育要求者每日肌注黄体酮。也可用绒促性素促进黄体功能。

【常见护理诊断 / 问题】

1. 有感染的危险　与子宫不规则出血、继发贫血、机体抵抗力降低有关。

2. 焦虑　与反复阴道出血、担心预后有关。

3. 知识缺乏　缺乏正确使用性激素相关知识。

4. 活动无耐力　与子宫不规则出血、月经过多、继发贫血有关。

【护理目标】

1. 患者住院期间无感染发生。

2. 患者焦虑减轻，能以积极的心态配合治疗和护理。

3. 患者能说出性激素的正确使用方法及注意事项。

4. 患者身体状况好转，体力恢复。

【护理措施】

1. 治疗配合

（1）预防感染

1）严密观察与感染有关的征象，如体温、脉搏、分泌物性状、白细胞计数和分类等，如有异常及时报告医生。

2）保持外阴清洗，每日外阴擦洗 2 次，便后及时擦洗。使用消毒会阴垫并勤换。

3）告知患者出血期间禁止盆浴、性生活。

4）流血时间长或有感染者，遵医嘱使用抗生素。

（2）指导患者正确使用性激素

1）根据医嘱按时按量服用性激素，**不得随意停服或漏服**。

2）用性激素止血者，必须在血止后按医嘱**逐渐减量，每 3 天减量一次，每次减量不得超**

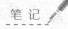

过原用量的 1/3,直至维持量。

3)告知患者可能出现的药物不良反应及应对措施,鼓励患者坚持用药。

4)嘱患者用药期间出现不规则阴道流血时,应及时就诊。

(3)大出血患者的护理

1)嘱患者卧床休息,避免过度疲劳和剧烈活动。加强营养,补充铁剂和维生素 C 等。

2)观察生命体征及阴道流血情况,保留出血期间使用过的会阴垫,准确估计出血量。

3)贫血严重或有休克者,遵医嘱进行输液、输血、止血等治疗。

4)需要手术治疗的患者,做好术前准备和术后护理。

2. 心理护理　鼓励患者说出内心感受,倾听患者诉说。耐心解释,介绍疾病相关知识,帮助澄清问题,告知患者本病不是器质性病变,解除顾虑。

3. 健康教育

(1)指导患者保持良好的生活习惯,保证睡眠,避免过度劳累,避免精神紧张。

(2)严格按医嘱使用性激素以达疗效。

(3)阴道出血期间禁止性生活和盆浴,使用消毒会阴垫,勤换内裤,保持外阴清洁干燥。

(4)指导患者加强营养,多食高蛋白和含铁丰富食物,如动物肝脏、瘦肉、豆类等,多食绿叶蔬菜补充维生素 C,以利于铁吸收。

【护理评价】

1. 患者是否发生感染,体温、白细胞计数有无异常。

2. 患者情绪是否稳定,焦虑是否减轻。

3. 患者能否按规定正确服用性激素。

4. 患者身体状况是否好转。

ER-16-6
有排卵性功血

ER-16-7
排卵性月经失调治疗

ER-16-8
子宫内膜单纯型增生

ER-16-9
子宫内膜复杂型增生

ER-16-10
子宫内膜不典型增生

ER-16-11
萎缩型子宫内膜

ER-16-12
宫颈黏液结晶

ER-16-13
基础体温测定

ER-16-14
人工周期

第二节　闭　经

闭经(amenorrhea)是妇科常见症状,分为原发性和继发性两类。**原发性闭经是指年龄超过 13 岁,第二性征尚未发育;或年龄超过 15 岁,第二性征已发育,月经还未来潮。**继发性闭经指建立正常月经后月经停止 6 个月,或按原来月经周期计算停经 3 个周期以上者。妇女在青春期前、妊娠期、哺乳期以及绝经后的无月经属生理现象,不属本节讨论范畴。

【病因及分类】

正常月经的建立和维持有赖于下丘脑 - 垂体 - 卵巢轴的神经内分泌调节,以及子宫内膜对性激素的反应,其中任何一个环节出现异常都会引起闭经。有少数青春期少女由于处女

ER-16-2
月经失调患者的护理

ER-16-3
功血概述

ER-16-4
无排卵性功血临床表现

ER-16-5
无排卵性功血诊断

ER-16-15
扫一扫,知重点

笔记

膜闭锁、阴道横隔等先天性发育异常,虽有子宫内膜周期性脱落出血,但经血不能外流,此为假性闭经,又称隐经。

1. 原发性闭经 较少见,多由于遗传因素或先天性发育缺陷引起,如米勒管发育不全综合征、特纳综合征(Turner's syndrome)等。

2. 继发性闭经 发病率明显高于原发性闭经。病因复杂,根据控制月经周期的环节,按病变部位分为:

(1) 下丘脑性闭经:**最常见**,以功能性原因为主。由于中枢神经系统和下丘脑功能和器质性疾病引起闭经。常见原因有:精神创伤、紧张忧虑、环境改变、体重下降、神经性厌食、剧烈运动、药物影响(长期应用避孕药、氯丙嗪、利血平、阿片类等)和颅咽管瘤等。

(2) 垂体性闭经:腺垂体器质性病变或功能失调影响促性腺激素的分泌,继而影响卵巢功能导致闭经,如垂体梗死(Sheehan 综合征)、垂体肿瘤等。

(3) 卵巢性闭经:卵巢分泌的性激素水平低下,子宫内膜不发生周期性变化而导致闭经。如卵巢发育不良或阙如、卵巢功能早衰、卵巢切除或组织破坏、卵巢功能性肿瘤、多囊卵巢综合征等。

(4) 子宫性闭经:Asherman 综合征、子宫内膜炎、子宫切除或宫腔放疗等。

(5) 其他内分泌功能异常:甲状腺、肾上腺等功能紊乱也可造成闭经。

【护理评估】

(一) 健康史

原发性闭经应了解生长发育过程,询问第二性征发育情况,有无先天性缺陷或其他疾病及家族史。详细询问月经史,包括初潮年龄、月经周期、经期、经量等,了解闭经前月经情况。已婚者询问生育史及产后并发症。有无引起闭经的各种诱因,如精神因素、环境改变、体重增减、用药影响等。

(二) 身体状况

不同原因可出现不同表现,但都有闭经的症状。体格检查包括检查全身发育状况,如有无畸形;测量体重、身高,四肢与躯干比例,五官生长特征;观察精神状态、智力发育,营养和健康情况;妇科检查应注意内、外生殖器的发育情况,有无先天性缺陷、畸形,腹股沟区有无肿块,第二性征发育情况。

(三) 心理 - 社会支持状况

长时间闭经患者会产生很大的心理压力,担心会影响健康、性生活、生育能力等,因而情绪低落、敏感多疑、烦躁不安,甚至对治疗和护理丧失信心,不良情绪反过来又加重闭经。

(四) 辅助检查

1. 子宫功能检查 主要了解子宫、子宫内膜状态及功能。

(1) 诊断性刮宫:适用于已婚妇女,可了解宫腔深度和宽度、宫颈管和宫腔有无粘连,子宫内膜对卵巢激素的反应,还可确定子宫内膜结核的诊断。

(2) 宫腔镜检查:直视下观察子宫腔有无粘连、可疑结核病变,直接取材做病理学检查。

(3) 子宫输卵管碘油造影:诊断生殖系统发育不良、畸形、结核等病变。

(4) 药物撤退试验:①孕激素试验:用黄体酮 20mg,每日肌内注射 1 次,连续 5 日;或口服甲羟孕酮,每日 10mg,连续 5 日。停用后 3~7 日出现撤药出血为阳性,说明子宫内膜已受一定水平的雌激素影响;若无撤药出血为阴性,应进一步做雌、孕激素序贯试验。②雌 - 孕激素序贯试验:每晚睡前服妊马雌酮 1.25mg,连续 20 日,最后 10 日每日加服醋酸甲羟孕酮 10mg,若停药 3~7 日有撤药性出血为阳性,提示子宫内膜功能正常,可排除子宫性闭经;若无撤药性出血则为阴性,重复试验后若仍无出血,提示子宫内膜有缺陷或被破坏,可诊断为子宫性闭经。

2. 卵巢功能检查　包括基础体温测定、宫颈黏液结晶检查、阴道脱落细胞检查、性激素测定、B 型超声监测等以了解卵巢排卵及分泌雌、孕激素的功能。

3. 垂体功能检查　雌激素试验阳性时,提示病因不在子宫,为确定病因是卵巢、垂体或下丘脑,需做血 PRL、FSH、LH 放射免疫测定。当 FSH、LH 均低时做垂体兴奋试验,又称 GnRH 刺激试验,了解垂体对 LHRH 的反应性。注射 LHRH 后 LH 升高,说明垂体功能正常,病变在下丘脑。如 LH 值仍无升高或升高不显著,提示病变在垂体。

4. 其他　疑有垂体肿瘤时应做蝶鞍摄片、CT 或 MRI 检查,疑有多囊卵巢、肾上腺皮质肿瘤等应行 B 型超声检查。

（五）治疗原则及主要措施

改善全身健康状况,进行心理和病因治疗,下丘脑 - 垂体 - 卵巢功能紊乱者应用性激素替代治疗。

1. 全身治疗　若闭经是由于疾病或营养不良引起,应积极治疗全身性疾病,提高机体体质,供给足够的营养,维持标准体重。肥胖者,应低热量饮食,适当锻炼,使体重减轻。

2. 心理治疗　由于应激或精神因素引起的闭经,应进行耐心的心理治疗,消除精神紧张和焦虑。

3. 病因治疗　因器质性疾病引起的闭经,应针对病因治疗。如宫腔粘连者可在宫腔镜下分离粘连并放置宫内节育器。伴有高泌乳素血症的垂体瘤可服用溴隐亭治疗。口服避孕药引起闭经者应停药。卵巢或垂体肿瘤患者根据肿瘤的部位、大小和性质制订治疗方案。

4. 内分泌治疗　对先天性卵巢发育不全、卵巢功能早衰者可用性激素替代治疗,常用雌 - 孕激素序贯疗法或雌孕激素合并疗法。有生育要求者,可给予促排卵药如氯米芬、促性腺激素等治疗。

【常见护理诊断 / 问题】

1. 焦虑　与担心疾病影响健康、性生活及生育能力有关。

2. 长期性低自尊　与长期闭经、担心丧失女性形象有关。

【护理目标】

1. 患者能主动诉说病情及担心,焦虑减轻。

2. 患者能接受闭经的现实,以正常的心态评价自我。

【护理措施】

1. 治疗配合　鼓励患者积极遵医嘱治疗。手术治疗者,做好术前准备和术后护理。性激素治疗者,指导患者按时按量用药,说明性激素的作用、副反应、具体用法等,嘱患者不得随意停用或漏服。

2. 心理护理　建立良好的护患关系,鼓励患者说出内心感受,倾听患者诉说,及时向患者提供诊疗信息,帮助纠正一些错误观念,消除顾虑。鼓励患者多与他人交往,保持心情舒畅,正确对待疾病。

3. 健康教育

（1）告诉患者性激素是有效的治疗方法,服用性激素可以使月经按期来潮,促进子宫发育,维持第二性征,并能有效缓解阴道干涩、性欲低下、潮热出汗等低雌激素症状,维持女性健康。若使用不当,会引起子宫异常出血等副反应,嘱其严格遵医嘱服用并定期复查。

（2）指导患者保持心情舒畅,避免忧愁思虑。适当锻炼,合理饮食,保持标准体重。对营养不良者需增加营养,而肥胖者常并发内分泌失调,应低脂肪、低碳水化合物饮食,注意补充维生素和矿物质。

【护理评价】

1. 患者焦虑是否减轻。

ER-16-16
闭经诊断步
骤示意图

笔 记

ER-16-17
扫一扫，知
重点

2. 患者能否客观评价自我,并积极配合检查和治疗。

第三节 痛 经

凡在行经前后或月经期出现严重下腹疼痛、坠胀、腰酸或合并其他不适,影响生活和工作质量者称痛经(dysmenorrhea)。是妇科常见症状之一,有原发性和继发性两种。**原发性痛经是指生殖器官无器质性病变的痛经**,又称功能性痛经,约占 90% 以上。继发性痛经是指由子宫内膜异位症、慢性盆腔炎等盆腔器质性病变引起的痛经。本节仅介绍原发性痛经。

【病因】

1. 前列腺素 已证实痛经患者子宫内膜和经血中 $PGF_{2\alpha}$ 和 PGE_2 较正常女性明显增高,且内膜中 PG 浓度越高,痛经症状越严重。前列腺素升高能引起子宫平滑肌过强、过频收缩,导致子宫缺血缺氧而发生痛经。$PGF_{2\alpha}$ 进入血液循环,可引起胃肠道、泌尿道和血管等处的平滑肌收缩,而出现恶心、呕吐、面色苍白、出冷汗等症状。

2. 精神、神经因素 精神紧张、焦虑、恐惧、寒冷刺激、经期剧烈运动等应激可使痛阈降低。

3. 其他 遗传因素、子宫过度前倾前屈或后倾后屈、子宫发育不良造成子宫血管供血异常、宫颈管狭窄等。

【护理评估】

(一) 健康史

询问患者年龄、月经史、婚育史、疼痛与月经的关系,有无精神紧张、过度疲劳等诱发因素。

(二) 身体评估

1. 症状 **下腹疼痛是痛经的主要症状**。常见于青春期,多在初潮后 1~2 年出现,腹痛多自经前数小时开始,**行经第 1 日最重**,可持续 2~3 日,疼痛常呈痉挛性,一般位于下腹部耻骨上,可放射至腰骶部和大腿内侧,可伴有恶心、呕吐、腹泻、头晕、乏力等症状,严重时面色苍白、出冷汗。

2. 体征 妇科检查无异常。

(三) 心理 - 社会支持状况

痛经患者常常认为来月经是“痛苦”、“倒霉”的事,有意无意地抱怨自己是女性。严重的患者因害怕来月经,在月经前期即开始担心,影响生活质量。

(四) 辅助检查

根据情况选择 B 型超声、宫腔镜、腹腔镜等检查,以排除器质性病变。

(五) 治疗原则及主要措施

主要是心理疏导,消除顾虑,避免精神过度紧张。必要时应用镇痛、镇静、解痉等药物治疗。

【常见护理诊断 / 问题】

1. 急性疼痛 与月经期子宫痉挛性收缩、子宫肌组织缺血缺氧有关。

2. 恐惧 与长期痛经引起精神紧张有关。

【护理措施】

1. 缓解疼痛 腹部局部热敷,喝热饮。指导患者按医嘱口服前列腺素合成酶抑制剂,常用药物有布洛芬、吲哚美辛等,于月经来潮即开始服用,连服 2~3 日。青春期患者可采用雌、孕激素序贯疗法,指导患者按时按量用药,避免随意减量或漏服。有避孕要求的患者,可口服短效避孕药,通过抑制排卵而缓解疼痛。

笔记

2. **心理护理** 倾听患者感受,理解其紧张心理,向患者说明月经期下腹坠胀、腰酸等不适属于生理现象,疼痛重时可用药物控制,不必过于紧张。告诉患者原发性痛经没有器质性病变,不要过于担心,随年龄增长或生育后症状可缓解或消失。

3. **健康教育** 经期保持心情舒畅,避免紧张。经期注意休息,避免剧烈运动和过度劳累,保证充足睡眠。加强营养,忌生冷及辛辣刺激性食物。注意保暖,特别是腹部及下肢的保暖,有腹痛时可腹部热敷及进食热饮。注意经期卫生,勤换会阴垫和内裤,禁止性生活和盆浴。

ER-16-18
扫一扫,知
重点

第四节　围绝经期综合征

导入情景

陈女士,51 岁,已婚,月经从 2 年前开始不按月来,2~3 个月来一次,每次行经 8~10 天,量不太多,每次来月经需要 1 包半卫生巾,一直未到医院看病。近 2 个月以来,时常感到心慌、前胸后背一阵阵发热和出汗、烦躁、失眠。因担心自己有严重病变来医院就诊。

工作任务

1. 根据上述表现告诉陈女士最可能发生的情况。
2. 确诊后对陈女士进行健康指导。

绝经是指月经完全停止 1 年以上,多发生在 45~55 岁,是妇女一生中必然发生的生理过程,提示卵巢功能衰退,生殖功能终止。围绝经期是指妇女绝经前后的一段时期,包括从接近绝经出现与绝经有关的内分泌、生物学和临床改变到最后一次月经后 1 年的时期。围绝经期妇女中约 2/3 可出现一系列性激素减少所致的以自主神经系统功能紊乱为主,伴有神经心理症状的一组症候群,称围绝经期综合征(perimenopausal period syndrome)。

【病因】

卵巢功能衰退是引起围绝经期综合征的主要原因。由于雌、孕激素水平降低,使正常的下丘脑 - 垂体 - 卵巢轴之间的平衡失调,影响了自主神经中枢及其支配下的各脏器功能,而出现一系列自主神经功能失调的症状。此外,还与体内神经递质含量异常、个体神经类型、健康状态、社会环境,以及职业、文化水平等有关,神经类型不稳定、精神压抑或受过较强烈精神刺激的女性易发生围绝经期综合征,而体力劳动者则较少发生。因疾病行双侧卵巢切除或因放化疗使双侧卵巢功能受损的患者更易发生围绝经期综合征。

【护理评估】

(一)健康史

了解年龄、职业、文化水平及性格特征,询问月经史和生育史,有无卵巢切除或盆腔肿瘤放疗史,有无高血压及其他内分泌疾病史等。

(二)身体评估

1. 近期症状

(1)月经紊乱:**常见症状**,可表现为月经稀发,经量逐渐减少,直至绝经。也可表现为月经周期不规则、经期延长、经量增多或者减少。

(2)血管舒缩症状:主要表现为**潮热、出汗**,为血管舒缩不稳定所致,是**雌激素降低的特征性症状**。反复出现短暂的面部、颈部、胸部皮肤阵阵上涌的热浪,伴皮肤发红、出汗。持续 1~3 分钟不等,轻者每日数次,重者达十多次或更多。夜间或应激状态易促发。此症状可

笔记

持续 1~2 年,有时长达 5 年或更长。

(3) 精神神经症状:主要表现为激动易怒、焦虑多疑、情绪低落、忧郁、失眠、注意力不集中、记忆力减退等。

(4) 自主神经失调症状:常出现心悸、眩晕、头痛、失眠、耳鸣等。

2. 远期症状

(1) 泌尿生殖道症状:主要表现为泌尿生殖道萎缩症状,包括阴道干燥、性交痛、排尿困难、张力性尿失禁及反复发作的阴道炎及尿路感染。

(2) 骨质疏松:绝经后妇女雌激素缺乏使骨质吸收增加,骨量快速丢失,造成骨质疏松。50 岁以上妇女超过半数会发生绝经后骨质疏松,一般发生在绝经后 5~10 年内,最常发生在椎体。

(3) 心血管病变:绝经后雌激素水平低下,使血胆固醇水平升高,高密度脂蛋白降低,易发生动脉粥样硬化、高血压、冠心病等。

(4) 阿尔茨海默病:与雌激素水平降低有关。表现为老年痴呆,记忆丧失,失语失认,定向、计算、判断障碍及行为、性格、情绪等改变。

(三) 心理 - 社会支持状况

进入围绝经期妇女,面临子女长大离家自立、父母年老或去世、丈夫工作地位改变、周围同龄人病痛增多、自己健康和容貌改变等家庭和社会环境的变化,使得身体与精神负担加重,加之频繁的潮热、出汗,更进一步加重烦躁、忧虑、易怒、多疑等不良情绪反应,甚至引发家庭矛盾、影响人际关系。

(四) 辅助检查

1. 激素测定　检查血清 FSH 和 E$_2$ 值了解卵巢功能。FSH>10U/L,表明卵巢功能衰退。

2. 其他　宫颈刮片细胞学检查、分段诊断性刮宫、B 型超声等,排除生殖系统、心血管系统、泌尿系统等器质性病变。

(五) 治疗原则及主要措施

1. 一般治疗　围绝经期精神症状可因神经类型不稳定或精神状态不健全而加剧,故应进行心理治疗,必要时遵医嘱用镇静剂帮助睡眠,谷维素帮助调节自主神经功能。为预防骨质疏松,患者应坚持体格锻炼,增加日晒时间,摄入富含蛋白质及钙的食物,并补充钙剂。

2. 激素替代治疗(hormone replacement therapy,HRT)　**最有效的治疗措施**,可有效缓解症状,并可预防心脑血管疾病、骨质疏松、性器官衰退、皮肤老化及阿尔茨海默病等。性激素治疗中以补充雌激素为主,对有完整子宫的患者,应加用孕激素。

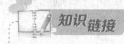

激素替代(HRT)治疗

激素替代是治疗围绝经期综合征最有效的措施,但 HRT 长期使用有增加子宫内膜癌和乳腺癌等风险,应正确使用。①适应证:围绝经期综合征的症状严重影响生活质量,需要预防冠心病、骨质疏松等。②禁忌证:已知或可疑妊娠;原因不明的阴道流血;已知或可疑乳腺癌、子宫内膜癌;严重肝肾功能障碍;最近 6 个月患血栓性疾病等。③用药方法:主要用药为雌激素,有子宫者辅以孕激素。原则上首选天然雌激素,剂量应个体化,以取最小有效量为佳。常用雌激素制剂有戊酸雌二醇(天然雌激素,每日口服 0.5~2mg)、尼尔雌醇(长效雌激素,每 2 周口服 1~2mg);孕激素制剂常用醋酸甲羟孕酮(安宫黄体酮)。可通过口服、阴道涂抹、皮肤帖片等途径用药。④用药时间:缓解围绝经期症状短期用药,防治骨质疏松需长期用药。

笔记

【常见护理诊断／问题】

1. 焦虑 与围绝经期内分泌等改变以及担心患有严重疾病有关。

2. 知识缺乏 缺乏围绝经期保健及使用性激素的知识。

【护理目标】

1. 患者能够正确认识自身变化并能积极应对。

2. 患者能列举围绝经期保健措施,说出性激素的正确使用方法。

【护理措施】

1. 饮食护理 合理饮食,进食高蛋白、高维生素、高钙、高铁、低盐、低脂饮食,饮食多样化,多吃新鲜绿色蔬菜和水果。忌用刺激性强的食物,如酒、浓茶、咖啡等。

2. 用药指导 指导患者正确进行激素替代治疗。向患者介绍用药目的、药物剂量、适应证、禁忌证、可能出现的副反应等。**首选天然雌激素,剂量应个体化,以取最小有效量为佳。**嘱患者严格按医嘱用药,不可自行停药和随意更改用药,用药期间如出现子宫不规则出血应及时就诊。长期用药者应定期随访,一般每年至少检查一次,重点检查乳腺和子宫。

3. 心理护理 让患者及家属理解围绝经期是正常生理过程,使患者掌握必要的保健知识,积极参加社会活动,消除恐惧和焦虑。使家属了解围绝经期妇女可能出现的症状,给予理解、同情、安慰和鼓励,帮助患者顺利度过围绝经期。

4. 健康教育

(1) 正确认识围绝经期,保持平衡的心态。

(2) 坚持适度的体育锻炼,每天 30 分钟以上。运动可以减轻压力,放松心情,刺激成骨细胞、促进血液循环,有利于延缓衰老和骨质疏松的发生。

(3) 注意个人卫生,经常沐浴,保持外阴清洁,大便后用温水清洗肛门周围,避免尿路感染和阴道炎的发生。

(4) 维持和谐的性生活。

(5) 加强盆底肌肉锻炼,教会患者缩肛运动,每天 2~3 次,每次 10~15 分钟。

(6) 记录月经卡,及时发现月经异常。

(7) 定期健康检查,重点检查生殖系统和乳腺肿瘤。

【护理评价】

1. 患者是否认识到围绝经期是女性正常的生理过程而积极应对。

2. 患者是否主动采取保健措施,能否按医嘱正确用药。

思 考 题

1. 李女士,50 岁,自诉近 1 年月经周期不定,40~90 天不等,经期 5~10 天,量多少不定,近 1 个月自感阵发性潮热、心烦、心悸、出汗、有时眩晕、失眠就诊。妇科检查:外阴阴道无异常,宫颈光滑;宫体:前位,正常大小,质韧,无压痛。附件:双侧附件无包块,无压痛。盆腔 B型超声检查未发现异常。

ER-16-19
扫一扫,测一测

请问:

(1) 李女士最可能的医疗诊断是什么?

(2) 目前李女士主要的护理诊断是什么?

(3) 针对主要护理诊断应给予哪些护理措施?

2. 王某,女,16 岁,高中生,因月经尚未来潮就诊。查体:生命体征正常,发育正常,营养中等,神清。全身皮肤及黏膜无黄染。心肺听诊无异常。腹部检查未见异常。外阴检查:阴毛浓密,呈倒三角形分布。肛门检查:子宫前位,略小,活动好,无压痛,双附件未触及异常。

笔记

请问：

（1）小王最可能的医疗诊断是什么？

（2）为确诊应指导小王进行哪些辅助检查？

（3）确诊后如何对她开展健康教育？

（李彩辉）

第十七章
妊娠滋养细胞疾病患者的护理

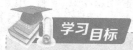
妊娠滋养细胞疾病(gestational trophoblastic disease,GTD)是一组来源于胎盘绒毛滋养细胞的疾病,根据组织学特点将其分为葡萄胎、侵蚀性葡萄胎、绒毛膜癌(简称绒癌)和胎盘部位滋养细胞肿瘤。葡萄胎为滋养层发育异常所致,属于良性绒毛病变,侵蚀性葡萄胎、绒癌和胎盘部位滋养细胞肿瘤又统称妊娠滋养细胞肿瘤(gestational trophoblastic neoplasia,GTN)。

滋养细胞是胎儿的附属物,对母体来说是同种异体移植物。正常妊娠时,滋养细胞可吸收母体营养或自身合成营养物质以供胚胎生长,但其侵蚀范围仅限于子宫蜕膜层。分娩后,随着胎盘的剥离和排出,大部分滋养细胞也随之排出体外,少数在产褥期随蜕膜脱落而消失。某些异常情况下,滋养细胞异常增生,侵入子宫肌层甚至发生远处转移造成不同程度破坏,形成滋养细胞疾病。

滋养细胞疾病绝大数是继发于妊娠,极少数来源于卵巢或睾丸生殖细胞,称非妊娠性绒癌,不属于本章讨论范围。

第一节 葡 萄 胎

导入情景

小陈,30 岁。停经 50 天时在医院做妊娠试验证实怀孕,之后没有再进行检查。现怀孕 3 个月,但大家都说她肚子比正常月份大,说她可能怀的是双胞胎,为查明原因来医院检查。腹部检查发现子宫有怀孕 5 个月大,未触及胎体,用听诊器没听到胎心。B 型超声检查显示:宫腔内看不到胎儿,呈雪花飘落的图像,双侧卵巢可见鸡蛋大小的囊肿。

工作任务

1. 根据上述表现告诉小陈最可能发生的情况。
2. 为了明确诊断,指导小陈进行必要的检查。
3. 确诊后对小陈进行正确的护理。

ER-17-1
扫一扫,知重点

葡萄胎（hydatidiform mole，HM）亦称水泡状胎块，是指妊娠后胎盘绒毛滋养细胞增生，绒毛间质发生水肿，形成大小不等的水泡，水泡之间由细蒂相连成串，形如葡萄而得名。葡萄胎是一种**滋养细胞的良性病变**，可分为**完全性葡萄胎**（complete hydatidiform mole，CHM）和**部分性葡萄胎**（partial hydatiform mole，PHM）两类。

【病因】

葡萄胎发病的确切原因尚未完全清楚。可能与营养缺乏（饮食中缺乏维生素 A 及前体胡萝卜素和动物脂肪）、卵子的异常受精、妊娠年龄 >35 岁或 <20 岁、前次妊娠有葡萄胎史等因素有关。流行病学调查表明，东南亚地区发病率较高，欧美地区较低。我国 23 个省、市、自治区的调查显示浙江省发病率最高，山西省最低。

【病理】

1. **大体病理**　可见水泡状物大小不一，相连成串，水泡壁薄、透亮，其间充满血液及凝血块。完全性葡萄胎整个宫腔充满水泡状物，无胎儿及其附属物（图 17-1）；部分性葡萄胎仅部分绒毛变为水泡，常合并胚胎或胎儿组织，但胎儿多已死亡，极少足月，常伴胎儿生长受限或多发畸形。

2. **组织学检查**　主要病理特点：①滋养细胞增生；②绒毛间质水肿；③绒毛间质内血管消失。

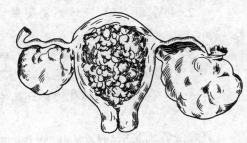

图 17-1　葡萄胎和双侧卵巢黄素化囊肿

【护理评估】

(一) 健康史

询问患者的年龄、月经史、生育史；本次妊娠早孕反应的时间和程度；停经后有无阴道流血，如有阴道流血，应询问阴道流血的量、质、时间，以及是否有水泡状物排出。询问患者及其家族的既往史，有无滋养细胞疾病史。

(二) 身体状况

1. 症状

(1) 停经后阴道流血：是**最常见的症状**，多数患者在停经 8~12 周后出现不规则阴道流血，量多少不定，时断时续，反复发生，有时在血中可发现水泡状组织。若葡萄胎组织从蜕膜剥离造成母体大血管破裂，常可发生大出血，导致休克甚至死亡。流血时间长又未及时治疗者，可导致贫血及感染。

(2) 妊娠剧吐：妊娠呕吐出现时间**较正常早孕反应早**，症状重且持续时间长，纠正不及时可导致水电解质紊乱。

(3) 腹痛：由于葡萄胎增长迅速和子宫急速扩张所致下腹阵发性疼痛，一般发生在阴道流血前。如果发生黄素囊肿扭转或破裂则为急腹痛。

2. 体征

(1) 子宫异常增大、变软：由于绒毛水泡样变性或因宫腔积血，约半数以上患者的**子宫大于停经月份**，质地变软。约 1/3 患者的子宫大小与停经月份相符，另少数患者的子宫小于停经月份，其原因可能与水泡退行性变、停止发展有关。

(2) 子痫前期征象：多发生于子宫异常增大者，出现时间较正常妊娠早，可在妊娠 24 周前出现高血压、水肿、蛋白尿，症状严重，但子痫罕见。

(3) 卵巢黄素化囊肿：大量绒毛膜促性腺激素，刺激卵泡内膜细胞发生过度黄素化，形成大小不等的囊肿，称黄素囊肿。囊肿多为双侧性，表面光滑，内含清亮或琥珀色囊液，一般无症状，常在葡萄胎清宫后 2~4 个月自行消退。

(4) 甲状腺功能亢进征象：约 7% 患者出现轻度甲亢，表现为心动过速、潮热和震颤，血浆 T3、T4 水平升高，但突眼少见。葡萄胎清除后甲亢现象迅速消失。

（三）心理 - 社会支持状况

一旦确诊,患者及家属会因为不了解疾病相关知识、疾病预后、清宫术的安全性、疾病对今后生育的影响等,而产生焦虑、恐惧、自尊紊乱等情绪。

（四）辅助检查

1. 人绒毛膜促性腺激素（HCG）测定　是**诊断葡萄胎的重要辅助检查**。葡萄胎时滋养细胞增生,产生大量 HCG,较相应正常妊娠月份高。约 45% 的完全性葡萄胎患者血 β -HCG 在 10 万 U/L 以上,且持续不降。

2. B 型超声检查　是**诊断葡萄胎的一项可靠和敏感的辅助检查**。宫腔内充满不均质密集状或短条状回声,呈 "落雪状" 图像。完全性葡萄胎不见胎囊、胎儿影像,部分性葡萄胎可见胎儿,胎儿通常畸形。可见单侧或双侧卵巢囊肿。

3. 超声多普勒检查　只能听到子宫血流杂音,听不到胎心。

（五）治疗原则及主要措施

1. 清宫　**确诊后应及时清宫**。通常选用吸刮术。术时充分扩张宫颈管,选用大号吸管吸引。待葡萄胎组织大部分吸出、子宫明显缩小后,改用刮匙轻柔刮宫。子宫小于妊娠 12 周可以一次刮净,子宫大于妊娠 12 周或术中感到一次刮净有困难时,可于 1 周后再次刮宫,每次内容物均需送病理检查。

2. 预防性化疗　**不常规推荐**,适用于:①年龄大于 40 岁;②子宫明显大于停经月份;③血 β-HCG 含量异常增高;④有咯血史;⑤无条件随访者。一般采用甲氨蝶呤、氟尿嘧啶或放线菌素 D 单药化疗。

3. 卵巢黄素化囊肿的处理　**一般不需处理**。如发生急性扭转,可在 B 型超声或腹腔镜下做穿刺吸液,多能自然复位。扭转时间长发生坏死者,需行患侧附件切除术。

4. 子宫切除术　对于年龄接近绝经、无生育要求者可行全子宫切除,两侧卵巢应保留。

【常见护理诊断 / 问题】

1. 恐惧　与担心清宫术及预后有关。

2. 有个人尊严受损的危险　与分娩的期望得不到满足及担心将来能否妊娠有关。

3. 知识缺乏　缺乏疾病的相关信息及葡萄胎随访的知识。

4. 有感染的危险　与长期阴道流血有关。

【护理目标】

1. 患者情绪稳定,能接受相关治疗。

2. 患者对未来妊娠有正确的期望,能接受本次妊娠的结局。

3. 患者能了解疾病的相关知识。

4. 患者无感染发生。

【护理措施】

1. 治疗配合

（1）清宫术的护理

1）术前:嘱患者排空膀胱,配血备用,建立静脉通路,并准备好缩宫素和抢救药品及物品,以防治大出血造成的休克。

2）术中:严密观察生命体征及有无呼吸困难、咳嗽等肺栓塞的表现,发现异常立即报告医生。遵医嘱使用缩宫素,以防术中子宫穿孔和大出血发生。

3）术后:及时将刮出物送病理检查,**选取靠近宫壁种植部位、新鲜无坏死的组织送检**。嘱患者使用消毒会阴垫并及时更换,遵医嘱使用抗生素,预防感染。

（2）预防性化疗的护理:具体内容见本章第三节。

（3）子宫切除术的护理:具体内容见第十四章第一节。

2. 心理护理　评估患者的心理承受能力,鼓励患者说出对不良妊娠结局的悲伤和对疾病的认识,确定其主要心理问题。通过护理活动与患者建立良好的护患关系,给患者讲解葡萄胎的疾病知识和清宫术的过程,纠正患者的错误认识。告知患者疾病治愈 1 年后可以正常妊娠,以解除其焦虑和恐惧,增强战胜疾病的信心。

ER-17-5
部分性葡萄
胎病理

ER-17-6
完全性葡萄
胎病理

ER-17-7
B 型 超 声
"落雪状"图
像

3. 健康教育

(1) 生活指导:告知患者术后进高蛋白、富含维生素、易消化饮食;保证充足的睡眠,适当活动;保持会阴清洁,每日会阴擦洗 1~2 次,清宫术后**禁止性生活、盆浴 1 个月**。注意观察体温的变化,体温升高时应及时就诊。

(2) 随访指导:患者清宫后必须定期随访,以早期发现恶变、早期诊断、早期治疗,以减少恶变的危害性。随访内容包括:①**定期 HCG 测定**:葡萄胎清宫后每周一次,直至连续 3 次阴性,以后每月一次共 6 个月,然后每 2 个月一次共 6 个月,自第一次阴性后共计 1 年。②**询问病史**:有无阴道流血、咳嗽、咯血等症状。③妇科检查:了解子宫大小、阴道有无转移灶和卵巢黄素囊肿消长情况等。④其他检查:必要时选择 B 型超声、X 线胸片或 CT 检查等。

(3) 避孕指导:应**可靠避孕 1 年**,避孕方法可选用避孕套或口服避孕药。不选用宫内节育器,以免造成子宫穿孔或混淆子宫出血的原因。

【护理评价】

1. 患者情绪是否稳定,能否配合治疗。

2. 患者能否接受本次妊娠的结局,对未来妊娠是否有正确的期望,。

3. 患者是否了解疾病的相关知识。

4. 患者是否发生感染,体温和白细胞计数有无异常。

第二节　妊娠滋养细胞肿瘤

导入情景

　　29 岁的小林,2 个月前顺产生了一个足月女婴,生完孩子一直有断断续续阴道流血,最近几天开始咳嗽,痰里有血,小林非常害怕,为诊治入院。妇科检查发现子宫大而软,尿 HCG 阳性,X 线胸片显示:两肺有团块状阴影。

工作任务

1. 根据上述表现明确小林最可能的护理问题。

2. 请对小林进行正确的病情观察。

3. 根据目前的情况对小林进行正确的护理。

妊娠滋养细胞肿瘤是滋养细胞的恶性病变,包括侵蚀性葡萄胎(invasive mole)、绒癌(choriocarcinoma)和胎盘部位滋养细胞肿瘤(placental site trophoblastic tumor,PSTT)。因胎盘部位滋养细胞肿瘤临床罕见,故本节不介绍。侵蚀性葡萄胎是指葡萄胎组织侵入子宫肌层或转移至子宫以外,恶性程度不高,大多数仅造成局部侵犯,预后较好,**全部继发于葡萄胎,多发生在葡萄胎清除后 6 个月内**。绒癌患者多为育龄期妇女,其中 **50% 继发于葡萄胎**,还可继发于足月产、流产及异位妊娠,恶性程度极高,发生转移早而广泛,如不进行化疗死亡率高达 90%。

【病理】

1. 侵蚀性葡萄胎　大体检查可见子宫肌壁内有大小不等、深浅不一的水泡状物或血块,宫腔内原发病灶可有可无。当病灶接近子宫浆膜层时,子宫表面有单个或多个紫蓝色结节,严重病灶可穿透浆膜层或侵入阔韧带内。镜下可见滋养细胞增生和分化不良,有明显的出血及坏死,但仍**可见变性的或完好的绒毛结构**。

2. 绒癌　大体检查可见肿瘤侵入子宫肌层内,可突向宫腔或穿破浆膜,单个或多个,无固定形态,质地软而脆,易出血。镜下表现为滋养细胞极度不规则增生,侵入肌层及血管,周围大片出血、坏死,**绒毛结构完全消失**。

【护理评估】

(一)健康史

采集患者月经史、生育史、滋养细胞疾病史、化疗史及药物过敏史等;详细收集葡萄胎第一次清宫的资料,包括时间、水泡大小、吸出组织的量等;清宫后阴道流血的量、质、时间;子宫复旧情况;收集随访的资料,包括血、尿 HCG 测定和胸部 X 线检查结果等;询问原发病灶及转移灶的症状等。

(二)身体状况

1. 无转移滋养细胞肿瘤　多继发于葡萄胎之后。

(1)不规则阴道流血:主要表现为葡萄胎清宫、流产或足月产后,有持续性不规则阴道流血,量多少不定。也可表现为一段时间的正常月经后发生停经,然后出现阴道流血。

(2)子宫复旧不全或不均匀增大:葡萄胎清宫后 4~6 周子宫不能如期复原,质地偏软,也可表现为子宫不均匀增大。

(3)卵巢黄素化囊肿:在葡萄胎清宫术后、流产或足月产后,黄素囊肿持续存在。

(4)腹痛:一般无腹痛,当子宫病灶穿破浆膜层时可引起急性腹痛及腹腔内出血症状。黄素囊肿发生扭转或破裂时可出现急性腹痛。

2. 转移性滋养细胞肿瘤　大多为绒癌,**主要经血行播散**。**最常见的转移部位为肺**,其次是阴道、脑等部位。由于滋养细胞生长特点之一是破坏血管,所以转移部位共同特点是局部出血。

(1)肺转移:典型表现为**胸痛、咳嗽、咯血及呼吸困难**。常急性发作,也可呈慢性持续状态达数月。

(2)阴道转移:局部表现**紫蓝色结节**,破溃可致不规则阴道流血,甚至大出血。

(3)肝转移:为不良预后因素之一,主要表现为右上腹部或肝区疼痛、黄疸等,若病灶穿破肝包膜可引起腹腔内出血,导致死亡。

(4)脑转移:为**主要致死原因**。患者可有一过性跌倒、失语、失明、头痛、喷射样呕吐、偏瘫、抽搐、昏迷、死亡等表现。

(5)其他转移:包括脾、肾、膀胱等,症状因转移部位而异。

(三)心理 - 社会支持状况

一旦确诊,患者会出现不同程度的恐惧、悲伤等情绪。患者及家属担心疾病的预后,害怕化疗的副反应,担心子宫切除失去女性特征和生育能力而感到自尊受损,昂贵的治疗费用也会使患者对治疗和以后的生活失去信心。

（四）辅助检查

1. 血 HCG 测定　是诊断妊娠滋养细胞肿瘤的主要诊断依据。葡萄胎清宫 8 周后或足月产、流产及异位妊娠后 4 周,HCG 持续高水平或一度下降后再次升高,在除外妊娠物残留或再次妊娠可诊断妊娠滋养细胞肿瘤。

2. B 型超声检查　是诊断子宫原发灶最常用的方法,显示子宫正常大小或不同程度增大,肌层内可见高回声团块。

3. X 线胸片　常规检查项目,是诊断肺转移的重要检查方法。肺转移早期表现为肺纹理增粗,以后发展为片状或小结节阴影,典型表现为棉球状或团块状阴影。

4. CT 和磁共振检查　CT 对肺部较小病灶和肝、脑等部位的转移灶有较高的诊断价值。磁共振主要用于脑、腹腔和盆腔病灶诊断。

5. 组织学检查　用于鉴别侵蚀性葡萄胎和绒癌,只要在子宫肌层内或转移灶组织中见到绒毛或退化的绒毛阴影即诊断为侵蚀性葡萄胎,未见绒毛结构者则诊断为绒癌。

（五）治疗原则及主要措施

治疗原则为采用以**化疗为主、手术和放疗为辅**的综合治疗。

1. 化疗　**首选疗法**,滋养细胞肿瘤是妇产科恶性肿瘤中对化疗药物最敏感的,化疗可以使部分患者得到根治。目前国内常用的一线化疗药物有甲氨蝶呤(MTX)、放线菌素 D(Act-D)或国产放线菌素 D(更生霉素,KSM)、氟尿嘧啶(5-Fu)、环磷酰胺(CTX)、长春新碱(VCR)、依托泊苷(VP-16)等。低危患者采用单一药物治疗,高危患者采用联合化疗。

2. 手术　**辅助治疗方法**,包括:①子宫切除:对于无生育要求的无转移患者行全子宫切除术,并结合化疗直至血 HCG 水平正常;②肺叶切除:对于多次化疗未能吸收的孤立耐药病灶。

3. 放射治疗　目前应用较少,主要用于肝、脑转移和肺部耐药病灶的治疗。

> **知识链接**
>
> ### 化疗可以治愈绒癌
>
> 绒癌是可以通过化疗治愈的肿瘤。在化疗药物问世以前,绒癌的主要治疗方法是手术切除,疗效很不满意,其死亡率高达 90% 以上。北京协和医院宋鸿钊院士自 20 世纪 50 年代开始,领导研究小组对该肿瘤的发生发展及诊断与治疗进行了潜心研究,首创大剂量 5-Fu 等化学药物治疗绒癌,取得了突破性治疗效果,初治患者死亡率由过去的 90% 以上下降至 15% 以下。目前本病的根治率可达 80% 以上,有的已有全身广泛转移、极晚期的患者,亦可通过化疗获得根治。所以得了绒癌并不是那么可怕,医护人员应鼓励患者战胜疾病。

【常见护理诊断 / 问题】

1. 营养失调:低于机体需要量　与化疗的消化道反应有关。
2. 有感染的危险　与化疗引起的白细胞减少有关。
3. 情境性低自尊　与较长时间住院及化疗有关。
4. 恐惧　与担心疾病转归和化疗副作用有关。

【护理目标】

1. 患者能够维持足够的营养摄入,满足机体的营养需要。
2. 患者不发生感染。
3. 患者适应角色改变。
4. 患者恐惧感减轻或消失。

【护理措施】

1. 治疗配合

（1）化疗护理：具体内容见本章第三节。

（2）手术护理：按妇科手术做好术前、术后护理。

（3）肺转移患者的护理

1）卧床休息，减少消耗，有**呼吸困难者给予半卧位**并间断吸氧。

2）按医嘱给予镇静剂及化疗药物。

3）大量咯血者，应立即通知医生抢救，同时将患者取**头低患侧卧位**，保持呼吸道通畅，轻击背部，排出积血，以免发生窒息。

（4）阴道转移患者的护理

1）**卧床休息**，密切观察阴道转移病灶有无破溃出血，**禁止性生活及不必要的阴道检查**。

2）配血备用，准备好各种抢救器械和物品。

3）如发生溃破大出血时，应立即通知医生并配合抢救。用长纱条填塞阴道压迫止血，同时严密观察阴道出血情况及生命体征。**填塞的纱条必须于 24~48 小时内取出**，取出时做好输液、输血及抢救准备。保持外阴清洁，每日行外阴擦洗 2 次，并按医嘱给予抗生素预防感染。

（5）脑转移患者的护理

1）卧床休息，专人守护。

2）严密观察病情，注意颅内压增高的症状，记录出入量，观察有无电解质紊乱的症状，一旦发现异常及时通知医生，并配合处理。

3）按医嘱给予静脉补液，给予止血剂、脱水剂、吸氧、化疗等。

4）采取必要的护理措施预防跌倒、咬伤、吸入性肺炎、压疮等。

5）做好 HCG 测定、腰穿、CT 等项目检查的配合。

6）昏迷、偏瘫者按相应的护理常规实施护理。

2. 心理护理　护理人员要关心、体贴和陪伴患者，向患者提供疾病及其治疗的相关信息，告诉患者滋养细胞肿瘤通过化疗可能完全治愈，有些化疗副反应在停药后会恢复，以减轻患者的心理压力，减少焦虑和恐惧，树立战胜疾病的信心，配合治疗。

3. 健康教育　加强休息；进食高蛋白、高维生素、易消化饮食，以增强机体免疫力；保持外阴清洁，每日清洗外阴 2 次；节制性生活，随访期间应严格避孕，一般于化疗结束≥12 个月才可以妊娠，避孕方式同葡萄胎；定期随访，第 1 次在出院后 3 个月，然后每 6 个月 1 次至 3 年，此后每年 1 次至 5 年，以后每 2 年 1 次，随访内容同葡萄胎。

【护理评价】

1. 患者是否坚持进食，摄入量能否满足机体需要。

2. 患者是否发生感染，体温和白细胞计数有无异常。

3. 患者能否适应角色改变。

4. 患者恐惧感是否减轻或消失。

第三节　化疗患者的护理

化学药物治疗恶性肿瘤已取得了肯定的疗效。通过化学药物治疗（简称化疗）使许多患者的症状得到缓解，有的甚至基本痊愈。滋养细胞疾病是对化疗最为敏感的疾病之一，首选治疗方法是化疗。随着化疗的方法学和药物学的快速发展，使滋养细胞肿瘤得到了很好的治疗，绒癌患者的死亡率已明显下降。

ER-17-9
侵蚀性葡萄胎

ER-17-10
绒毛膜癌

ER-17-11
绒毛膜癌病理

ER-17-12
扫一扫，知重点

笔记

滋养细胞肿瘤化疗的药物有很多,国内目前常用的化疗药物有甲氨蝶呤(MTX)、放线菌素 D(Act-D)或国产放线菌素 D(更生霉素,KSM)、氟尿嘧啶(5-Fu)、环磷酰胺(CTX)、长春新碱(VCR)等。

【药物作用机制】

化疗药物种类繁多,作用机制各不相同,根据药物作用点不同将其作用机制归纳如下:①影响脱氧核糖核酸(DNA)的合成;②直接干扰核糖核酸(RNA)的复制;③干扰转录,抑制信使核糖核酸(mRNA)的合成;④阻止纺锤丝的形成;⑤抑制蛋白质的合成。

【常用药物种类】

1. 烷化剂　属细胞周期非特异性药物。典型代表药物为环磷酰胺和氮芥等。一般以静脉给药为主,副作用有骨髓抑制,白细胞下降。

2. 抗代谢药　属细胞周期特异性药物。此类药物的最大特点是在抑制肿瘤细胞的同时对正常细胞也有抑制作用,且易发生耐药性。代表药物有甲氨蝶呤、巯嘌呤、氟尿嘧啶、阿糖胞苷等。

3. 抗肿瘤抗生素　属细胞周期非特异性药物,常用药物有放线菌素 D、博莱霉素、丝裂霉素等。

4. 抗肿瘤植物药　属细胞周期特异性药物,常用的有长春新碱、秋水仙碱、三尖杉酯碱、紫杉醇等。

5. 激素类药　包括性激素、黄体激素和肾上腺糖皮质激素等。

6. 其他　除以上药物外,还有一些抗肿瘤药物,其生化结构和作用机理有别于上述药物,此类药物有门冬酰胺酶、顺铂、六甲蜜胺、乙亚胺、丙卡巴肼等。

【常见药物毒副作用】

化疗药物主要毒副反应是骨髓抑制,其次是消化道反应、肝肾功能损害及脱发等。

1. 造血功能障碍　主要表现为外周血白细胞和血小板计数减少,一般在停药后 14 日多可自然恢复。

2. 消化道反应　最常见为恶心、呕吐,多数在用药后 2~3 日开始,5~6 日最严重,停药后即逐渐好转。有的患者会发生消化道溃疡,以口腔溃疡多见,多数是在用药后 7~8 日出现,一般于停药后自然消失。

3. 肝肾功能损害　主要表现为血清转氨酶升高,偶可见黄疸,停药后一段时间可恢复正常;某些药对肾脏有一定的毒性,肾功能正常者才能用药。

4. 神经系统损害　表现为指(趾)端麻木、复视等。

5. 皮疹和脱发　皮疹最常见于应用甲氨蝶呤后,严重者可引起剥脱性皮炎。脱发最常见于应用放线菌素 D 者,但停药后均可生长。

【护理评估】

(一)健康史

询问患者既往用药史,尤其是化疗史及药物过敏史。了解既往化疗过程中出现的药物毒副反应,询问有关造血系统、消化系统、肝脏及肾脏疾病史,了解疾病的诊治经过及病程。

(二)身体状况

评估患者一般情况(意识状态、发育、营养、面容与表情);测量体温、脉搏、呼吸、血压、体重,观察皮肤、黏膜、淋巴结有无异常;评估原发肿瘤的症状和体征;了解本次化疗的副作用,以便给护理提供依据。

(三)心理 - 社会支持状况

评估患者的心理健康状况及可利用的支持系统。化疗的患者往往对化疗产生恐惧心理,对疾病的预后及化疗效果产生焦虑、悲观情绪,也可因长期的治疗产生经济困难而闷闷不乐

笔记

或烦躁,表现出对支持和帮助的渴望。

（四）辅助检查

化疗前常规进行血常规、尿常规、肝功能、肾功能等检查,用药过程中也要注意观察白细胞和肝功能的情况,了解化疗药物对个体的毒性反应。如果**用药前白细胞计数低于4.0×10⁹/L 者不能用药,用药期间若白细胞低于 3.0×10⁹/L 应停药**。

【常见护理诊断／问题】

1. 营养失调:低于机体需要量　与化疗所致的恶心、呕吐有关。

2. 有感染的危险　与化疗引起的白细胞减少有关。

3. 体像紊乱　与化疗所致的脱发有关。

【护理目标】

1. 患者能通过增加营养满足机体的需要。

2. 患者没有发生感染。

3. 患者能正确面对形象改变,与人正常交往。

【护理措施】

1. 用药护理

（1）准确测量并记录体重:**根据体重正确计算和调整药量**,一般在每个疗程的**用药前及用药中各测一次体重**,应在早上,空腹,排空大小便后进行测量,酌情减去衣物重量。如体重不准确,用药剂量过大,可发生中毒反应,过小则影响疗效。

（2）正确用药:①遵医嘱严格执行三查七对制度;②化疗药物应做到**现用现配**,一般常温下不超过 1 小时;③联合用药时应根据药物的性质排出先后顺序;④国产放射菌素 D、顺铂等需要避光的药物,使用时要用避光罩或黑布包好;⑤用药过程中要**严格控制输液速度**,以减少对静脉的刺激;⑥腹腔化疗者嘱其经常变换体位,以确保疗效。

（3）保护静脉:遵循长期补液保护血管的原则。从**远端开始**,有计划地穿刺,并尽量减少穿刺次数。化疗结束前用生理盐水冲洗输液管,以降低穿刺部位拔针后的残留药物浓度,起到保护血管的作用。

（4）预防药物外渗:用药前先注入少量生理盐水,确认针头在血管中后再注入化疗药物。如发现药物外渗应立即停止滴入,**局部冷敷**,并用生理盐水或普鲁卡因局部封闭,以后用金黄散外敷,以防止局部组织坏死、减轻肿胀和疼痛。

2. 药物毒副作用护理

（1）口腔护理:应保持口腔清洁,预防口腔炎症。使用软毛牙刷刷牙或用清洁水漱口,进食前后用消毒溶液漱口;避免吃刺激性食物,给予温凉的流质或软食;如口腔溃疡疼痛难以进食者,可在进食前 15 分钟用丁卡因溶液涂敷溃疡面以减少疼痛,进食后漱口,并用甲紫、冰硼散等局部涂抹。

（2）呕吐护理:提供清淡可口饮食、少食多餐、创造良好的进餐环境;对不能自行进食者,按患者的进食习惯喂食;在化疗前后给予镇吐剂以减少恶心、呕吐;呕吐严重时应补充液体,以防水、电解质及酸碱平衡失调。

（3）造血功能抑制的护理:遵医嘱定期测定血常规,如白细胞计数低于 3.0×10⁹/L,应报告医生考虑停药;如白细胞计数低于 1.0×10⁹/L,要进行保护性隔离,减少探试,禁止带菌者入室,净化空气;遵医嘱应用抗生素,输新鲜血或成分输血等。

（4）肝、肾功能损害护理:化疗期间应定期检查肝、肾功能,一旦发现功能受损,应积极保肝、保肾治疗,严重者停药。

（5）皮疹和脱发:皮肤出现色素沉着及脱发者,向患者解释停药后可逐渐恢复。脱发严重者可建议患者戴帽子或假发等。如发现皮疹应及时治疗,防止剥脱性皮炎的发生。

笔记

3. 心理护理　建立良好的护患关系，认真倾听患者诉说恐惧、不适等。关心患者，取得信任，提供滋养细胞疾病的相关信息，以减轻患者的心理压力，增强患者战胜疾病的信心。帮助患者分析可利用的支持系统，鼓励患者克服化疗不良反应，帮助患者度过心理危机。

4. 健康教育　向患者讲解化疗的常识，教会患者化疗的自我护理。进高蛋白、高维生素、易消化饮食，少食多餐。进食前后用生理盐水漱口，用软毛牙刷刷牙。保证休息与睡眠。要预防感染，经常擦身更衣，注意保暖，避免去公共场所。如白细胞计数低于 1.0×10^9/L，要进行保护性隔离，告知患者和家属保护性隔离的重要性，使其能够配合。

【护理评价】

1. 患者是否能够坚持进食，摄入量能否满足机体需要。
2. 患者化疗期间体温和白细胞计数是否正常，是否发生感染。
3. 患者是否能接受当前身体外表的改变，保持良好的心态。

思　考　题

ER-17-13
扫一扫，测一测

1. 王女士，37 岁，因停经 3 个月，阴道不规则流血 2 天入院。查体：T 36.2℃，P 84 次/分，P 20 次/分，BP 130/90mmHg。妇科检查：子宫底位于脐耻之间。胸片无异常。B 型超声显示：宫腔内无妊娠囊，可见落雪状图像，双侧卵巢可见 6cm×5cm×5cm 囊肿。实验室检查：血清 HCG 150 000U/L。

请问：

(1) 该患者最可能的医疗诊断是什么？
(2) 该患者的护理诊断有哪些？
(3) 如何对该患者进行护理？

2. 刘女士，30 岁，葡萄胎刮宫术后 4 个月，阴道出现不规则流血 1 个月，咳嗽、咯血 1 周就诊。妇科检查：子宫如妊娠 2 个月大小，质软。实验室检查：血清 HCG 水平高，X 线胸片显示双肺片状阴影。

请问：

(1) 该患者最可能的医疗诊断是什么？
(2) 该患者首选治疗方法是什么？应如何护理？

（程　艳）

第十八章
妇科其他疾病患者的护理

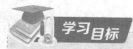

1. 掌握子宫内膜异位症的概念、护理评估和护理措施;子宫脱垂的概念和分度; 不孕症的概念。
2. 熟悉子宫脱垂和不孕症的护理评估和护理措施。
3. 了解子宫内膜异位症和不孕症的治疗新进展。
4. 学会子宫托的使用方法。
5. 具有扎实的专业知识、良好的沟通能力及健康教育的能力。

ER-18-1
扫一扫,知
重点

第一节 子宫内膜异位症与子宫腺肌病

导入情景

小李,30岁。14岁开始来月经。5年前开始出现来月经时肚子痛,越来越重,近1年已难以忍受。结婚3年了,一直未避孕,努力想要孩子,但始终未孕,为查明原因来医院就诊。

工作任务
1. 根据上述情况,告诉小李导致不孕最可能的原因。
2. 指导小李做相关检查以明确诊断。
3. 确诊后对小李进行健康指导。

一、子宫内膜异位症

具有生长功能的子宫内膜组织出现在子宫腔以外的其他部位,称子宫内膜异位症(endometriosis,EMT)。异位内膜可侵犯全身任何部位,如膀胱、肾、肺,甚至手臂、大腿等位置,但最常见的种植部位在盆腔内,以**侵犯卵巢和宫骶韧带最常见**;其次是子宫、直肠子宫陷凹、阴道直肠隔等部位;也可出现在手术切口、脐等部位。

近年来,子宫内膜异位症发病率有明显上升趋势,多见于育龄妇女,以25~45岁为高发年龄。子宫内膜异位症是激素依赖性疾病,绝经后或双侧卵巢切除后异位内膜组织可逐渐萎缩吸收。子宫内膜异位症虽为良性病变,但有类似恶性肿瘤的远处转移和种植、生长及复发等恶性行为。

【病因】

子宫内膜异位症病因至今尚未完全阐明,目前主要学说:

1. 子宫内膜种植学说 目前最受大多数学者公认的学说。种植学说认为,经血中所含的子宫内膜细胞可随经血逆流,经输卵管进入盆腔,种植于卵巢和邻近的盆腔腹膜,并在该处继续生长、蔓延,形成盆腔子宫内膜异位症。

2. 体腔上皮化生学说　盆腔腹膜或卵巢表面上皮都是由胚胎期具有高度化生潜能的体腔上皮分化而来,有可能被卵巢激素激活转化为子宫内膜样组织而形成子宫内膜异位症。

3. 淋巴及静脉播散学说　子宫内膜碎屑可通过淋巴和静脉播散种植。

4. 遗传因素　流行病学调查显示子宫内膜异位症具有一定的家族聚集性,可能与遗传有关。

【病理】

异位的子宫内膜随卵巢激素变化而发生周期性出血,导致病灶周围纤维组织增生、粘连,形成紫褐色斑点或小泡,最终发展为大小不等的紫褐色实质性结节或囊肿。卵巢异位囊肿又称卵巢巧克力囊肿。显微镜下检查,在病灶中可见到子宫内膜上皮、内膜腺体或腺样结构、内膜间质及出血。

【护理评估】

(一) 健康史

询问患者的年龄、月经史、生育史及家族史;了解既往有无痛经史或慢性盆腔疼痛;评估疼痛有无进行性加重。

(二) 身体状况

1. 症状

(1) 痛经和慢性下腹痛:**继发性、进行性加重的痛经是内膜异位症的典型症状**。疼痛一般于经前 1~2 天开始,经期第 1 天最重,持续整个经期。疼痛多位于**下腹部及腰骶部**,常伴有性交痛或肛门坠痛,可**放射至会阴部、肛门及大腿**。疼痛程度与病灶大小不一定成正比。少数患者长期下腹痛,经期更重。约有 27%~40% 的患者无痛经。

(2) 月经异常:15%~30% 的患者有经量增多、经期延长或月经淋漓不尽。

(3) 不孕:不孕率为 40%。引起不孕的原因复杂,如盆腔微环境的改变影响精卵的结合、卵巢功能异常导致排卵障碍等,重度患者由于输卵管、卵巢的粘连可影响受精卵的输送。

(4) 其他症状:盆腔外任何有异位子宫内膜种植的部位,均可出现**周期性疼痛、出血和包块**。如膀胱子宫内膜异位症常在经期出现尿痛和尿频;直肠子宫陷凹有异位病灶或子宫后倾粘连者,表现为深部性交痛;手术切口异位症患者,常在术后数月至数年出现周期性瘢痕处疼痛,在瘢痕深部扪及剧痛包块,包块逐渐增大、疼痛加剧。

2. 体征　妇科双合诊检查可发现**子宫后倾固定**,直肠子宫陷凹、宫骶韧带及子宫后壁下方可扪及**小结节,触痛明显**;子宫一侧或双侧附件处触及增大的与子宫粘连的**囊实性包块**。部分患者阴道后穹隆处可触及不规则的小结节,质硬有触痛。

(三) 心理 - 社会支持状况

因痛经影响工作和生活,使患者恐惧、焦虑;不孕使患者担心不能生育而抑郁、烦躁。

(四) 辅助检查

1. B 型超声检查　可明确异位结节或囊肿的位置、大小和形态,诊断敏感性和特异性均大于 96%。

2. 血清 CA125 测定　血清 CA125 水平可能增高,重症患者更明显,但其变化范围很大。

3. 腹腔镜检查　是目前**诊断子宫内膜异位症的最佳方法**。镜下见到典型大体病理描述的病灶或对可疑病灶进行活组织检查均可诊断。腹腔镜也是治疗本病的常用方法。

(五) 治疗原则及主要措施

治疗子宫内膜异位症的根本目的在于缓解疼痛、改善生育功能、尽量减少复发。**手术减灭病灶**为主要治疗手段,药物为重要辅助治疗手段。治疗时应根据患者年龄、症状、病变部

笔记

位和范围,对生育要求和个人意愿等不同情况加以全面考虑。

1. 期待疗法　适于症状轻者,定期随访。

2. 药物治疗　适用于痛经症状较重,有生育要求且无卵巢异位囊肿的患者。

3. 手术治疗　适用于药物治疗后症状不缓解、局部病变加剧或生育功能仍未恢复者;较大的卵巢异位囊肿。手术方式有保留生育功能手术、保留卵巢功能手术和根治性手术。

4. 手术和药物联合治疗　手术治疗前先用药物治疗 3~6 个月以使异位灶缩小、软化,便于手术切除。对于手术不彻底或术后疼痛不能缓解者,术后给予 6 个月的药物治疗,推迟复发。

【常见护理诊断 / 问题 】

1. 疼痛　与异位的病灶引起的痛经和下腹痛有关。

2. 恐惧　与害怕经前期、经期持续的严重下腹疼痛有关。

3. 长期性低自尊　与子宫内膜异位症导致不孕有关。

【护理目标 】

1. 患者掌握应对痛经和减轻疼痛的方法,自觉疼痛减轻。

2. 患者对疼痛的恐惧减轻。

3. 患者能够面对不孕的现实,积极配合治疗。

【护理措施 】

1. 治疗配合

(1) 期待疗法患者的护理:详细解释定期随访的意义、时间和内容,取得患者主动配合,一般可数月随访一次。经期有轻微疼痛时,可给予前列腺素合成酶抑制剂如吲哚美辛、萘普生、布洛芬等对症治疗。希望生育的患者,应做不孕的各项检查,积极治疗,促使尽早受孕。

(2) 药物治疗患者的护理:临床常采用持续性激素抑制排卵治疗,使患者假孕或假绝经,导致子宫内膜萎缩、退化、坏死。常用药物有短效口服避孕药、高效孕激素类药物、达那唑、孕三烯酮、促性腺激素释放激素激动剂(GnRH-a)等。治疗期间告知患者治疗目的、方案、注意事项和常见不良反应,指导患者严格按医嘱服药,**不得随意停服或漏服**。指导患者定期随访。

(3) 手术治疗患者的护理:手术可分为经腹手术和经腹腔镜手术。手术方式有保留生育功能、保留卵巢功能和根治性手术三类。根据手术要求,向患者讲解手术目的、步骤及注意事项,消除患者的顾虑和恐惧心理,配合医生做好术前准备和术后护理。

2. 心理护理　倾听患者内心感受,理解并尊重患者,耐心解答患者的问题,采取心理安慰与疏导,缓解和消除患者的焦虑、恐惧。

3. 健康教育

(1) **防止经血逆流**:尽早治疗某些引起经血逆流或引流不畅的疾病。

(2) **防止医源性异位内膜种植**:经期一般不做盆腔检查,如有必要应轻柔,避免用力挤压子宫;宫颈及阴道手术应在月经干净后 3~7 天内进行;切开子宫的手术要注意保护好子宫和腹壁切口,缝合子宫壁时避免缝线穿过子宫内膜层;人工流产吸宫术时,宫腔内负压不宜过大。

(3) **药物避孕**:对有高发家族史、易带器妊娠者,可指导患者口服避孕药,以降低发病风险。

(4) **定期随访**:采用药物治疗或术后需补充药物治疗的患者,需在门诊定期随访,给予妊娠、保健和康复指导,如有异常,及时与医师联系,修正治疗方案。

【护理评价 】

1. 患者能否按时服药、服从健康指导,疼痛是否逐渐减轻。

2. 患者能否减轻或消除对月经来潮的恐惧感。

3. 患者是否积极治疗不孕症,能否面对不孕的现实。

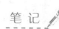

二、子宫腺肌病

子宫内膜腺体及间质侵入子宫肌层时，称子宫腺肌病（adenomyosis）。多发生于 30~50 岁经产妇，约 15% 合并子宫内膜异位症，约半数合并子宫肌瘤。

【病因】

部分子宫腺肌病患者子宫肌层中的内膜病灶与宫腔内膜直接相连，所以认为本病由基底层子宫内膜侵入肌层生长所致。多次妊娠、人流、分娩等造成子宫内膜基底层损伤，可诱发本病。

【护理评估】

（一）健康史

询问患者年龄、妊娠和分娩史、不孕史、月经史；了解既往有无进行性加重痛经史和经量过多史等。

（二）身体状况

1. 症状　主要症状为经量过多、经期延长和进行性加重的痛经，疼痛部位在下腹正中，常开始于经前 1 周，直至月经结束。合并子宫肌瘤时，增大子宫对膀胱刺激和压迫出现尿频。部分患者无症状。

2. 体征　妇科检查子宫均匀性增大或有局限性结节隆起，质硬，呈球形，一般不超过孕 12 周子宫大小，有压痛，经期压痛更明显。

（三）心理 - 社会支持状况

周期性、进行性加重的痛经使患者对月经的来临充满恐惧，每当月经前期和月经期会表现焦虑、紧张。月经过多和经期延长也使患者焦虑不安。

（四）辅助检查

1. B 型超声检查　可在肌层中见到种植内膜所引起的不规则回声增强。

2. 腹腔镜检查　可作为辅助检查方法。

3. 活组织病理检查　取子宫肌层活组织检查，镜下可检出内膜组织。

（五）治疗原则及主要措施

根据患者症状、年龄和生育要求而定。本病用高效孕激素和假孕疗法无效。症状轻、有生育要求或近绝经期者，可用达那唑、孕三烯酮或 GnRH-a 可缓解症状。症状严重、无生育要求者可手术切除子宫，卵巢是否保留取决于患者年龄和卵巢有无病变。

【常见护理诊断 / 问题】

1. 疼痛　与子宫内膜充血、经血潴留使小囊腔周围平滑肌痉挛性收缩有关。

2. 恐惧　与害怕进行性加重的痛经有关。

【护理目标】

1. 患者建立应对疼痛的方法，自觉疼痛减轻。

2. 患者情绪稳定，能够表达对疼痛的恐惧并能采取正确的应对方法。

【护理措施】

1. 治疗配合

（1）药物治疗：对痛经者给予药物治疗，如达那唑、孕三烯酮等可缓解症状。护士向患者讲明用药目的、药物名称、剂量、方法、可能出现的不良反应及应对措施。

（2）手术治疗：痛经严重，药物治疗无效者，可用腹腔镜行骶前神经切除术和骶骨神经切除术，80% 患者术后疼痛消失或缓解。对无生育要求者也可行全子宫切除术。做好术前准备和术后护理。

（3）清宫术：月经期观察阴道出血，准确评估出血量。对月经量过多、药物治疗效果不佳者,可采用清宫术。

2. **心理护理** 引导患者表达真实感受,倾听患者对疾病的详细描述;向患者说明治疗方法和效果,进行心理安慰与疏导,缓解、消除其焦虑、恐惧。

3. **健康教育** 做好计划生育指导;进行月经期、产褥期卫生知识宣教,避免生殖道感染。

【护理评价】

1. 患者疼痛是否缓解或消失。

2. 患者对痛经的恐惧感是否减轻或消除。

第二节 子宫脱垂

导入情景

小李生了个4.45公斤的儿子,一家都很高兴。但小李却遭了罪,因为孩子大,分娩过程很艰难,还造成会阴裂伤。为养好身体,小李产后半年一直卧床休息,下床活动较少。有一天小李抱起孩子时,突然感到阴道内有物脱出,伴下腹及会阴部坠胀痛,遂就诊。

工作任务

1. 告诉小李最可能出现的问题。

2. 指导小李进行相关检查。

3. 对小李进行相应的健康指导。

ER-18-7
扫一扫,知
重点

子宫脱垂(uterine prolapse)是指子宫从正常位置沿阴道下降,宫颈外口达坐骨棘水平以下,甚至子宫全部脱出于阴道口以外。常合并有阴道前、后壁膨出。

【病因】

1. **分娩损伤** **分娩损伤是子宫脱垂最主要的病因**。在分娩过程中,特别是阴道助产或第二产程延长者,盆底肌、筋膜以及子宫韧带过度伸展,张力降低甚至出现撕裂。产后过早参加体力劳动,特别是重体力劳动,影响盆底组织张力的恢复,导致未复旧的子宫下移。

2. **长期腹压增加** 长期慢性咳嗽、便秘、经常超重负荷(肩挑、举重、蹲位、长期站立)、盆腔内巨大肿瘤、腹水等,均可使腹内压增加,使子宫下移。

3. **盆底组织松弛** 子宫脱垂偶见于未产妇或处女,主要原因为先天性盆底组织发育不良。老年妇女因雌激素水平下降,盆底组织萎缩、退化,也可导致子宫脱垂或加重子宫脱垂程度。

【临床分度】

以患者平卧用力向下屏气时子宫下降的最低点为标准,将**子宫脱垂分为3度**(图18-1)。

Ⅰ度:①轻型:宫颈外口距处女膜缘<4cm,但未达处女膜缘;②重型:宫颈外口已达处女膜缘,但未超出,阴道口可见到宫颈。

Ⅱ度:①轻型:宫颈已脱出阴道口外,宫体仍在阴道内;②重型:宫颈及部分宫体已脱出阴道口外。

Ⅲ度:子宫颈和子宫体全部脱出阴道口外。

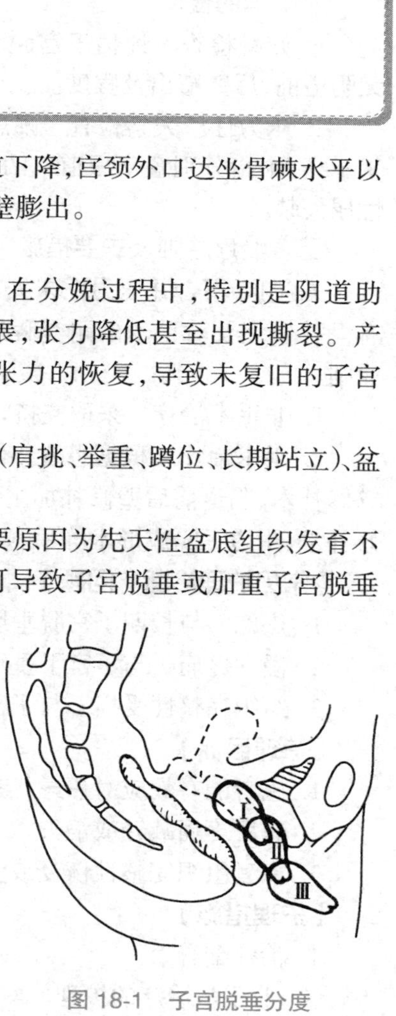

图 18-1 子宫脱垂分度

【护理评估】

(一) 健康史

了解患者有无难产、产程延长、阴道助产及盆底组织损伤等病史;评估患者其他系统健康状况,如有无便秘、慢性咳嗽、盆腔肿瘤、腹水等。

(二) 身体状况

1. 症状 Ⅰ度患者一般无自觉症状,Ⅱ度以上脱垂患者主要有以下症状:

(1) 腰骶部酸痛及下坠感:由于子宫脱垂牵拉韧带,盆腔充血所致。常在久站、行走、蹲位、重体力劳动后加重,卧床休息后症状减轻。

(2) 肿物自阴道脱出:开始在走路、下蹲、提物、排便等腹压增加时出现,卧床休息后可自行还纳,严重者休息后不能自行还纳,需用手还纳,有的用手也无法还纳。

(3) 排尿、排便异常:子宫脱垂常合并阴道前、后壁膨出,阴道前壁膨出者,可有排尿困难、尿潴留、压力性尿失禁等;阴道后壁膨出者,可有便秘、排便困难等。

2. 体征 患者向下屏气时可见子宫脱出,常伴有阴道前、后壁膨出。Ⅱ、Ⅲ度子宫脱垂患者阴道黏膜明显增厚,宫颈肥大、延长。因长期摩擦,宫颈及阴道壁可有溃疡、出血,继发感染时有脓性分泌物渗出。

(三) 心理 - 社会支持状况

由于子宫脱垂长期腰骶部酸痛及行动不便,不能从事重体力劳动,大小便不畅,性生活受影响,扰乱了患者的工作和生活,患者常出现焦虑、情绪低落、悲观失望等。

(四) 辅助检查

1. 妇科检查 评估子宫脱垂程度、宫颈肥大、延长、局部糜烂、出血和感染等情况。有无阴道前、后壁膨出及程度。

2. 压力性尿失禁检查 嘱患者先憋尿,取膀胱截石位后咳嗽,如有尿液溢出,检查者用手示指、中指分别置于尿道口两侧,稍向下按压,再嘱患者咳嗽,如无尿液溢出,证明有压力性尿失禁。

(五) 治疗原则及主要措施

无症状、不合并压力性尿失禁患者不需要治疗。有症状者根据患者年龄、子宫脱垂程度、有无并发症及对手术的耐受程度选择非手术治疗或手术治疗,治疗以安全、简单和有效为原则。

1. 非手术治疗 采取支持疗法、功能锻炼、放置子宫托等。

2. 手术治疗 根据患者年龄、生育要求、子宫脱垂的程度及全身情况,可采取阴道前后壁修补术、阴道前后壁修补加主韧带缩短及宫颈部分切除术、经阴道子宫切除及阴道前后壁修补术、阴道纵隔成形术等手术。

【常见护理诊断 / 问题】

1. 焦虑 与长期子宫脱垂影响生活、工作有关。

2. 慢性疼痛 与子宫下垂牵拉韧带或宫颈、阴道壁溃疡有关。

3. 组织完整性受损 与子宫颈及阴道壁膨出暴露在阴道口外有关。

【护理目标】

1. 患者能有效应对焦虑,焦虑程度减轻。

2. 患者疼痛减轻或消失。

3. 患者组织完整性恢复或受损程度减轻。

【护理措施】

1. 治疗配合

(1) 非手术治疗的护理

1）支持治疗：加强营养，增强体质，适当安排休息和工作，避免重体力劳动；积极治疗慢性咳嗽、便秘等引起腹压增加的疾病，保持大便通畅。

2）盆底肌肉锻炼：教会患者缩肛运动，以增加盆底肌肉群的张力，用力收缩盆底肌肉3秒以上后放松，每次10~15分钟，每天2~3次。

3）放置子宫托：子宫托是支持子宫和阴道壁并使其维持在阴道内而不脱出的工具。适用于各度子宫脱垂及阴道前后壁膨出的患者。重度的子宫脱垂伴盆底肌肉明显萎缩、宫颈及阴道壁有炎症、溃疡者不宜使用。常用的有喇叭形、球形和环形。

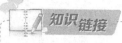

子宫托的应用方法

子宫托是治疗子宫脱垂常用方法，应教会患者正确使用。①放子宫托：选择大小合适的子宫托，放置前嘱患者排空大小便，洗净双手，取蹲位并两腿分开，一手握托柄，使托盘呈倾斜位进入阴道口，将托柄边向内推边向前旋转，直至托盘达子宫颈，然后将托柄弯度朝前，对正耻骨弓后方。②取子宫托：手指捏住子宫托柄，上、下、左、右轻摇，待负压消除后向后外方牵拉取出。③注意事项：子宫托大小以放置后不脱落又无不适感为宜；每天早上放入，晚上取出，消毒后备用，以免放置过久发生子宫托嵌顿或生殖道瘘；月经期和妊娠期停止使用；放托后分别于第1、3、6个月到医院检查1次，以后每3~6个月检查1次。

（2）手术治疗的护理：根据不同手术，做好相应的术前准备和术后护理。

1）术前准备：**术前5天开始进行阴道准备**。Ⅰ度子宫脱垂患者每日用1：5000高锰酸钾溶液或1：20聚维酮碘液坐浴，每天2次；Ⅱ度、Ⅲ度子宫脱垂的患者，每日阴道冲洗2次，局部涂40%紫草油或抗生素软膏，然后戴上无菌手套将脱垂的子宫还纳于阴道内，并让患者在床上平卧半小时。

2）术后护理：按一般外阴、阴道手术患者的护理。术后取平卧位，降低张力，促进愈合；**术后应卧床休息7~10天**，留置导尿管10~14天；每日行外阴擦洗，注意观察阴道分泌物性质、颜色、量，遵医嘱使用抗生素预防感染；口服缓泻剂预防便秘，避免用力大便、咳嗽、下蹲等增加腹压的动作。

2. 心理护理　亲切对待患者，鼓励其说出烦忧并进行安慰；做好家属工作，让其关心、理解患者，协助患者早日康复。

3. 健康指导　术后休息3个月，禁止盆浴及性生活，半年内避免重体力劳动。分别在出院后第2、3个月到门诊复查伤口愈合情况，医生确认完全恢复后方可有性生活。放子宫托者定期到医院检查。做好计划生育指导，防止生育过多、过密。加强营养，增强体质。积极治疗慢性咳嗽、长期便秘。做好产褥期保健，避免习惯性仰卧位休息、产后过早参加重体力劳动。坚持盆底肌肉锻炼，每日做缩肛运动。

ER-18-8
子宫脱垂Ⅰ度重型

ER-18-9
子宫脱垂Ⅱ度重型

ER-18-10
子宫脱垂Ⅲ度

ER-18-11
宫颈溃疡

ER-18-12
放置子宫托

ER-18-13
张力性尿失禁的检查方法

ER-18-14
子宫脱垂的分度

笔记

【护理评价】

1. 患者能否说出减轻焦虑的措施,焦虑是否减轻或消失。
2. 患者疼痛是否得到缓解或消除。
3. 患者组织完整性是否恢复或受损程度是否减轻。

第三节 不 孕 症

导入情景

  王女士和刘女士同在不孕门诊候诊,因同病相怜就相互关心对方情况。王女士婚后一直想要孩子,结果努力了3年都没怀上,平时月经不太规律。刘女士在5年前曾怀孕过,因要创业做了人工流产,近1年想要宝宝却一直未孕,来月经时肚子痛。

  工作任务

1. 告诉王女士和刘女士不孕最可能的病因。
2. 指导她们根据病情进行相应的检查。
3. 根据她们的检查结果,分别给予相应的健康指导。

ER-18-15
扫一扫,知
重点

ER-18-16
受精的过程

  夫妻有正常性生活、未避孕、同居1年未受孕者,称不孕症(infertility)。不孕症可分为原发性不孕和继发性不孕,未避孕而从未妊娠者称原发性不孕;曾有过妊娠而后未避孕连续1年不孕者称继发性不孕。

【原因】

  不孕症原因包括女方因素、男方因素、男女双方因素、不明原因等。

  1. 女方因素

  (1) 输卵管因素:是**不孕症最常见的原因**。慢性输卵管炎引起输卵管粘连、堵塞、闭锁或输卵管黏膜破坏导致不孕。盆腔子宫内膜异位症也可使输卵管粘连扭曲而造成不孕。

  (2) 排卵障碍:主要原因有:①卵巢病变,如先天性卵巢发育不全、多囊卵巢综合征、卵巢功能性囊肿、卵巢子宫内膜异位囊肿等;②下丘脑-垂体-卵巢轴功能紊乱,包括下丘脑、垂体器质性病变或功能障碍导致卵巢无排卵;③全身性因素,如营养不良、肥胖、肾上腺及甲状腺功能异常、药物副作用等影响卵巢排卵。

  (3) 子宫因素:子宫先天性畸形、子宫黏膜下肌瘤、子宫内膜分泌反应不良、子宫内膜炎等引起不孕或流产。

  (4) 宫颈因素:宫颈狭窄或先天性宫颈发育异常、宫颈炎、宫颈黏液免疫环境异常,影响精子的活动和穿透,造成不孕。

  (5) 阴道因素:先天性无阴道、阴道畸形和阴道损伤,影响生活或阻碍精子进入。严重阴道炎时,阴道pH值改变降低精子活力影响受孕。

  2. 男性不育因素 主要有生精障碍和输精障碍。

  (1) 精液异常:表现为无精、弱精、少精、精子发育停滞、畸精症或精液液化不全等,常见原因有先天睾丸发育不全、双侧隐睾、腮腺炎并发的睾丸炎、全身慢性消耗性疾病、精神过度紧张、性生活过频等。

  (2) 精子运送障碍:如阳痿、早泄患者不能使精子进入阴道内,附睾或输精管结核等妨碍了精子运送。

  (3) 免疫因素:精子、精浆在体内产生抗精子抗体,使射出的精子产生凝集而不能穿过宫

笔记

颈黏液。

3. 男女双方因素　缺乏性生活的基本知识,不能合理安排性生活,男女双方过分盼望妊娠造成精神紧张等。

4. 原因不明　经临床全面检查仍有 20% 的患者找不到不孕的原因。

【护理评估】

(一)健康史

从夫妇双方家庭、社会、性生殖等方面全面评估既往史和现病史。了解性生活和避孕情况、个人生活习惯、嗜好、工作环境,男女双方可能与不孕有关的慢性疾病等。询问男方有无睾丸炎、前列腺炎、腮腺炎等。询问女方年龄、月经史、生育史、生殖器官感染史及其他疾病史等。

(二)身体状况

对男女双方进行全身体格检查。男方重点检查外生殖器有无畸形或病变;女方检查有无处女膜过厚或较坚韧,阴道有无痉挛或横膈、纵隔、瘢痕等,子宫或子宫颈有无异常,子宫附件有无压痛、增厚或肿块。

(三)心理 - 社会支持状况

不孕症使夫妇双方承受着巨大的心理压力,女性更容易出现心理问题,一旦确诊会有"不孕危机",表现出震惊、否认、内疚、孤独、愤怒、悲伤等情绪,严重时可导致自尊紊乱,甚至丧失生活的勇气。治疗中的反复检查使不孕夫妇身心疲惫,昂贵的医疗费用也加重了心理压力。

(四)辅助检查

1. 男方检查　**首选精液常规检查**。正常精液量为 2~6ml,平均 3ml,当精液量 <1.5ml 为异常;精液 pH 7.0~7.8,在室温中放置 5~30 分钟完全液化;精子密度(20~200)× 10^9/L;精子活动数 >50%;异常精子 <20%。

2. 女方检查

(1)卵巢功能检查:主要方法有基础体温测定、宫颈黏液结晶检查、阴道脱落细胞涂片检查、B 型超声监测卵泡发育及排卵、月经来潮前子宫内膜活组织检查、女性激素测定等,了解排卵及黄体功能情况。

(2)输卵管通畅检查:常用方法有输卵管通液术、子宫输卵管碘油造影等检查,了解输卵管通畅情况,适用于女方有排卵证据者。

(3)免疫检查:①性交后试验:不明原因的不孕夫妇选择在预测的排卵期进行。在性交后 2~8 小时内取阴道后穹隆液检查有无活动精子,验证性交是否成功,再取宫颈黏液观察,每高倍视野有 20 个活动精子为正常。②精液宫颈黏液相合试验:用排卵前宫颈黏液和精液进行试验,可了解精子穿透宫颈黏液的能力。

(4)其他检查:根据情况,选择宫腔镜或腹腔镜检查,以了解子宫内膜或盆腔内情况。

(五)治疗原则及主要措施

针对病因治疗是关键。积极治疗原发疾病,诱发排卵,必要时选择辅助生殖技术。

【常见护理诊断 / 问题】

1. 知识缺乏　缺乏生育生殖健康知识。

2. 长期性低自尊　与自卑感和家庭社会压力有关。

3. 焦虑　与多年不孕且治疗效果不佳有关。

【护理目标】

1. 患者能够了解受孕的生理过程、不孕的原因和治疗方法。

211

2. 患者能够建立治疗的信心,正确面对不孕的事实。

3. 患者可以表达对不孕的感受,焦虑消失或减轻。

【护理措施】

1. 治疗配合

(1) 做好诊断性检查指导:解释各项检查的目的、检查步骤、注意事项,以取得配合,减轻患者的紧张心理。

(2) 指导患者积极治疗器质性疾病:对妇科肿瘤、生殖器炎症、子宫内膜异位症、宫腔粘连、宫颈口狭窄、输卵管粘连或阻塞等疾病应积极治疗。

(3) 促排卵用药的护理:指导妇女正确用药,告之可能出现的副作用。常用药物有:①氯米芬:为诱发排卵首选药物,月经周期第5日起,每日口服50mg(最大剂量达150mg/d),连用5日,用药后行超声监测排卵;②绒毛膜促性素(HCG):常在促排卵周期卵泡成熟后一次注射5000U。指导妇女在发生妊娠后立即停药。

(4) 协助选择人工辅助生殖技术:当多种治疗方法效果不理想时,帮助夫妇正确面对治疗结果,及时调整治疗方案,探讨实施人工辅助生殖技术。

知识链接

试 管 婴 儿

体外受精-胚胎移植(IVF-ET),又称"试管婴儿",是治疗不孕症的一种有效治疗方法。适用于输卵管性不孕(主要适应证)、原因不明的不孕、子宫内膜异位症、男性不育等。主要步骤包括:促进与监测卵泡发育、取卵、体外受精、胚胎移植、移植后处理。1978年英国学者采用该技术诞生世界第一例"试管婴儿",1988年我国第一个试管婴儿在北京诞生。IVF-ET技术在全世界快速发展推动下,相继衍生一系列相关的辅助生殖技术:①卵细胞质内单精子注射(ICSI):又称第二代试管婴儿,主要针对男性不育患者;②胚胎植入前遗传学诊断(PGD):又称第三代试管婴儿,将植入前的胚胎进行基因检测,选择无致病基因的胚胎植入,避免一些遗传疾病。

2. 心理护理　不孕引起的焦虑会降低妊娠率,护理人员应及时了解夫妇的心理状况,给予心理疏导和支持,帮助他们尽快度过悲伤期。当多种治疗效果不佳时,护理人员应帮助不孕夫妇正视治疗结果,正确看待生活和生育,帮助他们选择治疗方案,并尊重他们做出的选择。

3. 健康教育

(1) 教会妇女提高妊娠技巧:消除思想顾虑,正确看待妊娠,保持良好的情绪;改善生活方式,维持正常体重;改掉不良的生活方式,戒烟、戒毒、不酗酒;掌握性知识,学会预测排卵期,性交频率适中,性交后不要立即如厕,抬高臀部,卧床休息20~30分钟,以使精子进入宫颈。

(2) 预防不孕症的诱因:注意卫生,减少生殖道感染;实行计划生育,无生育计划时应采取安全、有效的避孕措施,避免计划外妊娠,减少人工流产引起的不孕。

【护理评价】

1. 不孕夫妇是否获得了有关不孕的相关知识。

2. 不孕夫妇是否具有良性应对不孕症的态度。

3. 不孕夫妇焦虑是否消失或减轻。

思 考 题

1. 李女士,49岁,G_4P_1。近一年来,用力时感有物自阴道脱出,平时有腰骶部酸痛,下腹、会阴部坠胀,大小便障碍,故就诊。妇科检查:患者平卧向下屏气用力,见宫颈脱出阴道口外,宫体在阴道内,可用手回纳,诊断为子宫脱垂Ⅱ度轻,医生建议使用子宫托治疗。

请问:

(1) 李女士的护理诊断有哪些?

(2) 护士指导李女士如何正确使用子宫托?

(3) 对李女士进行健康教育的内容包括哪些?

2. 王女士,30岁,婚后性生活正常,3年未孕。16岁月经初潮,周期30天,经期3~4天,量中等,5年前开始月经期延长,经量增多,并出现逐渐加重的痛经。男方精液常检查规结果正常。女方妇科检查:阴道、宫颈无异常;子宫正常大小,后倾,活动度差,有压痛;宫旁可触及鸭蛋大小囊性包块,触痛明显。

请问:

(1) 王女士不孕的主要原因是什么?

(2) 王女士的护理诊断有哪些?

(3) 针对护理诊断应给予哪些护理措施?

(毕 璧)

ER-18-17
扫一扫,测
一测

第十九章
计划生育妇女的护理

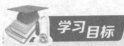

1. 掌握常见避孕方法的避孕原理、适应证及禁忌证;避孕药的副反应;放置宫内节育器的副作用及护理。
2. 熟悉人工流产和药物流产的适应证及护理。
3. 了解计划生育的意义及输卵管绝育术的适应证及护理措施。
4. 学会指导孕龄妇女选择合适的避孕方法;能够配合医生完成计划生育的相关手术。
5. 具有良好的沟通能力及健康教育的能力;耐心、细致的职业素质。

计划生育(family planning)是我国的一项基本国策。其具体内容包括:①晚婚:按国家法定年龄推迟 3 年以上结婚;②晚育:按国家法定年龄推迟 3 年以上生育;③节育:按国家规定数量生育子女,有避孕要求的育龄妇女应采取安全、合适、有效的避孕措施;④优生优育:避免先天性缺陷代代相传,防止后天因素影响后天发育。计划生育应以避孕为主,本章主要介绍妇女避孕、绝育及避孕失败后的补救措施及护理。

第一节　避孕方法及护理

导入情景

小张,25 岁,结婚 1 个月,暂时不想要孩子,口服妈富隆避孕,但担心药物对身体及以后怀孕有影响,故今日来医院咨询,以便选择更为安全的避孕方法。

工作任务

1. 指导小张选择适合她的避孕措施。
2. 对其采取的避孕措施进行相应的健康教育。

ER-19-1
扫一扫,知
重点

避孕(contraception)是采用科学的方法,在不妨碍健康和性生活的前提下,使妇女暂时不受孕。常用的避孕方法有药物避孕、宫内节育器避孕和其他避孕。

一、药物避孕

目前国内应用的避孕药为人工合成的甾体激素避孕药,由雌、孕激素配伍组成,其特点为安全、简便、经济、有效,是一种应用最广的女用避孕药。避孕药的制剂主要有 3 类:①睾酮衍生物,如炔诺酮;②孕酮衍生物,如甲地孕酮;③雌激素衍生物,如炔雌醇。

【避孕原理】

1. 抑制排卵　通过抑制丘脑下部释放 LHRH,使垂体 FSH 和 LH 分泌量减少,使卵泡

笔记

发育停止,从而抑制排卵。

2. 改变宫颈黏液性状 避孕药中的孕激素使宫颈黏液的黏稠度增加,量减少,拉丝度减小,不利于精子穿透。

3. 改变子宫内膜的形态与功能 避孕药中的孕激素降低雌激素效应,使子宫内膜分泌反应不良,不利于受精卵着床。

4. 改变输卵管的功能 改变输卵管的分泌功能与肌肉活动,改变孕卵进入宫腔的时间,造成子宫内膜变化与孕卵发育不同步,干扰孕卵着床。

【适应证】

一般育龄期的健康妇女均可服用。

【禁忌证】

1. 严重的心血管疾病,急慢性肝炎或肾炎。

2. 血液病或血栓性疾病。

3. 内分泌疾病,如糖尿病需用胰岛素控制、甲状腺功能异常者等。

4. 恶性肿瘤、癌前病变、子宫或乳房肿块者。

5. 月经稀少或年龄大于 45 岁。

6. 哺乳期、产后未满 6 个月或月经尚未来潮者。

7. 患精神疾病生活不能自理者。

8. 年龄大于 35 岁吸烟者。

【避孕药种类及用法】

1. 短效口服避孕药 是雌、孕激素组成的复合制剂。药物类型:

(1) 单相片:整个周期中雌、孕激素剂量固定,常用的制剂有复方炔诺酮片(避孕片 1 号)、复方甲地孕酮片(避孕片 2 号)、复方去氧孕烯片(妈富隆)。**用法**:月经周期第 5 日开始,每晚 1 片,避孕片 1 号和避孕片 2 号连服 22 日,妈富隆连服 21 日。注意事项:**若漏服须于次晨(12 小时内)补服**,以免发生突破性出血或避孕失败;停药 7 日无撤药性出血,则从停药后第 8 日开始下周期的用药。

(2) 三相片:将一个周期用药日数按雌、孕激素剂量不同分为第一相(第 1~6 片)、第二相(第 7~11 片)、第三相(第 12~21 片),自月经周期第 1 日开始,按顺序服用,每日 1 片,连服 21 日;第二周期及以后改为月经周期第 3 日开始服用。正确服药避孕成功率接近 100%。

2. 长效口服避孕药 是由长效雌激素和人工合成的孕激素配合而成的,服 1 次可避孕 1 个月。因副作用较多,现已少用。

3. 长效避孕针 目前有单孕激素制剂及雌孕激素复合制剂二种。复合制剂由于激素剂量大,副作用大,较少用。首次于月经周期第 5 日和第 12 日各肌注 1 支,第 2 个月后在每次月经周期第 10~12 日肌注 1 支。肌注 1 次可避孕 1 个月。月经频发或经量过多者不宜使用。

4. 探亲避孕药 适用于夫妇分居两地短期探亲者,又称速效避孕药或事后避孕药。多为孕激素制剂,服用不受经期限制。代表药有炔诺酮探亲片,若探亲在 14 天内,于性交当晚及以后每晚口服 1 片,若已服 14 天,探亲仍未结束,可改服避孕药 1 号或避孕药 2 号至探亲结束。

5. 缓释系统避孕药 将避孕药(主要是孕激素)与具备缓释性能的高分子化合物制成多种剂型,在体内持续恒定进行微量释放,起长效避孕作用。类型有皮下埋置剂、缓释阴道避孕环等。

【副作用及处理】

1. 类早孕反应 用药后有少数人可出现食欲减退、恶心、呕吐等类似早孕反应的症状,**为雌激素刺激胃黏膜所引起,是口服避孕药最常见的副反应**,轻者不需处理,重者可口服维生素 B₆ 20mg、维生素 C 100mg 及甲氧氯普胺 10mg,每日 3 次,连续服用 1 周。饭后或晚上睡觉前服药可以减轻类早孕反应。

2. 月经改变　一般服药后**月经周期规律,经量减少,痛经减轻或消失**。个别妇女可出现:①闭经:是避孕药对下丘脑 - 垂体轴过度抑制所致,若**连续停经 3 个月应停药观察**;②突破性出血:多在少服或漏服药物后发生,少数发生于规律服药者。如发生在服药前半周期者,为雌激素量不足,可每晚同时加服炔雌醇 1 片。如果发生在服药后半周期,多为孕激素不足,可每晚同时加服避孕药 1/2~1 片,服至第 22 日停药。接近月经期出血或出血量多如月经量时,可视此次流血为月经,应停药,在流血第 5 日开始服用下一周期药物。

3. 体重增加及色素沉着　体重增加因避孕药可促进机体合成代谢,以及雌激素引起的水钠潴留所致。少数妇女的颜面部皮肤可出现淡褐色色素沉着,停药后多能自行消退,一般不需处理,重者需改用其他避孕措施。

4. 其他　偶可出现头痛、乳房胀痛、皮疹、瘙痒等,必要时停药。

【护理评估】

(一) 健康史

询问年龄、月经史、婚育史及既往病史,评估有无使用药物避孕的禁忌证,同时了解患者是否自愿接受药物避孕及生育计划。

(二) 身体状况

评估其身体状况,进行全身体格检查,了解有无全身性疾病和妇科疾病,进一步核实有无药物避孕的禁忌证。

(三) 心理 - 社会支持状况

缺乏药物避孕的相关知识,会对避孕方法存在顾虑,担心药物避孕会引起月经异常、影响生育、增加肿瘤的发生等。

(四) 辅助检查

血、尿常规和肝、肾功能等检查。

【常见护理诊断 / 问题】

1. 知识缺乏　缺乏药物避孕的相关知识。

2. 焦虑　与药物副作用、避孕失败等有关。

【护理目标】

1. 妇女能正确叙述避孕药的使用方法及注意事项。

2. 妇女能正确应对避孕药物的副作用,焦虑减轻或消失。

【护理措施】

1. 知情选择　详细介绍避孕药物的种类、作用机制、避孕效果、用法、副作用及应对措施,帮助育龄妇女选择适宜的避孕药物并正确使用。

2. 心理护理　加强心理疏导,消除思想顾虑,使其乐于接受和配合药物避孕。

3. 健康指导

(1) 妥善保管药物,防止儿童误服;药物受潮影响避孕效果,应存放于阴凉干燥处,如受潮不宜使用。

(2) 按时服药;针剂需深部肌内注射,并且要将安瓿中的药液全部注入。针剂可能产生过敏反应,注射后注意观察。

(3) 停用长效避孕药,应在下月开始服用短效避孕药作为过渡,一般用药 2~3 个月经周期,否则可发生月经失调。

(4) 计划妊娠者,复方短效口服避孕药停药后即可妊娠,**长效避孕药应在停药 6 个月后妊娠**,以免引起胎儿畸形。

【护理评价】
1. 妇女能否正确说出避孕药物的使用方法及注意事项。
2. 妇女能否正确应对避孕药物的副作用。

二、宫内节育器

宫内节育器(intrauterine device,IUD)是育龄妇女易接受的一种相对安全、有效、经济、简便、可逆的避孕工具,是目前**我国育龄妇女避孕的主要措施**。其主要避孕原理是:阻碍受精卵着床、使子宫内膜产生前列腺素、杀精毒胚作用。

【种类】

目前国内外使用的宫内节育器大致可分为两大类(图 19-1):

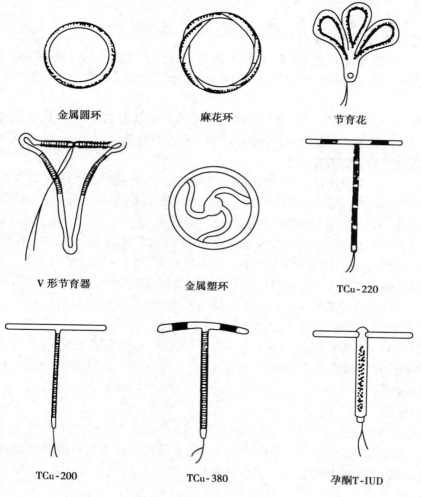

| 金属圆环 | 麻花环 | 节育花 |

| V 形节育器 | 金属塑环 | TCu-220 |

| TCu-200 | TCu-380 | 孕酮T-IUD |

图 19-1 常用的宫内节育器

1. 惰性宫内节育器(第一代 IUD) 由惰性原料制成,如金属、硅胶、塑料等,包括不锈钢圆环、麻花环、混合环等,金属单环脱落率和带器妊娠率高,1993 年已停止生产。

2. 活性宫内节育器(第二代 IUD) 以惰性 IUD 为载体,增加活性物质如铜丝或铜套、激素、药物及磁性等物质,可以提高避孕效果,减少副反应。分为含铜 IUD 和含药 IUD 两类。

【宫内节育器放置术】

1. 适应证 凡育龄妇女无禁忌证,要求放置 IUD 者。

2. 禁忌证 下列情况不宜放置 IUD:①月经过多、过频或不规则出血;②妊娠或可疑妊娠；③生殖道急性炎症；④人工流产、分娩、剖宫产术后有胚胎组织残留、感染或子宫复旧不良；⑤生殖器官肿瘤；⑥宫颈内口过松、重度宫颈裂伤、子宫脱垂或子宫畸形；⑦严重全身性疾患；⑧对铜有过敏史，不宜放置含铜节育器；⑨宫腔小于5.5cm或大于9.0cm。

3. 放置时间　①**月经干净后3~7日无性交**；②人工流产术后若出血少、宫腔深度小于10cm时；③产后42日恶露已净，子宫复旧好，会阴伤口愈合时；④**剖宫产后半年放置**；⑤哺乳期排除早孕后放置；⑥自然流产于转经后放置；⑦药物流产于2次正常月经后放置；⑧含孕激素的IUD在月经第3日放置；⑨性交后5日内放置（紧急避孕）。

【宫内节育器取出术】

1. 适应证　①计划再生育者；②放置期限已满需更换者；③改用其他节育方法或绝育者；④带器妊娠者；⑤因副反应重或出现并发症治疗无效者；⑥绝经1年者。

2. 时间　以月经干净后3~7日为宜，出血多者随时可取，带器妊娠者于人工流产时取出。

【放置宫内节育器的副反应】

1. 出血　主要表现为经量增多、经期延长或不规则阴道出血。一般不需要处理，3~6个月可逐渐好转。严重者可给予吲哚美辛、6-氨基己酸等止血药，并给予抗生素，无效者，应取环。

2. 腰酸、腹部坠胀感　因宫内节育器与宫腔的大小及形状不符，导致子宫频繁收缩所致。轻者不需处理，重者可休息、给予解痉药物或更换节育器。

【放置宫内节育器的并发症】

1. 感染　术中无菌操作不严、生殖道本身有炎症、术后过早盆浴或性交均可引起感染，表现为下腹疼痛、白带增多等，一旦发生感染，应给予广谱抗生素，并取出宫内节育器。注意观察体温、腹痛、阴道流血情况或分泌物量、色、气味等。

2. 宫内节育器脱落　多发生在放置IUD后1年内，尤其前3个月。脱落的原因可能为宫颈口过松、未放置于子宫底部或节育器大小不合适，放置1年内应定期复查。

3. 带器妊娠　多见于节育器异位或下移者。应行人工流产术，同时取出宫内节育器。

4. 宫内节育器嵌顿或断裂　因放置节育器时损伤子宫壁或放置时间过久，使节育器部分嵌入子宫肌壁或发生断裂。一旦发现应及时取出。

5. 节育器异位　操作粗暴导致子宫穿孔，可异位于子宫肌壁间或盆腔内。确诊后根据其所在部位经腹或阴道将节育器取出。

【护理评估】

(一) 健康史

询问年龄、婚育史、月经史、末次月经干净时间，术前3天有无性生活，近期有无全身及生殖器官的急性疾病，既往有无心、肝、肾等重要脏器疾病史及血液病史，是否愿意放置IUD。询问取器者的IUD类型、放置时间及取器原因。

(二) 身体状况

测体温（术前体温应<37.5℃）、全身体格检查、妇科检查。

(三) 心理-社会支持状况

因缺乏相关知识、担心工具避孕副作用及并发症等原因，出现不同程度的焦虑。

(四) 辅助检查

血常规、出凝血时间、肝肾功能等检查。取出宫内节育器者需要做B型超声或X线检查，以明确节育器是否存在、类型、位置，尤其注意是否有嵌顿。

【常见护理诊断/问题】

1. 知识缺乏　缺乏工具避孕的知识。

2. 焦虑　与担心工具避孕副作用及并发症有关。

3. 潜在并发症:子宫穿孔。

【护理目标】

1. 妇女了解工具避孕的相关知识。

2. 妇女的焦虑减轻。

3. 操作中不发生子宫穿孔。

【护理措施】

1. 心理护理　做好解释工作,介绍宫内节育器避孕原理、放置或取出的过程、副反应及应对措施,消除思想顾虑,使其乐于接受和配合。鼓励患者表达内心感受,关心体贴患者。

2. 术前护理　协助术者排除手术禁忌证,嘱受术者术前 3 天禁止性生活;测量受术者体温;检查无菌手术包,备好各型宫内节育器、消毒手套等。

3. 术中配合　①嘱受术者排空膀胱,取膀胱截石位;②打开手术包,检查器械及用物是否齐全,并准备手术用物;③常规消毒外阴和阴道;④协助术者选择大小合适的节育器,向受术者展示,并告知有效期;⑤术中积极配合医生,保证用物供应,密切观察,有异常及时报告医生;⑥取出 IUD 后让受术者看清取出的 IUD。

4. 术后护理　术后在观察室休息 2 小时,密切观察阴道流血、血压等,无异常方可离开。

5. 健康教育　**①放置术后休息 3 天,术后 1 周内避免重体力劳动;②取出术后休息 1 天;③保持外阴清洁,术后 2 周内禁止性生活及盆浴;**④术后出现明显腹痛、发热、出血多时应随时就诊;⑤术后 3 个月内每次月经期或大便时应注意节育器有无脱落;⑥定期随访:术后 1 个月、3 个月、半年、1 年各复查一次,以后每年复查一次。复查时间一般在月经干净后。

【护理评价】

1. 妇女是否了解宫内节育器的相关知识。

2. 妇女的焦虑是否减轻。

3. 操作中是否发生子宫穿孔。

三、其他避孕方法

(一)紧急避孕

紧急避孕(emergency contraception),是指在无保护性性生活后或避孕失败后的 3~5 日内,防止非意愿妊娠而采取的避孕方法。通过阻止或延迟排卵、干扰受精或阻碍着床实现避孕的目的。

1. 放置 IUD　在无保护性性生活后 5 日内放置,有效率可达 95% 以上。

2. 紧急避孕药　在无保护性性生活后 72 小时内服用。目前常用以下药物:①复方左炔诺孕酮片:首次服用 4 片,12 小时后加服 4 片;②左炔诺孕酮片:首剂 1 片,12 小时后再服 1 片;③米非司酮:在无保护性性生活后 120 小时内空腹顿服 25mg 或 10mg。

(二)安全期避孕

安全期避孕又称自然避孕,指避开易受孕期进行性生活,不用其他药具避孕而达到避孕目的。排卵通常发生于下次月经来潮前 14 日左右,排卵前后 4~5 日内为易受孕期,其余时间不易受孕为安全期。因排卵时间受情绪、外界环境及健康状况等因素影响不固定,**安全期避孕并不可靠。**

(三)阴茎套

阴茎套(condom)又称避孕套,为男用避孕工具,使精液排在避孕套小囊内,精子不能进入宫腔而达到避孕目的。阴茎套是筒状优质薄乳胶制品,顶端呈小囊状,使用前选择合适型号,用吹气法检查有无漏气,排去小囊内空气后使用。射精后在阴茎未软缩时连同阴茎套一

ER-19-2
计划生育妇
女的护理

ER-19-3
T环

ER-19-4
花式环

ER-19-5
吉尼柔适环

起抽出。事后如有破损或使用中脱落,应采取紧急避孕。每次性交均要更换。阴茎套还能防止性传播疾病,无明显禁忌证,故应用广泛,避孕有效率93%~95%。

(四)外用避孕药

如避孕贴剂或经阴道给药的杀精剂。

知识链接

避孕方法的合理选择

育龄期妇女应根据自身特点,选择合适、安全有效的避孕方法。①新婚夫妇短期避孕可选用复方短效口服避孕药、男用阴茎套、外用避孕栓、薄膜等,必要时采用紧急避孕。不宜用IUD、长效避孕药、安全期避孕、体外排精等方法。②已生育需长期避孕者首选宫内节育器,其他避孕方法均适用。③哺乳期妇女可选用避孕套、IUD,不宜选用复方避孕药、避孕药膜、安全期避孕。④两个或多个子女的夫妇最好选择绝育措施。⑤绝经过渡期妇女可选用工具避孕、避孕栓、凝胶剂,不宜选用复方避孕药、避孕药膜、安全期避孕。

ER-19-6
国内常用宫
内节育器

ER-19-7
宫内节育器
B型超声下
影像

ER-19-8
放置宫内节
育器

ER-19-9
IUD放置术

ER-19-10
IUD取出术

ER-19-11
皮下埋植放
置部位及放
置器械

ER-19-12
阴茎套检查
方法

ER-19-13
扫一扫,知
重点

第二节 女性绝育方法及护理

女性绝育术(sterilization operation)是指通过手术或药物,使妇女达到永久不生育的目的。主要方法是输卵管绝育术,包括经腹输卵管结扎术、经腹腔镜输卵管绝育术等,主要使输卵管切断或堵塞,致使精子和卵子不能相遇而达到永久不孕的目的。

一、经腹输卵管结扎术

经腹输卵管结扎术是国内应用最广的绝育方法,具有切口小、组织损伤小、安全、方便、不影响受术者机体生理功能等优点。

【适应证】

1. 育龄期要求绝育手术而无禁忌证者。

2. 患严重全身疾病不宜生育者。

【禁忌证】

1. 术前24小时内两次体温≥37.5℃。

笔记

2. 全身情况不良不能耐受手术者,如心力衰竭、产后出血、血液病等。

3. 各种疾病的急性期。

4. 患严重神经症。

5. 腹部皮肤有感染灶或生殖器官炎症者。

【手术时间】

非孕期妇女在月经干净后 3~4 日。人工流产或分娩后 48 小时内。剖宫产同时进行。哺乳期或闭经者排除早孕后。

【麻醉】

多采用局部浸润麻醉或硬膜外麻醉。

【手术步骤】

1. 受术者排空膀胱,取仰卧位,留置导尿管。

2. 手术野常规消毒,铺无菌单。

3. 切开 取下腹正中耻骨联合上两横指(3~4cm)切开 2cm 纵切口,产后于宫底下 2~3cm 做纵切口。

4. 寻找提取输卵管。

5. 结扎输卵管。

6. 清点敷料及纱布,分层关腹。

【并发症】

一般不发生并发症,操作不当可出现:①出血或血肿:过度提拉损伤输卵管或输卵管系膜血管,引起腹腔内出血或血肿。发现出血现象应迅速止血。②脏器损伤:手术操作粗暴、解剖关系不清可致膀胱、肠管损伤,发现时应及时行修补术。③感染:手术消毒不严、操作中无菌观念不强,或受术者机体内有潜在感染灶或感染灶未处理,均可引起术后感染。一旦发生,及早应用抗生素治疗。④绝育手术失败:术后再孕(包括输卵管妊娠),根据具体情况采取相应的处理方法。

【护理评估】

(一) 健康史

了解受术者的年龄、月经史、生育史、既往史(尤其是腹部手术史、药物过敏史等);同时注意末次月经、末次分娩或末次流产时间等。

(二) 身体状况

进行全面体格检查和妇科检查,排除禁忌证。

(三) 心理 - 社会支持状况

受术者因害怕手术而恐惧;担心术后对个人女性特征、夫妻生活等有影响。

(四) 辅助检查

血常规、尿常规、出凝血时间、血小板计数、肝肾功能、空腹血糖、感染排查、白带涂片、心电图检查,了解检查结果,必要时做腹部超声检查等。

【常见护理诊断 / 问题】

1. 恐惧 与担心手术所致的风险及疼痛有关。

2. 急性疼痛 与手术有关。

3. 有感染的危险 与手术操作、出血有关。

【护理措施】

1. 术前护理

(1) 协助医生对受术者进行全面身心评估,排除禁忌证,核实手术时间。

(2) 向受术者及其家属做好解释工作,告知手术一般不影响卵巢功能,消除思想顾虑,签

笔记

手术同意书。

(3) 给受术者做药物过敏试验并记录结果。

(4) 按妇科腹部手术常规备皮。

(5) 手术前排空膀胱,连续硬膜外麻醉时应留置导尿管。

2. 术中配合

(1) 协助受术者取仰卧位,手术野常规消毒铺巾,严格无菌操作。

(2) 术中按顺序正确递送器械和敷料,协助手术顺利完成。

(3) 术前、术后清点纱布、器械,确保无误。

(4) 术中严密观察受术者的生命体征及反应,有异常及时报告医生。

3. 术后护理

(1) 术后密切观察生命体征、有无腹痛和内出血等。

(2) 鼓励受术者早日下床活动,防止腹腔粘连。

(3) 观察伤口情况,保持伤口敷料清洁干燥,术后 7 天拆线。

(4) 遵医嘱给予抗生素。

4. 心理护理 了解患者的焦虑程度,关心体贴患者,向其介绍输卵管绝育术是妇产科常见手术,无明显疼痛,手术时间短,消除其心理障碍,使其配合手术。

5. 健康教育 嘱受术者出院后加强营养和休息,**术后休息 3~4 周,1 个月禁止性生活和盆浴**,1 个月后到医院复查。

二、经腹腔镜输卵管结扎术

经腹腔镜输卵管结扎术手术时间短,恢复快,但需要设备,费用较高。

【适应证】

同经腹输卵管结扎术。

【禁忌证】

腹腔粘连、心肺功能不全、膈疝者禁用此法,其他同经腹输卵管结扎术。

【麻醉】

局部浸润麻醉、硬膜外麻醉或全身麻醉。

【手术步骤】

受术者取头低臀高仰卧位,在脐孔下缘做 1cm 小切口,用气腹针插入腹腔,充 CO_2 2~3L,插入套管针放置腹腔镜。在腹腔镜下将弹簧夹或硅胶环置于输卵管峡部,以阻断输卵管,也可用双极电凝法烧灼输卵管峡部 1~2cm。

【手术后护理】

静卧 4~6 小时后下床活动,密切观察生命体征。其他内容同经腹输卵管结扎术。

第三节 避孕失败的补救措施及护理

ER-19-14
经腹腔镜输卵管绝育术

ER-19-15
输卵管抽心包埋法

ER-19-16
扫一扫,知重点

导入情景

　　小马,33 岁,这次月经推迟 15 天没来。她很担心自己是不是怀孕了,就到医院检查,根据尿化验和 B 型超声检查的结果,医生说她怀孕了。按照小马要求,医生为她进行人流手术,手术中她突然感觉头晕、胸闷,出冷汗、面色苍白。

笔记

工作任务

1. 根据上述表现告诉小马最可能发生的情况。
2. 遵医嘱对小马进行正确的护理。
3. 术后对小马进行健康教育。

　　避孕和绝育术均有一定的失败率。避孕失败不愿生育者、患遗传性疾病或其他疾病不宜继续妊娠者需终止妊娠。护士应协助选择适宜终止妊娠的方法。常用的避孕失败补救措施有药物流产、人工流产术、中期妊娠引产术。

一、药物流产

　　药物流产(drug abortion)是指用药物终止妊娠的方法,又称药物抗早孕。具有安全、简单、不需宫腔内操作、痛苦小等优点。目前临床**常用的药物为米非司酮配伍米索前列醇**,完全流产率达 90% 以上。

【适应证】

1. 妊娠 7 周内的宫内妊娠,本人自愿、年龄 <40 岁的健康妇女。
2. 人工流产术的高危人群,如瘢痕子宫、哺乳期等。
3. 多次人工流产术史,对手术流产有顾虑和恐惧心理者。

【禁忌证】

1. 使用米非司酮的禁忌证　肾上腺疾病及其他内分泌疾病、血液疾病、血栓性疾病、妊娠期皮肤瘙痒等。
2. 使用米索前列醇的禁忌证　心血管疾病、青光眼、癫痫、哮喘、结肠炎等。
3. 其他　过敏体质、带器妊娠、异位妊娠、妊娠剧吐等。

【用药方法】

　　米非司酮有顿服法和分服法。顿服法于用药第 1 日顿服 200mg,在服药第 3 日晨口服米索前列醇 0.6mg。分服法为米非司酮 150mg 分次口服,用药第 1 日晨服 50mg,8~12 小时再服 25mg,用药第 2 日米非司酮早晚各服 25mg,于第 3 日晨 7 时再服 25mg,1 小时后加服米索前列醇 0.6mg。**每次服药前后至少空腹 1 小时**。

【不良反应】

1. 下腹痛　米索前列醇所致的子宫收缩引起,排出妊娠物过程中出现,一般可以忍受,严重者可用药物止痛。
2. 出血　出血量多于月经或阴道流血持续 2 周以上,应行清宫术,如果出血过多发生失血性休克,应抗休克同时尽早行刮宫术或吸宫术。药物流产必须在有正规抢救条件的医疗机构进行。**出血时间长、出血量多是药物流产的主要副作用**。
3. 胃肠道反应　部分患者服药后可出现恶心、呕吐、腹痛、腹泻等,一般不需处理。
4. 感染　与出血时间长及流产后不注意外阴清洁或过早性生活有关,一旦出现应使用抗生素治疗。

【健康教育】

1. 加强休息,保持外阴清洁,禁止性生活和盆浴 1 个月。
2. 服用米索前列醇后应留院观察 6 小时,注意观察有无用药副反应及胚囊是否排出。出现阴道流血后应用便盆接阴道排出物,医护人员认真检查排出的绒毛情况,判断流产是否完全。
3. 嘱患者密切观察阴道流血情况,如果流血量大、时间长或出现异味、腹痛等情况应及时就诊。

4. 指导正确避孕,再次妊娠应安排在月经复潮 6 个月后。

二、人工流产术

人工流产术(induced abortion)是指在妊娠 14 周以内,采用人工方法终止妊娠的手术,有负压吸宫术和钳刮术两种。

【适应证】

1. 避孕失败自愿要求终止妊娠而无禁忌证,**妊娠 10 周内行负压吸宫术,妊娠 11~14 周行钳刮术。**

2. 因各种疾病(如心力衰竭等)不宜继续妊娠者。

【禁忌证】

1. 各种疾病的急性期。

2. 生殖器官炎症。

3. 全身情况不良,不能耐受手术。

4. 术前 2 次体温达到或超过 37.5℃者。

【人工流产并发症及处理】

1. 人工流产综合反应 因精神紧张、局部刺激引起**迷走神经兴奋**,术中或术后出现心动过缓、血压下降、面色苍白、出冷汗、头晕、胸闷,甚至昏厥等症状。应立即停止手术,安慰受术者,给予吸氧,一般可自行恢复,重者**静脉注射阿托品 0.5~1mg**,多可缓解。

2. 子宫穿孔 是**严重并发症**。术者操作不熟练、哺乳期子宫、瘢痕子宫、子宫过度倾屈或畸形时易发生。一旦穿孔,**应立即停止手术**,应用子宫收缩剂和抗生素,住院观察,必要时行剖腹探查术。

3. 吸宫不全 是**常见并发症**,为手术后宫腔内有部分妊娠物残留。常因子宫体过度屈曲、术者技术不熟练引起。表现为术后阴道流血时间长、流血量多或流血停止后又有多量流血,B 型超声检查有助于诊断。若无明显感染征象,应尽早行刮宫术;若合并感染,应控制感染后再行刮宫。

4. 感染 多因吸宫不全、器械及敷料消毒不严、无菌操作不严格或流产后过早性生活引起,主要表现为盆腔炎性疾病。术后做好卫生宣教,保持外阴清洁,禁止盆浴半个月,禁止性生活 1 个月;有感染可能者,用抗生素预防感染。

5. 漏吸 指已确诊为宫内妊娠,但术时未吸出胚胎或绒毛。主要与子宫过度屈曲、子宫畸形(双子宫)、孕周过小及术者操作技术不熟练等因素有关。应复查子宫位置、大小、形态,重新探查宫腔,再次行负压吸引术。

6. 术中出血 多因妊娠月份较大,吸管过小,妊娠组织不能及时排出影响子宫收缩所致。可在扩张宫颈后注射缩宫素,尽快清理宫腔内容物。

7. 羊水栓塞 偶可发生。因宫颈损伤、胎盘剥离使血窦开放,羊水进入血液循环所致。妊娠早、中期发生羊水栓塞,病情较晚期轻。应给予吸氧、抗过敏、解痉、抗休克等处理。

8. 远期并发症 宫颈和宫腔粘连、月经失调、继发不孕等。

【护理要点】

1. 术前护理 协助手术者了解有无手术禁忌证;做好心理护理,解除受术者对手术的恐惧心理;积极准备好手术环境、手术用药(如缩宫素、阿托品等)及手术器械(人工流产手术包、负压电动吸引器等);嘱患者排空膀胱。

2. 术中配合 ①协助受术者取膀胱截石位;②打开手术包后加放消毒溶液棉球、无菌棉球及纱布;③加强与受术者沟通,关心体贴受术者,给予心理支持,指导其术中配合技巧;

④连接好负压吸引器,术中积极配合;⑤严密观察受术者,有异常情况随时通知术者,并积极协助治疗;⑥协助检查吸出物,注意观察绒毛、胚胎组织是否与孕周相符。

3. 术后护理　**术后受术者在观察室休息 1~2 小时**,注意观察腹痛及阴道流血情况,无异常方可离开。

4. 健康教育

(1) 吸宫术后休息 2 周,钳刮术后休息 2~4 周。

(2) 术后如有腹痛或发热、出血多或出血时间长,应随时就诊。

(3) 保持外阴清洁干燥,术后 1 个月内禁止性生活、盆浴。

(4) 指导可靠的避孕措施,再次妊娠应安排在月经复潮 6 个月后。

知识链接

无痛人工流产术

　　人工流产术中疼痛以扩张宫颈和吸刮宫腔壁时最为剧烈。为减轻受术者痛苦,近年来,临床上开展了无痛人流术,使孕妇在安静、平稳、无痛状态下顺利完成手术,有效预防和减少并发症的发生。目前国内常用的方法有:①异丙酚(丙泊酚)静推:是手术流产首选的麻醉用药,术前至少禁食 8 小时,排空膀胱。其特点是起效快,无明显蓄积,苏醒快,无手术记忆。②氧化亚氮吸入:麻醉起效快,作用消失快,受术者术中意识清醒,费用大。③利多卡因宫旁注射:经济、简便、安全,有利于扩张宫颈,减轻受术者痛苦,达不到无痛要求。

三、中期妊娠引产

　　终止中期妊娠的方法多采用依沙吖啶(利凡诺)和水囊引产。依沙吖啶是一种强力杀菌剂,将其经腹壁注入羊膜腔内,具有较强的杀菌和刺激子宫收缩的作用。水囊引产是将水囊置于子宫壁与胎膜之间,向囊内注入适量生理盐水,刺激宫缩,促使胎儿及其附属物排出。

【适应证】

1. 妊娠 13~27 周,本人自愿要求终止妊娠而无禁忌证者。

2. 因患某种疾病,不宜继续妊娠者。

【禁忌证】

1. 严重全身性疾病。

2. 各种疾病的急性期(如急性传染病)、慢性疾病急性发作期。

3. 生殖器官急性炎症。

4. 术前 24 小时内两次体温≥37.5℃。

5. 对依沙吖啶有过敏史者不宜用依沙吖啶引产。

6. 妊娠期反复阴道流血者不宜行水囊引产。

7. 瘢痕子宫或宫颈陈旧性裂伤者。

【操作方法】

1. 依沙吖啶引产

(1) 经腹羊膜腔内注入法:孕妇排尿后取平卧位,常规消毒铺巾。腰椎穿刺针进入羊膜腔后,拔除针芯有羊水流出后接注射器注入依沙吖啶 50~100mg(用注射用水或羊水溶解,切忌用生理盐水,以免发生药物沉淀),注药完毕插入针芯,快速拔出穿刺针,用无菌纱布压迫 2~3 分钟,观察无出血,胶布固定。一般在注射后 12~24 小时开始宫缩,约在用药后 48 小时内胎儿胎盘娩出。

（2）羊膜腔外给药：孕妇排尿后取膀胱截石位，外阴、阴道常规消毒，铺无菌单。将导尿管经宫颈插入宫壁与胎膜间，注入依沙吖啶100mg，扎紧导尿管末端，无菌干纱布包裹，放入阴道。24小时后取出纱布和导尿管。一般注药后3~7天内可见妊娠组织流出，流产后应严密观察阴道流血情况，检查胎盘、胎膜是否完整，疑有残留时需清理宫腔。

2. 水囊引产　孕妇排空膀胱，取膀胱截石位，常规消毒铺巾，暴露宫颈，用长镊或卵圆钳夹持水囊导尿管，经子宫颈送入宫腔，使其置于子宫壁和胎囊之间，向囊内注入无菌生理盐水，注水量按以每孕月100ml计算，**最多不超过500ml**，注液完毕，将导尿管末端折叠、扎紧，用无菌干纱布包裹置于阴道后穹隆部，**24小时后取出水囊**。

知识链接

依沙吖啶引产的注意事项

1. 用药剂量要准确，一般用量为100mg。

2. 穿刺成功拔出针芯后，如从穿刺针向外溢血或注射器回抽有血液时（可能是刺入胎盘）应向深部进针或向后退针稍改变方向后进针，若仍有血，应更换穿刺点，但不能超过3次。

3. 用药后24小时仍无宫缩，可加用缩宫素缓慢静脉点滴。

4. 羊膜腔内注药者，如第一次失败，可在72小时后行第二次操作。

5. 严格无菌操作。

6. 用药5天后仍未出现宫缩者即为引产失败，应告知家属，并协商再次给药时间或改用其他引产方法。

【护理要点】

1. 术前准备　①询问病史、全面体格检查，协助医生严格掌握适应证与禁忌证；②指导受术者行B型超声检查，进行胎盘定位及穿刺点定位，并了解羊水量；③嘱受术者术前3天禁止性生活，并且每天冲洗阴道1次；④局部常规皮肤准备；⑤了解受术者中期妊娠引产的原因，耐心答疑，为其提供情感表达的机会，并介绍手术经过、注意事项，解除其顾虑，利于术中配合；⑥准备好穿刺包、水囊和消毒手套等用物。

2. 术中配合　①为受术者提供安静舒适的环境，术中陪伴，提供心理支持，使其积极配合；②协助医生抽取药物；③密切观察受术者有无呼吸困难、胸痛、发绀等症状，发现异常报告医生。

3. 术后护理　①留受术者在观察室休息12小时，观察受术者生命体征、宫缩、破膜时间、阴道流血、宫底高度等情况；②产后仔细检查软产道有无裂伤及胎盘胎膜的完整性。

4. 健康教育　①注意休息，加强营养；②及时退奶；③保持外阴清洁，术后6周内禁止性交及盆浴；④提供可靠的避孕措施。

思　考　题

1. 秦女士，30岁，正常分娩后1年，母乳喂养，月经一直没有复潮，避孕套避孕，丈夫嫌麻烦，故来医院咨询其他避孕方法，要求长期避孕。

请问：

（1）秦女士最适合采取哪种避孕措施？

（2）采取该避孕措施前，需要做哪些检查？

（3）护士针对此项避孕措施进行的健康教育有哪些？

2. 贺女士,23 岁,未婚,有性生活史,平素身体健康、月经规律,现在月经推迟半个月未来潮,自测尿妊娠试验阳性,要求流产,但惧怕做人工流产手术,故来院咨询终止妊娠的其他方法及流产的注意事项。

请问:

(1) 贺女士目前的主要护理诊断是什么?

(2) 在终止妊娠前必须做哪项辅助检查?

(3) 确诊宫内妊娠后,建议贺女士采取什么方法终止妊娠?

(辛翠英)

实 训 指 导

实训一　腹部四步触诊

　　腹部四步触诊是产前检查的一项重要内容,通过四步触诊可以判断子宫大小与妊娠周数是否相符、胎产式、胎先露、胎方位以及胎先露是否衔接。

导入情景

　　小张,28岁,第一次怀孕,现在妊娠已36周,想了解胎儿是否正常来医院产科门诊进行检查,医生要为她进行腹部四步触诊。

工作任务

1. 向小张说明进行腹部四步触诊的目的。
2. 按照操作步骤为小张进行腹部四步触诊检查。

【实训目的】

1. 学会腹部四步触诊的操作方法。
2. 能够判断胎产式、胎先露、胎方位、胎先露是否衔接和子宫大小与孕周是否相符。
3. 具有关心、体贴孕妇的职业素养。

【操作前准备】

1. 用物准备　孕妇腹部触诊模型、产科检查床、孕妇保健手册、笔、洗手液等。
2. 环境准备　室内安静、整洁,注意保暖,屏风遮挡。
3. 孕妇准备　排空膀胱。
4. 护生准备　着装规范,洗手、戴口罩,寒冷季节应事先预热双手。

【操作步骤】

1. 核对解释　核对姓名,核实孕周,解释检查的目的及操作的方法,以取得配合。
2. 安置体位　孕妇仰卧在检查床上,头部稍垫高,松解裤带,充分暴露腹部,两腿略屈稍分开,使腹壁放松。
3. 腹部四步触诊　做前三步检查时,检查者面向孕妇头端,第四步时,检查者面向孕妇足端。

（1）第一步:检查者面对孕妇,双手置于子宫底部,了解子宫外形并测得宫底高度,估计胎儿大小与妊娠周数是否相符。然后以双手指腹相对轻推,判断宫底部的胎儿部分,若为胎头则硬而圆,且有浮球感;若为胎臀则软而宽,且形状略不规则。

（2）第二步:检查者将双手分置腹部两侧,一手固定,另一手轻轻深按检查,两手交替,仔细分辨胎儿背部及四肢的位置。平坦饱满者为胎背,可变形的高低不平部分为胎儿四肢。

（3）第三步:检查者右手置于耻骨联合上方,拇指与其他四指分开,握住胎儿先露部,进一步查清胎先露是胎头或胎臀,左右轻推先露部检查是否衔接。若仍浮动,表示尚未入盆;若已衔接,则先露部不能被推动。

（4）第四步:检查者面向孕妇足端,双手置于胎先露的两侧,向骨盆入口方向深按,再次核对先露部的判断是否正确,并确定先露部入盆的程度。

【操作后处理】

1. 协助孕妇坐起,整理衣物,下床。

2. 整理用物及检查床,洗手,记录检查结果。

3. 告知孕妇检查情况,下次产前检查时间和项目,交代孕期注意事项。

【注意事项】

1. 关心、尊重、体贴孕妇,协助孕妇上、下检查床,操作应轻柔。

2. 注意保暖,避免受凉。

3. 检查者认真、仔细触诊,判断应准确。

（刘　莉）

实训二　胎心听诊

胎心听诊是产前检查中常用的一项检查技术。妊娠 18~20 周,用木制听筒或听诊器在孕妇腹壁上可以听到胎心音。通过胎心听诊可初步判断胎儿的宫内安危。

导入情景

小孙,26 岁,第一次怀孕,目前怀孕 32 周。之前按时到医院做产前检查,一直没什么问题。今天早上起床后,感觉胎动厉害,因害怕胎儿有危险来医院检查,医生准备为其听胎心。

工作任务

1. 向小孙说明进行胎心听诊的目的。

2. 为小孙听诊胎心。

【实训目的】

1. 熟练掌握胎心听诊的方法及注意事项。

2. 学会选择不同胎位的胎心音听诊部位和正确计数胎心。

3. 具有关心、体贴、尊重孕妇的职业素养和判断胎儿安危的能力。

【操作前准备】

1. 用物准备　听诊器或木制听筒,多普勒胎心听诊仪、胎心听诊模型、秒表、检查床、孕妇保健手册、笔、洗手液等。

2. 环境准备　室内安静,注意保暖,屏风遮挡。

3. 孕妇准备　排空膀胱。

4. 护生准备　着装规范,洗手、戴口罩。

【操作步骤】

1. 核对解释　核对姓名,核实孕周,向孕妇解释操作目的,取得配合。

2. 安置体位　孕妇仰卧在检查床上,松解裤带,充分暴露腹部。

3. 腹部四步触诊　按照四步触诊的方法进行检查,判断胎方位和胎背的位置。

4. 听诊

(1) 嘱孕妇平卧,双腿伸直。

(2) 将听诊器或木制听筒或多普勒胎心听诊仪放在孕妇腹壁,在胎心音最强部位(胎背处)进行听诊,枕先露时在脐下右或左侧听,臀先露时在脐上右或左侧听,肩先露时在脐部下方最清楚。

(3) 听到胎心音,同时看表,数 1 分钟,正常胎心音呈双音,每分钟 110~160 次。

【操作后处理】

1. 协助孕妇坐起,整理衣物,下床。

2. 整理用物及检查床,洗手,记录检查结果。

3. 告知孕妇检查情况,交代下一步处理意见。

【注意事项】

1. 关心、体贴、尊重孕妇,保持室内温暖和环境安静。

2. 注意辨别胎心的节律和速度,应与脐带杂音、子宫动脉杂音、腹主动脉杂音相鉴别。

3. 胎位不同,胎心听诊的部位也不同,胎心听诊应听 1 分钟。

4. 临产后应在宫缩间歇期进行。

(刘　莉)

实训三　骨盆外测量

　　骨盆的大小及形态是关系到胎儿能否经阴道分娩的重要因素,产前检查时应做骨盆测量。临床上骨盆测量方法有外测量和内测量两种,一般先做外测量,若外测量的径线值小于正常值,再做内测量。

导入情景

　　小李,30 岁,第一次怀孕,怀孕 2 个月时做过 B 型超声,提示是宫内妊娠,之后一直未做检查。现在已经怀孕 20 周,为产前检查来医院就诊。医生准备为她进行骨盆外测量。

工作任务

1. 向小李说明进行骨盆外测量的目的。

2. 按照操作步骤为小李进行骨盆外测量。

【实训目的】

1. 学会骨盆外测量各径线的测量方法。

2. 能够判断骨盆外测量的径线值是否正常。

3. 具有关心、体贴、尊重孕妇的职业素养。

【操作前准备】

1. 用物准备　骨盆模型、孕妇模型、骨盆测量器、检查床、孕妇保健手册、笔、洗手液等。

2. 环境准备　室内安静、整洁,注意保暖,屏风遮挡。

3. 孕妇准备　排空膀胱。

4. 护生准备　着装规范,洗手、戴口罩,寒冷季节应事先预热双手。

【操作步骤】

1. 核对解释　核对姓名,核实末次月经时间,解释检查的目的、过程及配合的方法。

2. 安置体位　孕妇仰卧在检查床上,暴露腹部和会阴部。

3. 测量步骤　检查者立于孕妇的右侧,测量下列径线:

(1) 髂棘间径:孕妇取伸腿仰卧位。测量两髂前上棘外缘间距离,正常值为 23~26cm。

(2) 髂嵴间径:孕妇取伸腿仰卧位。测量两髂嵴外缘间最宽距离,正常值为 25~28cm。

(3) 骶耻外径:孕妇取左侧卧位,左腿屈曲,右腿伸直。测量第五腰椎棘突下(相当于腰骶部米氏菱形窝上角或两侧髂嵴后连线中点下 1.5cm)至耻骨联合上缘中点的距离,正常值为 18~20cm。骶耻外径可以推测骨盆入口前后径的长短,是骨盆外测量中最重要的径线。

(4) 坐骨结节间径:孕妇取仰卧位,两腿弯曲,双手抱膝外展。测量两坐骨结节内侧缘的距离,正常值为 8.5~9.5cm,平均 9cm。也可用成人手拳法,如能容纳成人拳头,也认为正常。

(5) 耻骨弓角度:孕妇取仰卧位,两腿分开略屈曲,双手抱膝,检查者两拇指尖斜着对拢,放在两耻骨降支上,测量两拇指间的角度,正常值为90°,<80°为异常。

【操作后处理】

1. 协助孕妇坐起,整理衣物,下床。

2. 整理用物及检查床,洗手,记录检查结果。

3. 告知孕妇检查情况,下次产前检查时间和项目,交代孕期注意事项。

【注意事项】

1. 关心、尊重、体贴孕妇,注意保暖,协助孕妇上、下检查床,防止跌倒。

2. 各径线测量时要准确寻找体表骨性标志,应采取正确的体位。

3. 正确握持骨盆测量器。

4. 记录测量值时,肥胖者应适当减去软组织厚度。

(刘 莉)

实训四 脐带处理

胎儿娩出后通过剪断脐带,终止胎盘血液循环,使新生儿与母体"脱离关系",成为一个独立的人。正确规范地处理脐带,有助于预防脐带断端感染、渗血或出血。因此,脐带处理是护理新生儿的重要内容之一。

导入情景

陈女士,28岁,第一次怀孕,怀孕39周。因早上起床后出现肚子一阵阵疼痛入院。医生检查发现宫口已开大2指,收其入院待产。规律宫缩10小时后,宫口开全,产妇进入分娩室生产,1小时后顺利娩出一女婴,清理呼吸道后大声啼哭。

工作任务

1. 按照操作步骤为刚出生的女婴进行脐带处理。

2. 向陈女士说明脐带护理的注意事项。

【实训目的】

1. 学会脐带处理的方法。

2. 能够对产妇进行脐带护理的健康宣教。

3. 具有较强的人文关怀意识,爱护新生儿,动作轻柔,注意保暖。

【操作前准备】

1. 用物准备 带脐带的新生儿模型、血管钳2把、脐带剪1把、线剪1把、无菌粗丝线两条或灭菌气门芯胶管1个、脐带卷1只、无菌开口纱布1块、无菌纱布块若干、无菌手套1副、5%碘附、20%高锰酸钾溶液、碘附棉球和棉签若干。

2. 新生儿准备 新生儿进行Apgar评分,擦干新生儿皮肤上的羊水与血迹,注意保暖。

3. 护生准备 衣帽整洁,外科洗手,穿无菌手术衣,戴无菌手套和口罩。

4. 环境准备 产房属于Ⅱ类环境,按手术室的无菌要求标准设置,房间安静、光线充足,室温24~26℃,相对湿度55%~65%。注意保护产妇隐私,必要时屏风遮挡。

【操作步骤】

1. 剪断脐带 待新生儿脐带血管停止搏动时断脐,用两把血管钳在距脐根部15~20cm处钳夹脐带,两钳相距2~3cm,在两钳间剪断脐带。

2. 消毒脐带 用碘附棉球消毒脐带根部至脐根上5cm及脐周5cm的皮肤,垫上1块纱布。

3. 结扎脐带

(1) 双重棉线结扎法:在距离脐根 0.5cm 处用无菌粗棉线结扎第一道,再在第一道结扎线外 0.5cm 处结扎第二道,在第二道结扎线外 0.5cm 处剪断脐带。

(2) 气门芯结扎法:将已套有气门芯胶管的血管钳距脐带根部 0.5cm 处钳夹,于血管钳上方 0.5cm 处剪除多余脐带,提起气门芯胶管上的棉线,将气门芯胶管套于钳夹部位下方的脐根部,取下血管钳。

4. 消毒脐带　检查脐带断端有无活动性出血,用纱布包住脐带,挤出脐带断端残余血液。换无菌纱布包裹脐带根部,用棉签蘸 5% 碘附或 20% 高锰酸钾溶液消毒脐带断面。

5. 包扎脐带　待脐带断面干燥后,用无菌开口纱布包裹脐带,再用脐带卷环绕新生儿腰部包扎固定。

【操作后处理】

1. 断脐后注意给新生儿保暖,进行下一步处理。

2. 整理用物,洗手,记录相关数据。

3. 告知产妇新生儿脐部情况,正确指导产妇掌握脐带护理的方法。

【注意事项】

1. 严格执行无菌操作,关爱新生儿,动作轻柔。

2. 用丝线结扎时应扎紧脐带,防止出血,但要避免用力过猛,以免造成脐带断裂。

3. 消毒脐带断面时要注意保护脐根周围皮肤,高浓度药液切勿接触新生儿皮肤,以免灼伤。

(贾娟娟)

实训五　会阴切开缝合术

会阴切开缝合术是产科常用手术之一,其目的是为了避免会阴及盆底组织严重裂伤,减轻盆底组织对胎头的阻力,以利于胎儿尽快娩出,缩短第二产程。常用的切开方式有会阴斜侧切开术及会阴正中切开术两种,临床上多用前者。

导入情景

李女士,38 岁,第一次怀孕,孕 40 周,因出现一阵阵肚子疼入院检查。医生检查发现宫口已开大 3 指,宫缩规律,收其入院待产。产妇宫口开全 1 小时后,出现胎心减慢,为使胎儿短时间内娩出,需行会阴切开术。

工作任务

1. 向李女士说明会阴切开的目的及术后的护理要点。

2. 协助助产士按照操作步骤为李女士进行会阴切开缝合术。

【实训目的】

1. 熟练掌握会阴切开的适应证及会阴切开的时机。

2. 学会配合助产士完成会阴切开缝合术,并能够对产妇进行术后健康教育。

3. 具有较强的无菌观念,关爱产妇,动作轻柔。

【操作前准备】

1. 用物准备　无菌产包 1 个(内含会阴侧切剪 1 把、线剪 1 把、弯和直血管钳各 2 把、有齿镊 1 把、持针器 1 把、带尾纱布 1 块、纱布数块、小药杯 2 个等)、圆缝合针 2 枚、三角缝合针 2 枚、2/0 丝线 1 团、2/0 肠线 1 管、3/0 肠线 1 管、麻醉用品(10ml 注射器 1 支、长穿刺针头 1 个、0.5% 利多卡因 5~10ml)、无菌手套 2 副、一次性无菌中单 1 个、碘附消毒棉球若干。

2. 产妇准备　产妇排空膀胱,按正常分娩第二产程安置于产床上。

3. 护生准备　衣帽整洁,外科洗手,穿无菌手术衣,戴无菌手套和口罩。

4. 环境准备　同实训四脐带处理。

【操作步骤】

1. 核对解释　核对床号、姓名,向产妇解释会阴切开缝合术的目的、过程和配合的注意事项,征得产妇同意,取得配合。

2. 安置体位　产妇取仰卧屈膝位或膀胱截石位,外阴常规消毒、铺巾。

3. 摆台　术者备齐用物,合理摆放,站在产妇右侧。

4. 麻醉　采用阴部神经阻滞和局部浸润麻醉。术者将一手中指、示指伸入阴道内作指引,触及坐骨棘,另一手持装有利多卡因 5~10ml 的注射器,在肛门与坐骨结节连线中点稍偏向坐骨结节处进针。先注射一皮丘,然后将针头刺向坐骨棘内侧约 1.0cm 处,回抽无血后注入药液约 1/2,再将针头退至皮下,沿切开侧的大阴唇和会阴体做扇形浸润麻醉。如正中切开,则在会阴体局部行浸润麻醉。

5. 切开会阴　当胎头拨露使小阴唇分开 3~4cm,会阴后联合高度膨隆时切开会阴。会阴左斜侧切开术时术者在宫缩间歇期将左手示指、中指伸入阴道,置于阴道左侧后壁与胎先露之间,撑起左侧阴道壁,右手持会阴切开剪,一叶沿示指、中指两指间伸入阴道,另一叶置于阴道外,使切线与会阴后联合中线向左侧呈 45° 角放好(会阴高度膨隆时可为 60°),剪刀刃与皮肤垂直,于宫缩时一次全层剪开,切口长度一般为 3~4cm。会阴正中切开时沿会阴后联合的中央向肛门方向垂直剪开,切口长度 2~3cm,不要伤及肛门括约肌。

6. 止血　剪开后立即用无菌纱布压迫止血,如有小动脉出血应结扎止血。

7. 缝合　在胎盘、胎膜完整娩出后,检查软产道有无其他裂伤,一切正常者按解剖关系缝合。术者用生理盐水冲洗外阴及切口,更换无菌手套,将带尾纱布塞入阴道至宫颈处,尾端用血管钳固定于腹部中单上,按解剖层次逐层缝合阴道黏膜、肌层、皮下组织和皮肤。

8. 缝合后处理　缝合完毕后,取出带尾纱布。常规肛诊检查有无肠线穿透直肠黏膜。如有,应立即拆除,重新消毒缝合。

【操作后处理】

1. 观察产妇反应。再次消毒会阴切口缝合处,清洁外阴,覆盖消毒纱布,更换消毒垫单,协助产妇取舒适体位。

2. 清点手术时使用的器械及纱布,整理用物,分类处置。

3. 洗手,记录会阴切开缝合情况及皮肤缝合针数。

4. 教会产妇会阴切开缝合术后的护理方法。

【注意事项】

1. 会阴切开时间应在预计胎儿娩出前 5~10 分钟左右,不宜过早,宫缩时切开。

2. 切开时剪刀刃应与皮肤垂直,一次全层剪开,注意保护,不要损伤新生儿。

3. 缝合时注意层次清楚,切口对齐,勿留死腔。缝合阴道黏膜时不能穿透直肠黏膜,如有缝线穿过直肠黏膜,应立即拆除,重新缝合。

4. 缝线不可过紧,以免组织水肿,缝线嵌入组织内,影响愈合。

(贾娟娟)

实训六　母乳喂养指导及乳房护理

母乳喂养有利于母婴健康,但有些产妇在母乳喂养过程中可能会出现一些问题,尤其是初产妇,导致哺乳困难。做好母乳喂养指导和乳房护理,对于母儿都具有重要意义。

导入情景

刘女士,32 岁,3 天前生了一个女婴,由于是第一次做妈妈,在哺乳方面没有经验,喂奶较困难,宝宝吃过奶以后总吐奶,很纠结是否继续母乳喂养,急需要获得一些指导。

工作任务

1. 向刘女士宣传母乳喂养的优点,帮助其建立信心。

2. 为刘女士提供母乳喂养的指导,解决她面临的困难。

【实训目的】

1. 熟练掌握母乳喂养的优点和方法。

2. 学会哺乳前后乳房的护理。

3. 具有保护隐私的意识,关心、体贴母婴。

【操作前准备】

1. 用物准备　清洁的毛巾、脸盆、热水。

2. 环境准备　环境舒适、温暖、整洁,必要时屏风遮挡。

3. 产妇准备　洗净双手,取舒适体位。

4. 护生准备　着装规范,修剪指甲,洗净双手,寒冷季节应预热双手。

5. 婴儿准备　为婴儿更换好清洁的尿布。

【操作步骤】

1. 核对解释　核对母儿床号、姓名,讲解母乳喂养的优点。

2. 哺乳前准备

(1) 乳房准备:先用温热毛巾洗净乳头、乳晕,再用毛巾湿热敷乳房 3~5 分钟,轻轻按摩。

(2) 安置体位:协助母婴取舒适、放松的体位,例如坐于靠背椅上、侧卧于床上等。

3. 指导母亲正确的哺乳姿势

(1) 母亲一手抱紧婴儿,前臂搂住儿身,上臂支撑婴儿头和颈,婴儿的头和身体呈一直线。

(2) 母婴紧密相贴,婴儿的脸朝向乳房,鼻头对准乳头。

(3) 母亲另一手拇指与其余四指分开,大拇指放于与婴儿鼻子齐平的乳房上侧,其余四指并拢放于乳房下方胸壁,示指将乳房支撑至自然高度。

(4) 手指不要离乳头太近,轻轻挤捏,使乳房形态有利于婴儿含接。

4. 帮助婴儿正确含接乳头　母亲先用乳头触碰婴儿的嘴唇,诱发觅食反射,当婴儿嘴张大,舌下压的瞬间,把乳头和大部分乳晕放入婴儿口中,此时婴儿下唇向外翻,舌呈勺状,包裹乳头,慢而深、有节律地吮吸。可看到婴儿吞咽的动作,并能听到吞咽的声音。母亲一手扶住乳房,防止堵塞婴儿口鼻,影响呼吸。还要防止婴儿头后仰而影响吞咽。

5. 哺乳结束后,用示指轻压婴儿下颌取出乳头,避免强行牵拉造成乳头皮肤损伤。

6. 用少许乳汁涂抹于乳头和乳晕周围,防止乳头皲裂。

7. 把婴儿竖着抱起,让婴儿头趴在母亲肩上,轻拍背 1~2 分钟,排出胃内空气,以防吐奶。

【操作后处理】

1. 协助母亲放下婴儿,帮助母亲取舒适体位。

2. 整理用物,清洁双手,记录。

3. 交代注意事项。

【注意事项】

1. 做到按需哺乳,产后半小时开奶。

2. 乳汁分泌不足的产妇,让婴儿充分吸空一侧乳房,再吮吸另一侧。

3. 哺乳后,产妇应佩戴舒适的棉质乳罩。

4. 切勿用乙醇或肥皂清洗乳头,以免造成乳头干燥、皲裂。

5. 母乳喂养期间不要随意给婴儿添加水和其他饮料。

(李园园)

实训七　胎儿电子监护仪的使用

胎儿电子监护仪可以记录胎心率曲线、宫腔压力曲线以及标记胎动,从而观察胎心率的动态变化和胎心率与胎动、宫缩之间的关系,协助判断胎儿在宫内的安危。监护一般从妊娠 34 周开始,高危孕妇酌情提前,住院孕妇入院即监测。

导 入 情 景

小王,35 岁,第一次怀孕,现在妊娠已 37 周来医院产科门诊进行常规检查,产科检查完毕后,医生建议其进行胎儿电子监护。

工作任务

1. 向小王说明进行胎儿电子监护的意义。

2. 按照操作步骤为小王进行胎儿电子监护。

【实训目的】

1. 学会正常使用胎儿电子监护仪。

2. 能够识别孕晚期胎心率基线及胎心率一过性变化。

3. 具有关心、体贴孕妇的职业素养和预测胎儿安危的能力。

【操作前准备】

1. 用物准备　检查床、孕妇模型、胎儿电子监护仪、医用超声耦合剂、乙醇、卫生纸、洗手液等。

2. 环境准备　室内安静,注意保暖,屏风遮挡。

3. 孕妇准备　排空膀胱。

4. 护生准备　衣帽整洁,洗手,戴口罩,寒冷季节应事先预热双手。

【操作步骤】

1. 核对解释　核对姓名、床号、孕周等,解释检查的目的及操作的方法,嘱孕妇关闭随身携带的手机。

2. 安置体位　孕妇仰卧于检查床上,松解裤带,充分暴露腹部。

3. 腹部四步触诊　确定宫高及胎位,判断胎背位置,找到胎心最强处。

4. 监护

(1) 将胎儿电子监护仪接上电源,并开机。

(2) 将两条腹带放置在孕妇腰背部,胎心探头涂耦合剂,放置在胎心最强处,一条腹带固定。宫缩探头放置于宫底处宫缩最明显部位,另一条腹带固定。告知孕妇持手动按钮,感到胎动时立即按下按钮。

(3) 打印走纸,常规监护时间是 20 分钟,如 20 分钟内无胎动,可适当延长。

(4) 观察胎心率基线、基线变异、胎动时胎心率的变化。有宫缩者尚应注意观察宫缩时胎心率的变化。

(5) 停纸、停机,断开电源。

(6) 解开腹带,用卫生纸擦净腹部上的耦合剂。

【操作后处理】

1. 协助孕妇坐起,整理衣物,下床。

2. 乙醇擦拭探头。

3. 整理用物及检查床,洗手,记录检查结果。

4. 告知孕妇检查结果,交代注意事项。

【注意事项】

1. 用物准备要齐全,保持室内温暖和环境安静。

2. 操作中注意观察孕妇的反应,加强与孕妇的沟通,了解孕妇的感受。

3. 固定腹带松紧适度,注意探头是否有滑脱现象,及时调整部位。

4. 胎心异常者须给予左侧卧位、吸氧,并通知医生。

(王晋荣)

实训八 妇科检查

妇科检查又称盆腔检查,是妇科特有的检查方法,检查范围主要包括外阴、阴道、宫颈、宫体及双侧附件。由于妇科疾病自身的特点,在检查前应做好一系列准备工作,以提高检查的准确性。

导入情景

李女士,27岁,2年前结婚,夫妻一直在一起生活,没有采取避孕措施,一直没有怀孕,比较着急,为查明原因到医院门诊看病。医生通过询问病史,了解到李女士近2年有腹痛、腰酸的表现,为查明盆腔情况,医生告诉护士准备为李女士进行妇科检查。

工作任务

1. 向李女士解释妇科检查的目的和注意事项。

2. 配合医生完成妇科检查。

【实训目的】

1. 能够根据体格检查的需要做好用物准备。

2. 熟练掌握妇科检查前的注意事项和各项检查过程中的护理配合要点。

3. 具有关心、尊重、体贴患者和保护患者隐私的职业素养。

【操作前准备】

1. 用物准备　妇科检查床、妇科检查模型,阴道窥器1个、无菌持物筒1个、无菌持物钳(或镊子)1把、无菌罐2个(内含棉球若干、无菌纱布若干)、无菌长棉签若干、宫颈刮板、玻片、小试管1个、试管架1个、消毒液、液状石蜡或肥皂水、生理盐水、一次性垫单1块、无菌手套、洗手液等。

2. 环境准备　温暖、安静,隐蔽性好,必要时用屏风遮挡。

3. 患者准备　排空膀胱、直肠,脱下一条裤腿,上妇科检查床,臀下垫一次性垫单。

4. 护生准备　衣帽整洁,修剪指甲,洗手,戴口罩。

【操作步骤】

1. 核对解释　核对患者姓名、床号、医嘱,评估病情及月经史、阴道流血等情况;解释妇科检查的目的及方法,可能出现的不适,以取得配合。

2. 安置体位　指导患者取膀胱截石位,充分暴露会阴部。

3. 检查方法　检查者戴无菌手套,按下列步骤依次进行检查。

(1) 外阴部检查:主要通过视诊进行。观察外阴的发育,有无损伤、充血、畸形、水肿、溃疡、赘生物或肿块,皮肤和黏膜色泽及质地,阴毛多少、分布,处女膜形状等。嘱患者向下用力屏气,观察有无阴道前后壁膨出、子宫脱垂及尿失禁等。

(2) 阴道窥器检查

1) 放置窥器:一手分开小阴唇,另一手持前端涂有肥皂液或液状石蜡的阴道窥器沿阴道后壁插入阴道内,边推进边转平窥器,逐渐张开两叶,暴露宫颈、阴道壁及阴道穹隆部。

2) 观察:阴道黏膜颜色,是否有溃疡、赘生物或囊肿、畸形等。阴道分泌物的量、性状、色泽,有无臭味。观察宫颈位置、大小、颜色、外口形状,有无出血、撕裂、外翻、腺囊肿、息肉等。

3) 取出窥器:将窥器前后两叶合拢,沿阴道侧后壁缓慢取出,放入污物桶。

(3) 双合诊检查:指阴道和腹壁的联合检查。检查者将一手的示、中指伸入阴道,另一手放在腹部配合检查。检查的项目包括:①阴道:了解阴道通畅度、深度、弹性,有无畸形、瘢痕、结节等;②宫颈:大小、形状、硬度及宫颈外口情况,有无接触性出血和宫颈举痛等;③子宫体:将阴道内两指放在宫颈后方向上向前抬举宫颈,腹部手指往下往后按压腹壁,并逐渐向耻骨联合部位移动,扪清子宫位置、大小、形状、软硬度、活动度及有无压痛;④附件:扪清子宫后,将阴道内两指移至一侧穹隆部往上扪触,另一手由上往下按压腹壁,相互对合以触摸该侧附件区有无肿块、增厚或压痛。同法检查另一侧附件。

(4) 三合诊:指经阴道、直肠与腹部的联合检查,是对双合诊检查的重要补充。一手示指放入阴道,中指插入直肠,另一手在腹部配合检查,检查步骤与双合诊相同,可查清后倾或后屈子宫大小、形状、质地等,了解子宫后壁、直肠子宫陷凹、宫骶韧带和盆腔后部病变,及其与子宫或直肠的关系等。

(5) 直肠 - 腹部诊:指经直肠和腹壁的联合检查。一手示指伸入直肠,另一手在腹部配合检查。适用于无性生活史、阴道闭锁或有其他原因不宜行双合诊的患者。

【操作后处理】

1. 撤去一次性垫单,协助患者整理衣裤,下妇科检查床。

2. 整理用物,处理污物,洗手。

3. 记录检查结果　按女性生殖系统解剖部位顺序记录。

4. 告知患者检查情况。

【注意事项】

1. 态度和蔼,语言亲切,检查动作轻柔,注意保护患者隐私。

2. 检查前嘱患者先排尿(必要时导尿),如有大便秘结可先排便或灌肠。

3. 应有良好的光线,以自然光线最好,并备有照明设备。

4. 协助老年人上下床,避免摔伤。

5. 为防止交叉感染,所用器械应严格消毒,臀垫应一次性使用。

6. 月经期避免检查。若为阴道异常流血必须检查时,应消毒外阴,使用无菌手套及器械,以防发生感染。

7. 无性生活史者,应行直肠 - 腹部诊,如必须进行阴道检查,应征得患者及其家属同意,用一指伸入阴道内扪诊。

8. 男医生检查时,应有一名女护士在场,以减轻患者紧张心理,避免引起不必要的误会。

(任瑞芳)

实训九　会阴擦洗

会阴擦洗的目的是保持会阴及肛门周围局部清洁,使患者感到舒适,促进会阴伤口愈合,防止泌尿生殖系统的逆行感染。适用于会阴及阴道手术后、长期留置尿管、产后、胎膜早破、急性外阴炎及长期阴道流血的患者。

导入情景

张女士,28 岁,第一胎,生孩子过程中,由于孩子缺氧,医生进行会阴切开并下产钳将孩子娩出。生完孩子第 2 天张女士感觉外阴疼痛明显,医生检查发现张女士会阴水肿,伤口无充血。医生告知护士为张女士每天进行 2 次会阴擦洗。

工作任务

1. 向张女士解释会阴擦洗的目的。

2. 为张女士每天进行 2 次会阴擦洗。

【实训目的】

1. 能独立完成会阴擦洗的物品准备。

2. 学会会阴擦洗的操作方法。

3. 具有关心、体贴、尊重患者的职业素养。

【操作前准备】

1. 用物准备　治疗车、治疗盘、消毒弯盘(或换药碗),无菌长镊 2 把,浸有药液的棉球(0.5% 碘附溶液)、无菌棉球、无菌纱布、橡胶单和治疗巾或一次性垫单,一次性手套、洗手液等。

2. 环境准备　温暖,隐蔽性好,必要时用屏风遮挡。

3. 患者准备　排空膀胱,脱下近侧裤腿。

4. 护生准备　衣帽整洁,修剪指甲,洗手,戴口罩。

【操作步骤】

1. 核对解释　携用物至床旁,核对患者姓名、床号、医嘱,评估病情;解释会阴擦洗的目的及方法,可能出现的不适,以取得配合。

2. 安置体位　屏风遮挡,协助患者取屈膝仰卧位,双腿屈曲向外分开,充分暴露会阴部。

3. 擦洗会阴　检查者戴一次性手套,按下列步骤擦洗:

(1) 臀下垫橡胶单和治疗巾或一次性垫单,将弯盘和盛有消毒棉球的治疗碗放在患者两腿之间。

(2) 两手各持一把镊子,其中一把用于夹取无菌消毒棉球,另一把接过棉球进行擦洗。

(3) 一般擦洗 3 遍。第 1 遍顺序为自上而下、由外向内,擦净会阴部的分泌物和血迹等。第 2、3 遍的顺序为自上而下、由内向外,或以伤口为中心向外擦洗,每次最后擦洗肛门,每擦洗一个部位更换一个棉球,并将擦洗后的棉球丢弃。必要时,可根据患者情况增加擦洗的次数,直至擦净,最后用干纱布擦干。

【操作后处理】

1. 撤去一次性垫单,协助患者整理衣裤及床单位。

2. 整理用物,处理污物。

3. 洗手,记录。

【注意事项】

1. 擦洗时动作轻稳,擦洗顺序要正确。

2. 擦洗时应注意观察会阴伤口有无红肿、炎性分泌物和伤口愈合情况,如发现异常应向医生汇报,并配合处理。

3. 对留置导尿管者,应注意导尿管是否通畅,避免脱落或打结。

4. 擦洗时两把镊子不可接触和混用。

(任瑞芳)

实训十 阴道灌洗

阴道灌洗具有清洁、收敛与热疗的作用,能促进阴道血液循环,减少阴道分泌物,缓解局部充血,控制和治疗炎症。适用于各种阴道炎、宫颈炎的治疗,经腹全子宫切除术或阴道手术的术前准备,腔内放疗后常规清洁冲洗等。

导入情景

王女士,45岁,月经量增多3月余,贫血貌,诊断为多发性子宫肌瘤,准备择期行全子宫切除术。医生告知护士每天为王女士进行2次阴道灌洗。

工作任务

1. 向王女士解释阴道灌洗的目的。

2. 为王女士每天进行2次阴道灌洗。

【实训目的】

1. 能独立完成阴道灌洗的物品准备。

2. 学会阴道灌洗的操作方法。

3. 具有关心、体贴、尊重患者的职业素养。

【操作前准备】

1. 用物准备 消毒灌洗筒1个,橡皮管1根(上有控制冲洗压力和流量的调节开关),灌洗头1个,输液架1个,弯盘1个,便盆1个,阴道窥器1个,卵圆钳1把,消毒大棉球,阴道灌洗溶液(如0.02%聚维酮碘溶液、2%~4%碳酸氢钠溶液、1%乳酸溶液、4%硼酸溶液、0.5%醋酸溶液、1:5000高锰酸钾溶液等),橡胶单和治疗巾或一次性垫单,一次性手套、洗手液等。

2. 环境准备 温暖,隐蔽性好,必要时用屏风遮挡。

3. 患者准备 排空膀胱,脱下近侧裤腿。

4. 护生准备 衣帽整洁,修剪指甲,洗手,戴口罩。

【操作步骤】

1. 核对解释 核对患者姓名、床号、医嘱,评估病情;解释阴道灌洗的目的及方法,可能出现的不适,以取得配合。

2. 安置体位 屏风遮挡,协助患者取膀胱截石位,充分暴露会阴部。

3. 挂桶、排气 将灌洗桶挂在距床沿60~70cm高度的输液架上,放入水温为41~43℃的冲洗液500~1000ml,排除管内空气。

4. 冲洗操作 操作者戴手套,右手持冲洗头,开放止水夹,先冲洗外阴,然后用左手分开小阴唇将冲洗头沿阴道侧壁缓缓插入阴道达穹隆部,边冲洗边在阴道内转动冲洗头;或用窥器暴露子宫颈后再冲洗,冲洗时转动窥器,以洗净阴道壁四周皱襞处。当冲洗液剩下100ml时,取出冲洗头和窥器,再次冲洗外阴。扶起患者坐在便盆上,使阴道内残留的液体流出。用干纱布擦干外阴。

【操作后处理】

1. 撤离便盆,撤去垫单,协助患者整理衣裤,下妇科检查床。

2. 整理用物,处理污物。

3. 洗手,记录。

【注意事项】

1. 灌洗筒与床沿的距离不超过70cm,以免水压过大,使液体或污物进入宫腔。

2. 灌洗液温度以41~43℃为宜,不可过高或过低。

3. 灌洗溶液应根据不同的灌洗目的选择。滴虫性阴道炎患者,选用酸性溶液;假丝酵母菌病患者,选用碱性溶液;非特异性阴道炎患者,用一般消毒液或生理盐水;术前患者可选用碘附溶液、高锰酸钾溶液灌洗。

4. 灌洗头插入不宜过深,避免刺激后穹隆引起不适。

5. 灌洗动作要轻柔,勿损伤阴道壁及宫颈组织。

6. 产后 10 日或妇产科手术 2 周后的患者,若合并阴道分泌物混浊、有臭味、阴道伤口愈合不良、黏膜感染坏死等,可行低位阴道灌洗,灌洗筒的高度一般不超过床沿 30cm,以免污物进入宫腔或损伤阴道残端伤口。

7. 未婚妇女可用导尿管行阴道灌洗;月经期、产后或人工流产术后宫口未闭或有阴道出血的患者,不宜行阴道灌洗;宫颈癌有活动性出血者,为防止大出血禁止阴道灌洗,可行外阴擦洗。

(任瑞芳)

实训十一　会阴湿热敷

会阴湿热敷可以促进局部血液循环及组织再生,具有消炎、消肿、止痛,利于外阴伤口愈合和陈旧性血肿局限等作用。适用于会阴部水肿、血肿吸收期、会阴伤口硬结及早期感染等患者。

导入情景

陈女士,32 岁,足月住院分娩。经阴道娩出一男孩。孩子娩出后出现阴道持续流血,检查发现会阴有裂伤,累及肌层,行裂口修补缝合术。产后 3 天检查,子宫恢复较好,恶露红,量中等,无臭味,会阴裂伤缝合口略红,产妇自述伤口疼痛。医生告知护士每天为陈女士进行 2 次会阴湿热敷。

工作任务
1. 向陈女士解释会阴湿热敷的目的。
2. 为陈女士每天进行 2 次会阴湿热敷。

【实训目的】

1. 能独立完成会阴湿热敷的物品准备。

2. 学会会阴湿热敷的操作方法。

3. 具有关心、体贴、尊重患者的职业素养。

【操作前准备】

1. 用物准备　治疗车、治疗盘、消毒弯盘(或换药碗),无菌长镊 2 把,无菌纱布,医用凡士林,沸水,热源袋(热水袋或电热宝),红外线灯,煮沸的 50% 硫酸镁溶液,棉垫 1 块,橡胶单和治疗巾或一次性垫单,一次性手套,洗手液等。

2. 环境准备　温暖,隐蔽性好,必要时用屏风遮挡。

3. 患者准备　排空膀胱,脱下近侧裤腿。

4. 护生准备　衣帽整洁,修剪指甲,洗手,戴口罩。

【操作步骤】

1. 核对解释　携用物至床旁,核对患者姓名、床号、医嘱,评估病情;解释会阴湿热敷的目的及方法,可能出现的不适,以取得配合。

2. 安置体位　屏风遮挡,协助患者取屈膝仰卧位,双腿屈曲向外分开,充分暴露会阴部。放好橡胶单,先行外阴擦洗,清除外阴局部污垢。

3. 湿热敷　热敷部位先涂一薄层凡士林,盖上纱布,再轻轻敷上浸有热敷溶液的温纱布,外面盖上棉布垫保温。一般每 3~5 分钟更换热敷垫 1 次,热敷时间约 15~30 分钟,也可用热源袋放在棉垫外或用红外线灯照射,以延长更换敷料的时间。

4. 热敷完毕　移去敷布,观察热敷部位皮肤,用干纱布拭净皮肤。

【操作后处理】

1. 撤去中单橡胶布及一次性垫单,协助患者整理衣裤及床单位。

2. 整理用物,处理污物。

3. 洗手,记录。

【注意事项】

1. 会阴湿热敷应在会阴擦洗、清洁外阴局部伤口的污垢后进行。

2. 动作轻柔,避免牵扯伤口引起疼痛。保护患者隐私,避免受凉。

3. 会阴湿热敷的温度一般为 41~48℃。

4. 湿热敷的面积应是病损范围的 2 倍。

5. 定期检查热源袋的完好性,防止烫伤,对休克、虚脱、昏迷及术后感觉不灵敏的患者应特别注意。

（任瑞芳）

实训十二　阴道或宫颈上药

阴道或宫颈上药是治疗性药物通过阴道涂抹到阴道壁或宫颈黏膜上,达到局部治疗的作用。适用于各种阴道炎、子宫颈炎及术后阴道残端炎症的治疗。由于阴道或宫颈上药操作简单,既可在医院由护士操作,也可教会患者在家进行局部上药。

导 入 情 景

赵女士,40 岁,1 周前游泳后出现阴道分泌物增多,伴外阴瘙痒。妇科检查见阴道内有大量泡沫样分泌物,呈灰黄色。诊断为滴虫性阴道炎,医生建议口服甲硝唑,患者不想口服用药,医生建议患者阴道上药。

工作任务

1. 向赵女士解释阴道上药的目的。

2. 为赵女士讲解阴道上药的方法。

【实训目的】

1. 能独立完成阴道或宫颈上药的物品准备。

2. 学会阴道或宫颈上药的操作方法。

3. 具有关心、体贴、尊重患者的职业素养。

【操作前准备】

1. 用物准备　阴道灌洗用物 1 套,阴道窥器 1 个,无菌长镊 2 把,带尾线的大棉球,消毒长棉签,橡胶单和治疗巾或一次性垫单,一次性手套等。药品包括:①阴道后穹隆塞药:常用甲硝唑、制霉菌素等药片、丸剂或栓剂;②局部非腐蚀性药物上药:常用 1% 甲紫、大蒜液、新霉素或氯霉素等;③局部腐蚀性药物上药:常用 20%~50% 硝酸银溶液、20% 或 100% 铬酸溶液;宫颈棉球上药:有止血药、消炎止血粉或抗生素等;④喷雾器上药:常用有土霉素、磺胺嘧啶、呋喃西林、己烯雌酚等。

2. 环境准备　温暖,隐蔽性好,必要时用屏风遮挡。

3. 患者准备　排空膀胱,脱下近侧裤腿。

4. 护生准备　衣帽整洁,修剪指甲,洗手,戴口罩。

【操作步骤】

1. 核对解释　核对患者,做到准确无误;向患者说明阴道或宫颈上药的目的及方法,可能出现的不适,以取得患者的配合。

2. 安置体位　屏风遮挡,协助患者取膀胱截石位,充分暴露会阴部。

3. 阴道灌洗　上药前先阴道灌洗,再用阴道窥器暴露宫颈,用消毒干棉球拭去宫颈黏液或炎性分泌物。

4. 上药　根据病情和药物的不同剂型选用不同的上药方法。

(1) 阴道后穹隆塞药:常用于治疗各种阴道炎及慢性宫颈炎等。窥器暴露宫颈,用长镊子夹取药片放置于阴道穹隆部。取下窥器、镊子,避免药栓移位。也可指导患者自行放置,于临睡前戴指套,用一手示指将药片或栓剂向阴道后壁推进直至示指完全伸入。为保证药物疗效,宜睡前用药,每晚 1 次,10 次为一疗程。

(2) 局部腐蚀性药物上药:用于治疗慢性宫颈炎颗粒增生型患者。上药前先将纱布或干纱球垫于阴道后壁及阴道后穹隆,预防药液下流灼伤正常组织。用长棉签蘸药液(如 20% 铬酸溶液)涂于宫颈糜烂面,使局部呈黄褐色,顺序为先涂抹宫颈上唇,再涂抹宫颈下唇,然后宫颈内口,再插入宫颈管内约 0.5cm,保留约 1 分钟,最后用干棉球吸干残留药液。每周 1 次,2~4 次为一疗程。

(3) 局部非腐蚀性药物上药:用于治疗阴道假丝酵母菌病及宫颈亚急性或急性炎症患者。用棉球或长棉签蘸药液涂擦阴道壁或宫颈,注意旋转窥器,使药物均匀分布。

(4) 宫颈棉球上药:适用于伴有出血者。窥器充分暴露宫颈,用长镊子夹持带有尾线的宫颈棉球浸蘸药液后塞至宫颈处,同时将窥器轻轻退出阴道,取出镊子,防止棉球被带出或移位,将线尾露于阴道口外,并用胶布固定于阴阜侧上方。嘱患者于放药 12~24 小时后牵引棉球尾线自行取出。

(5) 喷雾器上药:适用于非特异性阴道炎及萎缩性阴道炎患者。将药粉放置于喷雾器内,对准患处,挤压喷雾器,使药粉均匀散布于炎性组织表面上。

【操作后处理】

1. 撤去中单橡胶布及一次性垫单,协助患者整理衣裤,下妇科检查床。

2. 整理用物,处理污物。

3. 洗手,记录。

【注意事项】

1. 上腐蚀性药物时,注意保护阴道壁及周围正常组织;上非腐蚀性药物时,应转动窥器,使阴道四壁均能涂布药物。

2. 阴道栓剂或片剂最好在晚间临睡前上药,以免脱出,影响治疗效果。

3. 用药期间禁止性生活。

4. 经期或子宫出血者不宜阴道上药。

5. 无性生活史者上药时禁止使用窥器,可用长棉签涂抹或用手指将药片轻轻推入阴道。

6. 上药完毕,切记嘱患者按时取出阴道内的棉球或纱布。

(任瑞芳)

实训十三　坐　　浴

坐浴可以促进局部组织的血液循环,减轻外阴局部的炎症及不适,使创面清洁,有利于组织的恢复。适用于治疗或辅助治疗外阴炎、阴道炎、子宫脱垂、外阴阴道手术前的准备、会阴切口愈合不良等。此方法简便易行,患者可于家中使用。

导 入 情 景

　　李女士,27 岁,前庭大腺囊肿造口术后 7 天,医生检查发现伤口有点发红,有轻压痛。医生告诉李女士回家后每天用 1∶5000 高锰酸钾溶液坐浴。

工作任务

1. 向李女士解释坐浴的目的。

2. 指导李女士正确进行坐浴。

【实训目的】

1. 能独立完成坐浴的物品准备。

2. 指导患者正确坐浴的方法。

3. 具有关心、体贴、尊重患者的职业素养。

【操作前准备】

1. 用物准备　消毒小毛巾 1 块,坐浴盆 1 个,30cm 高的坐浴盆架 1 个,坐浴溶液 2000ml(滴虫性阴道炎常用 0.5% 醋酸溶液、1% 乳酸溶液、1∶5000 高锰酸钾溶液;阴道假丝酵母菌病一般用 2%~4% 碳酸氢钠溶液;萎缩性阴道炎常用 0.5% 醋酸、1% 乳酸;外阴炎及其他非特异性阴道炎、外阴阴道手术前准备可用 1∶5000 高锰酸钾溶液、0.02% 聚维酮碘溶液、中成药液如洁尔阴、肤阴洁等溶液)。

2. 环境准备　温暖,隐蔽性好,必要时用屏风遮挡。

3. 患者准备　排空膀胱,清洁外阴及臀部。

4. 护生准备　衣帽整洁,修剪指甲,洗手,戴口罩。

【操作步骤】

1. 核对解释　核对患者,做到准确无误;解释坐浴的目的及方法,以取得配合。

2. 配制溶液　根据病情按比例配制好溶液 2000ml,将坐浴盆置于坐浴架上。

3. 坐浴　患者排空膀胱后全臀和外阴浸泡于溶液中,一般持续约 20 分钟,随时调节水温。坐浴完毕用纱布将局部擦干。有伤口者坐浴时遵循无菌操作原则,坐浴后给予换药。根据水温不同坐浴一般分为 3 种:①热浴:水温 41~43℃,适用于渗出性病变及急性炎性浸润,可先熏后坐浴,持续时间 20 分钟左右;②温浴:水温 35~37℃,适用于慢性盆腔炎及术前准备,持续时间 20 分钟左右。③冷浴:维持水温在 14~15℃,刺激肌肉神经,增加其张力,改善血液循环,适用于膀胱阴道松弛、性无能和功能性无月经的患者。坐浴持续时间 2~5 分钟即可。坐浴结束后用小毛巾擦干外阴部。

【操作后处理】

1. 协助患者整理好衣裤。

2. 整理用物,处理污物。

3. 洗手,记录。

【注意事项】

1. 坐浴溶液应严格按比例配制,浓度太高容易造成黏膜烧伤;浓度太低影响治疗效果。

2. 水温保持在 41~43℃之间,水温过高易烫伤黏膜。

3. 坐浴前先将外阴及肛周擦洗干净。

4. 月经期、阴道流血、孕妇及产后 7 天内禁止坐浴。

5. 坐浴时需将臀部及外阴全部浸入药液中。

6. 注意保暖,以防受凉。

7. 在家中坐浴时,坐浴盆应专用,以防交叉感染。

(任瑞芳)

参 考 文 献

1. 谢幸,苟文丽.妇产科学.8版.北京:人民卫生出版社,2013.
2. 茅清,李丽琼.妇产科学.7版.北京:人民卫生出版社,2012.
3. 夏海鸥.妇产科护理学.3版.北京:人民卫生出版社,2014.
4. 张淑兰,刘彩霞.妇产科急重症与疑难病例诊治评述.北京:人民卫生出版社,2012.
5. 郑修霞.妇产科护理学.5版.北京:人民卫生出版社,2012.
6. 金庆跃.助产综合实训.北京:人民卫生出版社,2014.
7. 魏碧蓉.助产学.北京:人民卫生出版社,2014.
8. 黄群.围产期护理.北京:人民卫生出版社,2012.
9. 莫洁玲,朱梦照.妇产科护理学.北京:人民卫生出版社,2013.
10. 雷蕴,耿力.妇产科护理.北京:人民卫生出版社,2014.
11. 丰有吉,沈铿.妇产科学.2版.北京:人民卫生出版社,2010.
12. 张淑兰,刘彩霞.妇产科急重症与疑难病例诊治评述.北京:人民卫生出版社,2012.
13. 刘文娜,闫瑞霞.妇科护理学.3版.北京:人民卫生出版社,2015.
14. 魏碧蓉.妇科护理学.北京:人民卫生出版社,2009.
15. 程瑞峰.妇科护理学.北京:人民卫生出版社,2014.

附录　NANDA201 项护理诊断（2009-2011）

领域一：健康促进（Health Promotion）

1. 健康维护能力低下（Ineffective Health Maintenance）
2. 自我健康管理无效（Ineffective Self Health Management）
3. 持家能力障碍（Impaired Home Maintenance）
4. 有免疫状态改善的趋势（Readiness for Enhanced Immunization Status）
5. 忽视自我健康管理（Self Neglect）
6. 有营养改善的趋势（Readiness for Enhanced Nutrition）
7. 家庭执行治疗方案无效（Ineffective Family Therapeutic Regimen Management）
8. 有自我健康管理改善的趋势（Readiness for Enhanced Self Health Management）

领域二：营养（Nutrition）

9. 无效性婴儿喂养型态（Ineffective Infant Feeding Pattern）
10. 营养失调：低于机体需要量（Imbalanced Nutrition：Less Than Body Requirements）
11. 营养失调：高于机体需要量（Imbalanced Nutrition：More Than Body Requirements）
12. 营养失调的危险：高于机体需要量（Risk for Imbalanced Nutrition：More Than Body Requirements）
13. 吞咽障碍（Impaired　Swallowing）
14. 有血糖不稳定的危险（Risk for Unstable Glucose Level）
15. 新生儿黄疸（Neonatal Jaundice）
16. 有肝功能受损的危险（Risk for Impaired Liver Function）
17. 有电解质失衡的危险（Risk for Electrolyte Imbalance）
18. 有体液平衡改善的趋势（Readiness for Enhanced Fluid Balance）
19. 体液不足（Deficient Fluid Volume）
20. 体液过多（Excess Fluid Volume）
21. 有体液不足的危险（Risk for Deficient Fluid Volume）
22. 有体液失衡的危险（Risk for Imbalanced Fluid Volume）

领域三：排泄（Elimination and Exchange）

23. 排尿障碍（Impaired Urinary Elimination）
24. 功能性尿失禁（Functional Urinary Incontinence）
25. 溢出性尿失禁（Overflow Urinary Incontinence）
26. 反射性尿失禁（Reflex Urinary Incontinence）
27. 压力性尿失禁（Stress Urinary Incontinence）
28. 急迫性尿失禁（Urge Urinary Incontinence）
29. 有急迫性尿失禁的危险（Risk for Urge Urinary Incontinence）
30. 尿潴留（Urinary Retention）
31. 有排尿功能改善的趋势（Readiness for Enhanced Urinary Elimination）

32. 排便失禁（Bowel Incontinence）

33. 便秘（Constipation）

34. 感知性便秘（Perceived Constipation）

35. 有便秘的危险（Risk for Constipation）

36. 腹泻（Diarrhea）

37. 胃肠动力失调（Dysfunctional Gastrointestinal Motility）

38. 有胃肠动力失调的危险（Risk or Dysfunctional Gastrointestinal Motility）

39. 气体交换障碍（Impaired Gas Exchange）

领域四:活动／休息（Activity/Rest）

40. 失眠（Insomnia）

41. 睡眠型态紊乱（Disturbed Sleep Pattern）

42. 睡眠剥夺（Sleep Deprivation）

43. 有睡眠改善的趋势（Readiness for Enhanced Sleep）

44. 有废用综合征的危险（Risk for Disuse Syndrome）

45. 缺乏娱乐活动（Deficient Diversional Activity）

46. 久坐的生活方式（Sedentary Lifestyle）

47. 床上活动障碍（Impaired Bed Mobility）

48. 躯体活动障碍（Impaired Physical Mobility）

49. 借助轮椅活动障碍（Impaired wheelchair Mobility）

50. 移动能力障碍（Impaired Transfer Ability）

51. 行走障碍（Impaired Walking）

52. 术后康复迟缓（Delayed Surgical Recovery）

53. 能量场紊乱（Disturbed Energy Field）

54. 疲乏（Fatigue）

55. 活动无耐力（Activity Intolerance）

56. 有活动无耐力的危险（Risk for Activity Intolerance）

57. 有出血的危险（Risk for Bleeding）

58. 低效性呼吸型态（Ineffective Breathing Pattern）

59. 心排出量减少（Decreased Cardiac Output）

60. 外周组织灌注无效（Ineffective Peripheral Tissue Perfusion）

61. 有心脏组织灌注不足的危险（Risk for Decreased Cardiac Tissue Perfusion）

62. 有脑组织灌注无效的危险（Risk for Ineffective Cerebral Tissue Perfusion）

63. 有胃肠道灌注无效的危险（Risk for Ineffective Gastrointestinal Tissue Perfusion）

64. 有肾脏灌注无效的危险（Risk or Ineffective Renal Perfusion）

65. 有休克的危险（Risk for Shock）

66. 自主呼吸障碍（Impaired Spontaneous Ventilation）

67. 呼吸机依赖（Dysfunctional Ventilatory Weaning Response）

68. 有自理能力增强的趋势（Readiness for Enhanced Self-Care）

69. 沐浴／卫生自理缺陷（Bathing/Hygiene Self-Care Deficit）

70. 穿着／修饰自理缺陷（Dressing/grooming Self-Care Deficit）

71. 进食自理缺陷（Feeding Self-Care Deficit）

72. 如厕自理缺陷（Toileting Self-Care Deficit）

领域五：感知／认知（Perception/Cognition）

73. 单侧身体忽视（Unilateral Neglect）
74. 环境认知障碍综合征（Impaired Environmental Interpretation Syndrome）
75. 漫游状态（Wandering）
76. 感知觉紊乱（具体说明：视觉、听觉、方位感、味觉、触觉、嗅觉）［Disturbed Sensory Perception（Specify：Visual，Auditory，Kinesthetic，Gustatory，Tactile，Olfactory）］
77. 急性意识障碍（Acute Confusion）
78. 慢性意识障碍（Chronic Confusion）
79. 有急性意识障碍的危险（Risk for Acute Confusion）
80. 知识缺乏（Deficient Knowledge）
81. 有知识增进的趋势（Readiness for Enhanced Knowledge）
82. 记忆功能障碍（Impaired Memory）
83. 有决策能力增强的趋势（Readiness for Enhanced Decision-Making）
84. 活动计划无效（Ineffective Activity Planning）
85. 语言沟通障碍（Impaired Verbal Communication）
86. 有沟通增进的趋势（Readiness or Enhanced Communication）

领域六：自我感知（Self-Perception）

87. 有个人尊严受损的危险（Risk for Compromised Human Dignity）
88. 无望感（Hopelessness）
89. 自我认同紊乱（Disturbed Personal Identity）
90. 有孤独的危险（Risk for Loneliness）
91. 有能力增强的趋势（Readiness for Enhanced Power）
92. 无能为力感（Powerlessness）
93. 有无能为力感的危险（Risk for Powerlessness）
94. 有自我概念改善的趋势（Readiness for Enhanced Self-Concept）
95. 情境性低自尊（Situational low Self-Esteem）
96. 长期性低自尊（Chronic Low Self-Esteem）
97. 有情境性低自尊的危险（Risk for Situational Low Self-Esteem）
98. 体像紊乱（Disturbed Body Image）

领域七：角色关系（Role Relationships）

99. 照顾者角色紧张（Caregiver Role Strain）
100. 有照顾者角色紧张的危险（Risk for Caregiver Role Strain）
101. 养育功能障碍（Impaired Parenting）
102. 有养育功能改善的趋势（Readiness or Enhanced Parenting）
103. 有养育功能障碍的危险（Risk for Impaired Parenting）
104. 有依附关系受损的危险（Risk for Impaired Parent/Infant/Child Attachment）
105. 家庭运作过程失常（Dysfunctional Family Processes）
106. 家庭运作过程改变（Interrupted Family Processes）
107. 有家庭运作过程改善的趋势（Readiness for Enhanced Family Processes）
108. 母乳喂养有效（Effective Breastfeeding）

109. 母乳喂养无效（Ineffective Breastfeeding）

110. 母乳喂养中断（Interrupted Breastfeeding）

111. 父母角色冲突（Parental Role Conflict）

112. 有关系改善的趋势（Readiness for Enhanced Relationship）

113. 无效性角色行为（Ineffective Role Performance）

114. 社会交往障碍（Impaired Social Interaction）

领域八：性（Sexuality）

115. 性功能障碍（Sexual Dysfunction）

116. 性生活型态无效（Ineffective Sexuality Patterns）

117. 有生育进程改善的趋势（Readiness for Enhanced Childbearing Process）

118. 有母体与胎儿双方受干扰的危险（Risk for Disturbed Maternal/Fetal Dyad）

领域九：应对／应激耐受性（Coping/ Stress olerance）

119. 创伤后综合征（Post Trauma Syndrome）

120. 有创伤后综合征的危险（Risk for Post Trauma Syndrome）

121. 强暴创伤综合征（Rape-Trauma Syndrome）

122. 迁移应激综合征（Relocation Stress Syndrome）

123. 有迁移应激综合征的危险（Risk for Relocation Stress Syndrome）

124. 焦虑（Anxiety）

125. 对死亡的焦虑（Death Anxiety）

126. 有威胁健康的行为（Risk-Prone Health Behavior）

127. 妥协性家庭应对（Compromised Family Coping）

128. 无能性家庭应对（Disabled Family Coping）

129. 防卫性应对（Defensive Coping）

130. 应对无效（Ineffective Coping）

131. 社区应对无效（Ineffective Community Coping）

132. 有应对增强的趋势（Readiness for Enhanced Coping）

133. 有社区应对增强的趋势（Readiness for Enhanced Communit Coping）

134. 有家庭应对增强的趋势（Readiness for Enhanced Family Coping）

135. 无效性否认（Ineffective Denial）

136. 恐惧（Fear）

137. 悲伤（Grieving）

138. 复杂性悲伤（Complicated Grieving）

139. 有复杂性悲伤的危险（Risk for Complicated Grieving）

140. 个人恢复能力障碍（Impaired Individual Resilience）

141. 有恢复能力受损的危险（Risk for Compromised Resilience）

142. 有恢复能力增强的趋势（Readiness for Enhanced Resilience）

143. 持续性悲伤（Chronic Sorrow）

144. 压力负荷过重（Stress Overload）

145. 自主性反射失调（Autonomic Dysreflexia）

146. 有自主性反射失调的危险（Risk for Autonomic Dysreflexia）

147. 婴儿行为紊乱（Disorganized Infant Behavior）

148. 有婴儿行为紊乱的危险（Risk for Disorganized Infant Behavior）

149. 有婴儿行为调节改善的趋势（Readiness for Enhanced Organized Infant Behavior）

150. 颅内调适能力降低（Decreased Intracranial Adaptive Capacity）

领域十：生活准则（Life Principles）

151. 有希望增强的趋势（Readiness for Enhanced Hope）

152. 有精神安适增进的趋势（Readiness for Enhanced Spiritual Well-being）

153. 抉择冲突（Decisional Conflict）

154. 道德困扰（Moral Distress）

155. 不依从行为（Noncompliance）

156. 宗教信仰减弱（Impaired Religiosity）

157. 有宗教信仰增强的趋势（Readiness for Enhanced Religiosity）

158. 有宗教信仰减弱的危险（Risk for Impaired Religiosity）

159. 精神困扰（Spiritual Distress）

160. 有精神困扰的危险（Risk for Spiritual Distress）

领域十一：安全／防护（Safety/Protection）

161. 有感染的危险（Risk for Infect ion）

162. 清理呼吸道无效（Ineffective Airway Clearance）

163. 有误吸的危险（Risk for Aspiration）

164. 有婴儿猝死综合征的危险（Risk for Sudden Infant Death Syndrome）

165. 牙齿受损（Impaired Dentition）

166. 有跌倒的危险（Risk for Falls）

167. 有受伤害的危险（Risk for Injury）

168. 有手术期体位性损伤的危险（Risk for Perioperative-Positioning Injury）

169. 口腔黏膜受损（Impaired Oral Mucous Membrane）

170. 有外周神经血管功能障碍的危险（Risk for Peripheral Neurovascular Dysfunction）

171. 防护能力低下（Ineffective Protection）

172. 皮肤完整性受损（Impaired Skin Integrity）

173. 有皮肤完整性受损的危险（Risk for Impaired Skin Integrity）

174. 有窒息的危险（Risk or Suffocation）

175. 组织完整性受损（Impaired Tissue Integrity）

176. 有外伤的危险（Risk for Trauma）

177. 有血管损伤的危险（Risk for Vascular Trauma）

178. 自伤（Self-Mutilation）

179. 有自伤的危险（Risk for Self-Mutilation）

180. 有自杀的危险（Risk for Suicide）

181. 有对他人施行暴力的危险（Risk for Other-Directed Violence）

182. 有对自己施行暴力的危险（Risk for Self-Directed Violence）

183. 受污染（Contamination）

184. 有受污染的危险（Risk for Contamination）

185. 有中毒的危险（Risk for Poisoning）

186. 乳胶过敏反应（Latex Allergy Response）

187. 有乳胶过敏反应的危险（Risk for Latex Allergy Response）
188. 有体温失调的危险（Risk for Imbalanced Body Temperature）
189. 体温过高（Hyperthermia）
190. 体温过低（Hypothermia）
191. 体温调节无效（Ineffective Thermoregulation）

领域十二：舒适（Comfort）

192. 有舒适增进的趋势（Readiness for Enhanced Comfort）
193. 舒适度减弱（Impaired Comfort）
194. 恶心（Nausea）
195. 急性疼痛（Acute Pain）
196. 慢性疼痛（Chronic Pain）
197. 社交孤立（Social Isolation）

领域十三：生长／发展（Growth/Development）

198. 成人身心功能衰退（Adult Failure to Thrive）
199. 生长发展迟缓（Delayed Growth and Development）
200. 有发展迟缓的危险（Risk or Delayed Development）
201. 有生长比例失调的危险（Risk for Disproportionate Growth）